KB059737

영포에버

노화 연구에 따르면 나이가 들수록 오히려 더 나은 삶을 살 수 있다고 한다! 《영 포에버》는 수명과 삶의 질을 둘 다 챙기고 싶은 이들을 위한 책이다. 하이먼 박사는 노화의 생물학적인 측면을 최신 의학 정보를 바탕으로 명확하게 설명한다. 기능의학 원칙을 기반으로 한 영 포에버 프로그램은 누구나 쉽게 따라 할 수 있다. 이제 생일 케이크에 양초 꽂을 자리를 더 마련할 시간이다.
— 《먹어서 병을 이기는 법》의 저자 윌리엄 리 의학 박사

하이먼 박사는 노화라는 질병을 이겨내는 방법을 찾았다. 《영 포에버》는 철저한 조사에 기반을 둔 비법, 습관, 생활방식에 관한 조언으로 가득하며, 나이가 들어도 원기 왕성하게 생활할 수 있게 도와준다. 하이먼 박사는 내가 신뢰하는 건강 전문가이며, 우리 몸을 돌보는 방법을 상세히 가르쳐준다.
— 블로그 '푸드베이브닷컴(FoodBabe.com)'의 운영자이자
회사 트루바니Truvani의 설립자 바니 하리Vani Hari

《영 포에버》는 우리가 노화에 접근하는 방식에 혁명을 불러일으킬 것이다. 하이먼 박사는 장수 스위치를 켜고 신체 나이를 되돌리는 데 필요한 모든 도구를 제시한다. 또한 목적의식을 갖고 타인과 유대감을 느끼면서 젊은 마인드로 사는 방법도 소개한다. 이것이야말로 노화를 막는 가장 중요한 비법이다.
— 《수도자처럼 생각하기》의 저자 제이 셰티

장수를 연구하는 과학계에서 엄청난 일이 일어나고 있다. 하이먼 박사는 노화의 과정을 이해하는 데 필요한 전체적인 가이드를 제시한다. 이 책은 강하고 건강하게 최고의 삶을 누리는 법을 알려준다. 하이먼 박사 덕택에 우리 몸의 시간을 천천히 흐르게 하거나 어쩌면 시간을 되돌릴 수도 있을 것이다!
— 《더 젊은 당신Younger You》의 저자 카라 피츠제럴드Kara Fitzgerald 박사

우리 신체가 시간에 묶여 있다고 생각하는 독자는 이 유려한 저술을 읽고 놀랄 것이다. 하이먼 박사는 혁신적인 과학 정보를 소개한다. 《영 포에버》는 타당한 근거를 바탕으로 한 이해하기 쉽고 실용적인 정보로 가득하다. 이 책은 독자들의 인생뿐만 아니라 세상에도 큰 변화를 줄 것이다.

– 《미라클 브레인 푸드》의 저자 우마 나이두 의학 박사

의료 서비스는 너무나 오랫동안 수동적이었다. 바퀴가 다 떨어지고 나서야 버스를 손보는 격이었다. 기능의학의 권위자 하이먼 박사는 《영 포에버》에서 의료 서비스가 능동적이어야 한다고 주장한다. 질병의 징후를 파악하고 최대한 일찍 생활방식을 바꾸어야 한다는 얘기다. 하이먼 박사는 또한 우리에게 인생 최고의 날이 아직 오지 않았다고 확고히 믿어야 한다고 말한다. 이 조언을 따르면 말년을 진정으로 즐길 수 있을 것이다!

– 《팬데믹 시대의 평생 건강법》의 저자 루돌프 탄지Rudolph E. Tanzi 박사

하이먼 박사는 《영 포에버》에서 우리의 세포가 늙어가는 방식을 철저히, 매혹적으로 설명한다. 그리고 나서 노화를 늦추고 심신에 활기를 불어넣을 때 쓸 수 있는 강력한 도구들을 제공한다. 이 책은 활력과 건강한 장수를 위한 귀중한 안내서다.

–《늙지 않는 비밀》의 공저자 엘리사 에펠박사

《영 포에버》는 우리를 길고 풍성한 삶으로 이끌어주는 궁극적인 가이드다. 하이먼 박사는 수십 년간 환자들을 치료하면서 쌓은 전문 지식을 수많은 과학 논문과 결합한다. 그러고는 낙관적인 미래를 위한 로드맵을 이해하기 쉽게 제시한다. 이 책은 기본 영양 원칙부터 펩타이드, 글루코스 측정용 바이오센서, 전신 영상 같은 최신 의학까지 장수를 위한 다양한 도구를 다룬다. 이 책을 읽으면 우리 몸을 더 잘 이해하고, 오늘부터 당장 신체의 기능을 최적화할 수 있다.

– 레벨스헬스Levels Health의 공동 설립자이자
최고 의료 책임자 케이시 민즈Casey Means 의학 박사

《영 포에버》는 건강한 생활과 장수를 위한 놀라운 안내서다.
― 《노화의 종말》의 저자 데이비드 싱클레어 박사

하이먼 박사는 장수를 다룬 연구 결과들을 능숙하게 풀어놓는다. 장수 연구
는 오늘날 의학계에서 가장 흥미로운 분야다. 하이먼 박사는 건강하고 긴 삶
을 누리고 싶은 독자들이 쉽게 따라 할 수 있는 실용적인 안내서를 제공한다.
― 손헬스테크Thorne HealthTech의 최고 과학 책임자 네이선 프라이스Nathan Price 박사

《영 포에버》는 우리가 지구상에서 보내는 시간의 가치, 그리고 평생 건강하
게 지낼 수 있다면 무엇을 하고 싶은지 생각해보도록 촉구한다. 하이먼 박사
는 노화, 건강 증진, 삶의 질 향상을 위한 근본적으로 새로운 접근법을 제시한
다. 이 책은 우리에게 더 멋지게, 더 오래 사는 방법을 가르쳐줄 것이다.
― 《생명력Life Force》의 공저자 토니 로빈스Tony Robbins

하이먼 박사는 오늘날 최고의 기능의학 의사이자 멘토다. 그는 이 책에서 최
신 과학과 개인적인 치유 경험 및 수십 년간의 치료를 통해서 얻은 심오한 통
찰력을 통합한다. 이 책은 나이가 들더라도 몸, 마음, 정신을 젊게 유지하는
방법을 알려준다. 《영 포에버》 덕택에 많은 이들의 삶이 풍성해질 것이다.
― 《정상이라는 근거 없는 믿음The Myth of Normal》의 저자 가보 마테 의학 박사

이 책은 노화의 징후들을 되돌리는 방법을 알려주는 강력한 안내서다. 《영 포
에버》는 우리의 실제 나이가 어떻든 높은 삶의 질을 유지하는 데 필요한 도구
를 이미 갖고 있음을 알려준다.
― 《호르몬 치료법The Hormone Cure》의 저자 새라 고트프리드 의학 박사

나는 장수를 다룬 책들을 수집한다. 그래서 명저 《영 포에버》도 내 컬렉션에
포함했다. 하이먼 박사는 이 책을 통해 상상 이상으로 길고 건강하게 사는 방
법을 제시한다. 나이와 상관없이 누구나 많은 것을 얻을 수 있는 책이다!
― 버크노화연구소Buck Institute for Research on Aging의 소장이자
CEO 에릭 버딘Eric Verdin 의학 박사

하이먼 박사는 노화에 관한 최신 연구 결과를 바탕으로 생물학적인 나이를 되돌리는 방법을 알려준다. 비법은 분명하고 실행하기 쉬워 누구나 일상에서 시도할 수 있다. 오랫동안 활동적으로 살고 싶은 모든 사람을 위한 필독서다.
– 구글의 전 CEO 에릭 슈미트Eric Schmidt

베스트셀러 작가이기도 한 하이먼 박사가 또 다시 훌륭한 저서를 선보인다. 《영 포에버》는 건강하게 오래 사는 데 필요한 쉬운 과학 정보와 합리적인 조언을 제공한다. 쉽고 간결한 문체로 술술 읽어 내려갈 수 있다.
– 《블루존》의 저자 댄 뷰트너

건강하고 행복하게 오래 살고 싶은 사람이라면 누구나 이 책을 읽어야 한다. 하이먼 박사가 쓴 《영 포에버》는 노화에 관한 우리의 시각을 바꾼다. 이 책은 우리가 아주 오랫동안 최고의 인생을 살 수 있다는 희망을 안겨준다.
– 《빔 호프 메소드》의 저자 빔 호프

이제 '노화'는 고칠 수 있는 현상임이 분명하다. 하이먼 박사는 최신 과학 연구를 바탕으로 우리 몸의 시간을 되돌리는 실용적인 통찰을 제공한다. 이 책 덕택에 우리 모두의 삶이 더 나아질 것이다.
– 버크노화연구소 AI 플랫폼의 부교수이자 책임자 데이비드 퍼먼David Furman 박사

과학계가 최근에 발견한 놀라운 사실들을 조기 노화 예방에 적용하고 싶다면 이보다 더 좋은 책은 없다! 100년 이상 활기차고 건강하게 살고 싶은 사람들에게 추천하는 필독서다.
– 《질병에 대한 망상The Disease Delusion》의 저자 제프리 블랜드Jeffrey S. Bland 박사

하이먼 박사는 세계적인 기능의학 전문가다. 그는 30년간의 임상 경험을 바탕으로 전문 지식과 장수 분야의 최신 연구 결과를 결합한다. 《영 포에버》는 독자들이 더 건강하고 오래 살 수 있도록 쉬운 조언을 제시한다.
– 《단식 모방 다이어트》의 저자 발터 롱고 박사

YOUNG

영포에버

김종윤 옮김 | 황진영 감수 지민 하이먼 지음

25세의 신체로 영원히 젊고 건강하게

FOREVER

용감하게 상상력의 한계에 도전하고
우리 모두의 삶을 더 건강하고 나은 모습으로
재탄생시키는 과학자, 연금술사, 몽상가,
근거 없는 믿음을 깨부수는 사람들, 선견지명이 있는 사람들,
서로 사랑하는 사람들에게 이 책을 바칩니다.

일러두기 ──

1. 약품, 성분명 표기는 약학정보원의 표기에 따랐다. 약학정보원에 등록되지 않은 약품은 국립
   국어원의 외래어 표기법에 따라 표기했다.
2. 인명은 국립국어원의 외래어 표기법에 따라 표기했으나, 이미 널리 통용되는 표기가 있는 경
   우 그에 따랐다.
3. 국내에 출간되지 않은 책은 원서의 제목을 병기했다.
4. 옮긴이 주는 따로 표시했다.

　120세까지 살고 싶은지 묻는다면 사람들은 '네'라고 대답할까? 많은 이들이 80세를 넘기는 상황을 달가워하지 않는다. 그때부터는 노쇠해지고, 허약해지고, 남에게 더 의존해야 하고, 움직이기 어려워지고, 통증이 커지고, 병에도 더 자주 걸린다고 생각하기 때문이다. 하지만 이 모든 징후가 피할 수 없는 현상일까? 90세, 100세까지 살면서도 질병에 시달리지 않고 활동적이고 정신이 온전한 채로 살 수는 없을까? 장수와 노화를 연구하는 사람들의 말에 따르면 대답은 '가능하다'이다! 이 책은 장수와 노화에 관한 과학 정보를 알아보고 건강하게 오래 사는 데 필요한 로드맵과 실용적인 가이드를 제시한다. 핵심적인 과학 정보가 독자들을 위한 셀프 케어 계획 속에 잘 녹아 있다.

　하지만 건강 수명(건강한 상태로 몇 년이나 사는지)과 신체 수명(실제로 몇 년이나 사는지)을 늘려주는 혁신적인 과학 속으로 뛰어들기 전에 대답해야 할 근본적인 질문이 있다.

　당신이 오래 살고 싶은 이유는 무엇인가? 무엇이 당신에게 중요한가? 100세나 (이제는 과학적으로도 불가능하지 않은) 150세 혹은 200세까지 살고 싶은 이유는 무엇인가?

우리는 인생 대부분을 무언가를 만들거나 창조하면서 보낸다. 인생은 결혼, 자녀, 일, 친구들, 가끔 떠나는 휴가로 이루어진다. 하지만 40세보다 60세에 더 강하고, 몸이 더 탄탄하고, 더 건강하고, 더 현명하고, 더 똑똑하고, 더 활기차다고 생각해보자. 다양한 활동에 참여하면서 신체 기능이 정상인, 활력 넘치는 인생을 60~80년씩 더 살 수 있다면 무엇을 하고, 어떻게 시간을 보낼까? 그 시간 동안 누구와 함께할까? 나는 이제 막 63세가 됐고, 상상 이상으로 강하고 건강하고 현명해졌다. 건강한 노화의 과학을 적용한 덕택이다. 인생의 황혼기에 접어들면서 나는 이제 내게 소중한 존재들에게 나를 내줄 수 있게 됐다. 가족이나 친구들과 시간을 보내고, 학생들을 가르치고, 세상에 의학과 치유의 미래를 불러오는 데 집중할 수 있게 됐다.

내가 오래 살고 싶은 이유는 간단하다. 바로 사랑과 봉사를 위해서다. 나는 죽기 전에 나 자신, 친구들, 가족, 일을 사랑으로 대하고 세상을 조금이라도 더 나은 곳으로 만들고 싶다. 가정을 이루고 일을 하느라 바빠서 소홀히 했던 것들을 음미하는 시간도 마련하고 싶다. 그리고 삶이라는 선물, 살아 있다는 기적, 창작의 경이로움, 다른 사람들의 아름다움과 다정함도 즐기고 싶다. 나는 세상에 치유와 사랑이 더 많아지도록 봉사하고 이바지하고 싶다. 별빛 아래에서 춤을 추고, 자전거로 온 세상을 누비고, 멀리 있는 산을 오르고, 새로운 언어를 배우고, 내가 사랑하는 사람들과 웃고 놀고 울고 싶다. 많은 것을 배우고, 성장하고, 생각을 발전시키고 싶은 마음도 있다. 이것이 내가 오래 살고 싶은 이유다. 당신이 오래 살고 싶은 이유는 무엇인가?

일본인은 세상에서 가장 오래 사는 사람들이다. 일본에는 '이키가이'라는 개념이 있다. '살아가는 이유'라는 뜻이다. 간단히 설명하면 이키가이는 네 가지 요소로 구성된다. 자신이 사랑하는 것, 자신이 잘하는 것, 대가로 돈을 받을 수 있는 것, 세상에 필요한 것. 생활방식이 어떻든, 삶에 의미를 부여하고 목적의식이 뚜렷한 사람이 더 오래 산다. 이는 과학적으로 입증된 사실이다.

우리는 기대, 요구, 시련이 가득한 세상에서 살아간다. 그래서 마침내 '인생의 황금기'에 접어들면 지치고 피곤하고 아픈 경우가 많다. 미국인 여섯 명 중 한 명은 만성 질환자다. 미국 국립노화협의회National Council on Aging; NCOA에 따르면 미국 노인의 약 80퍼센트가 만성 질환을 한 가지 이상 앓고 있으며, 68퍼센트는 두 가지 이상 앓고 있다고 한다.[1] 100세를 넘기고 싶은 사람이 적다는 사실이 놀랍지 않은 이유다. 노화는 피할 수 없는 기능 장애, 질병, 죽음을 불러오는 것 같다. 노화는 무서운 것이다.

하지만 120세까지 살면서도 사랑하는 사람과 산을 오르고, 계곡에서 수영하고, 맛있는 요리를 만들어 먹고, 사랑을 나누다가 행복하게 떠날 수 있다면 어떨까? 상상력이 부족한 사람은 이런 이야기가 환상의 세계에나 나올 법하다고 생각한다. 하지만 이제 노화와 질병을 새로운 방식으로 생각할 때가 왔다. 인간 생물학 연구가 기존의 건강과 질병의 개념을 전부 뒤엎고 있기 때문이다.

노화는 심장 질환, 암, 당뇨병, 치매, 고혈압, 자가면역질환 등 모든 만성 질환에 걸릴 위험을 높인다. 우리가 '정상적'인 노화라고 생각하는 현상은 사실 '비정상적'이다. 노화는 우리 몸에 나타나는, 치료가 가능한 무수히 많은 변화의 결과다. 오늘날 노화를 질병으로 보는 사람은 거의 없다. 하지만 노화를 병으로 간주하면 어떨까? 노화가 치료할 수 있는 문제라고 생각하면 어떨까? 미국 의학은 아직까지 이런 시각을 포용하지 않았지만, 세계보건기구World Health Organization; WHO는 공식적으로 노화를 질병으로 규정했다.[2]

우리는 원인과 메커니즘(문제의 머리)이 아닌, 증상과 진단(문제의 꼬리)에 초점을 맞추는 의료 패러다임의 방해를 받는다. 놀랍게도 미국 국립노화협의회는 미국 국립보건원National Institutes of Health; NIH에 할당되는 예산의 10퍼센트도 받지 못한다. 예산으로 약 26억 달러밖에 못 받는 것이다. 그중에서도 2억 6,000만 달러만 순수한 노화 연구에 쓰이고, 나머지는 노화의 메커니즘이나 근본적인 원인이 아닌 치매 등의 노화로 인한 질병에 쓰인다.[3] 이런 현실을 우리 앞에 당면한 문제와 함께 생각해보자. 미국이 매년 의료 서비스로 지출하는 금액은 약 4조 달러다. 그중 대부분은 노화와 관련된 질병에 쓰인다. 문제는 수조 달러에 이르는 질병 치료비의 고작 0.0065퍼센트만 질병의 실제 원인을 연구하는 데 쓴다는 점이다. 그 연구비 대부분도 증상을 치료하는 방법을 알아내는 데 쓰인다. 과연 이치에 맞는 일일까? 싱크대에서 물이 계속 흘러넘치는데도 수도꼭지를 잠그지 않고 걸레로 바닥의 물만 훔치는 꼴이다. 우리는 노화의 근본 원인이나 기저에 있는 메커니즘을 연구하는 대신, 비정상적인 노화 과정을 차단하고 증상을 억제하는 약을 찾기 바쁘다. 설령 인류가 심장 질환과 암을 완치하는 방법을 찾아내더라도 인간의 신체 수명은 고작해야 5~7년 정도만 늘어날 것이다. 지난 100년 동안 위생 관리, 항생제, 백신의 영향으로 신체 수명이 두 배 가까이 늘어난 것에 비하면 새 발의 피다. 건강 수명을 2.2년만 늘리더라도 사회가 감당해야 하는 비용을 크게 절감할 수 있다. 50년 동안 무려 7조 달러나 아낄 수 있다(이보다 더 아낄 수 있다고 주장하는 이들도 있다).[4] 인간의 건강 수명을 20년, 40년, 60년씩 늘릴 수 있다고 생각해보자. 병들고 허약해진 노인들은 사회에 재정적인 부담을 안긴다. 하지만 그들이 아프지 않다면 어떨까? 노인들이 건강하고 강하고 가족, 지역사회, 사회에 이바지한다면?

오늘날 일어나고 있는 과학 혁명은 우리가 건강과 질병을 바라보는 시각을 바꾸도록 강요한다. 지구가 평평하지 않거나 태양이 지구 주위를 돌지 않는다는 것만큼이나 거대한 패러다임의 변화가 나타나고 있다.

이 혁명은 기능의학이라고 불린다(시스템의학이나 네트워크의학으로도 알려져 있다). 기능의학에서는 인체를 하나의 생태계로 간주한다. 거미줄처럼 서로 복잡하게 얽힌 네트워크와 시스템이 인체의 생물학적인 기능을 조절한다고 본다. 이런 시스템이 균형을 잃으면 기능 장애가 나타나고 병에 걸린다. 기능의학은 우리가 진단을 내리고 질병을 치료하는 방식을 완전히 뒤집었다.

우리는 질병을 치료할 때 노화로 인한 질병(심장 질환, 암, 치매, 당뇨병 등)이 전부 다른 병이라고 착각한다. 그래서 각각의 질병에 맞는 '서로 다른' 치료법을 찾으려고 한다. 하지만 우리가 그런 병에 걸리는 이유는 노화가 일어나면서 인체가 겪는 '똑같은' 변화 때문이다. 따라서 생활방식과 유전자에 영향을 미치는 환경을 바꾸면 그런 질병을 예방하거나 치료할 수 있다.

현대 의학에서는 각각의 질병을 인체에서 벌어지는 다른 모든 일과 동떨어진 사건처럼 다룬다. 이는 엉터리다. 이처럼 질병을 개별적인 문제로 간주하는 시각을 뜻하는 단어도 있다. 바로 동반질환comorbidity이다. 한 환자가 고혈압, 비정상적인 콜레스테롤 수치, 심장 질환, 당뇨병, 암에 시달린다고 가정해보자. 그러면 우리는 이 모든 질병을 따로따로 치료할 것이다. 하지만 이 환자가 겪는 문제는 전부 신체의 똑같은 기능 장애가 조금씩 다른 방식으로 발현된 것뿐이다. 우리는 왜 노화가 이 모든 질병에 걸릴 확률을 높이는 가장 큰 위험 요인인지 묻지 않는다. 대신 흡연이나 비만 같은 다른 위험 요인을 과대평가하고 각각의 질병을 개별적으로 치료한다. 일을 반대로 처리하는 것이다.

노화 연구 분야에서 발견된 놀라운 사실을 보면 근본적으로 새로운 접근법이 필요해 보인다. 과학자들은 우리가 아픈 근본적인 이유, 나이가 들면서 신체의 기능이 떨어지고 몸이 노쇠해지는 이유를 자세히 연구하고 있다. 우리는 '이유'를 이해해야 한다. 근본적인 원인과 그런 원인이 촉발하는 생물학적인 변화(거미줄처럼 얽힌 분자, 세포, 조직에서 일어나는 변화)가 무엇인지 밝혀내야 한다. 그래야만 건강 상태를 개선하고 건강 수명과 신체 수명을 둘 다 늘릴 수 있다. 흔히 '노화의 징후'라고 불리는 현상을 연구하면 질병을 직접 치료할 필요 없이 대부분을 예방하고 간접적으로 치료할 수 있다. 이 책에서는 노화라는 주제를 조금 더 깊이 파고들려 한다. 노화의 징후를 치료하는 방법뿐만 아니라 그런 징후의 기반이 되는 원인도 살펴볼 것이다.

이는 내가 평생 공들인 일이다. 나는 기능의학이라는 새로운 의학 패러다임을 연구하고 30년이 넘는 기간에 걸쳐서 환자 수만 명에게 적용했다. 인체의 네트워크를 꼼꼼하게 살펴보고, 환자들이 병에 걸린 근본 원인을 찾기 위해서 그들의 생활사를 파헤치고, 질병을 유발하는 요인들을 조사했다. 환자들의 유전적인 특징, 인체에 서식하는 미생물 군집인 마이크로바이옴microbiome, 면역 기능, 호르몬, 미토콘드리아, 해독 시스템, 구조적인 시스템을 깊이 연구했다. 서로 연결된 여러 시스템으로 이루어진 이런 네트워크로 거의 모든 질병을 설명할 수 있다. 이렇게 쌓은 지식 덕분에 나는 인체의 복잡한 생태계를 이해하고 전 세계적으로 환자 수백만 명을 도울 수 있었다.

이 접근법은 언제 실생활에 적용하든 늦지 않다. 물론 태어날 때부터 혹은 태어나기 전부터 적용하면 더 좋긴 하다. 하지만 연구 결과는 명확하다. 어느 나이에 변화를 주기 시작하든 결과는 긍정적이다. 70세, 80세, 90세에 시작하더라도 건강과 장수에 큰 변화를 불러올 수 있다.

나는 최대한 건강한 모습으로 나중에 100세를 맞으려고 훈련 중이다. 건강한 100세 노인은 어떤 모습일까? 사람마다 조금씩 다르게 생각하겠지만, 나는 아침에 일어나서 마음이 가는 대로 활동할 수 있는 노인이라고 생각한다. 나는 몇 살이 되든 등산, 독서, 서핑, 테니스를 즐기고 사랑을 나누고 싶다. 기쁨을 느끼는 일을 계속하면서 남은 인생을 살고 싶다. 충분히 예방할 수 있는 신체적인 한계 때문에 방해받고 싶지는 않다. 나는 지금 63세지만 40세였을 때보다 몸 상태가 더 좋다. 신체의 생물학적인 나이로는 43세밖에 되지 않았다. 내가 지난 몇십 년 동안 얻은 정보는 가히 획기적이다. 내가 실제로는 나이가 들어가는데도 생물학적으로 젊어지는 데 많은 도움이 됐다. 여러분도 그런 경험을 하기를 바란다.

나는 30년 넘게 온갖 건강 문제에 시달렸다. 그렇게 질병과 고통을 이겨내면서 나뿐만 아니라 나를 찾아오는 환자들도 어떻게 치료해야 하는지 배웠다. 나는 32세에 허리 수술을 받았다. 그런데 수술 합병증 때문에 평생 다리 한쪽이 약한 채로 살게 됐다. 36세에는 만성피로증후군으로 고생했으며, 10년이 넘는 시간 동안 극심한 피로, 브레인 포그brain fog, 소화불량, 근육통, 면역 기능 장애에 시달렸다. 나는 수은 중독, 곰팡이 노출, 라임병(미국의 라임 지역에서 최초로 발견된, 진드기에 의해 전염되는 피부병-옮긴이), 자가면역질환 등을 치료하는 방법을 찾아야 했다. 그래서 이 새로운 의학 패러다임을 활용해서 내 몸을 치유하는 방법을 배웠다. 몸이 아픈 근본 원인을 알아내고 몸속에 있는 생물학적인 네트워크를 최적화했다.

그러다가 50대 중반에 여러 문제가 한꺼번에 터졌다. 치아 근관이 박테리아(세균)에 감염되고, 사는 집에 곰팡이가 피고, 팔이 부러졌다. 그랬더니 체내 균형이 완전히 무너져버렸다. 치아 근관 때문에 항생제를 복용하고 부작용으로 클로스트리디움 디피실 대장염C. difficile colitis에 걸린 것이다. 고생은 거기서 끝나지 않았다. 위염에도 걸려서 속이 쓰라렸고, 사이토카인 폭풍에도 시달렸다. 면역 물질인 사이토카인이 과도하게 분비되면서 염증을 일으킨 것이다. 체중이 13킬로그램도 넘게 빠졌고, 침대에서 꼼짝도 못 했으며, 다섯 달 동안 병원을 들락날락했다. 나를 진찰한 의사들은 하마터면 내가 죽을 뻔했다고 말했다. 그래서 나는 또다시 내 몸을 치유하는, 내 몸을 안에서부터 복구하고 재생할 방법을 알아내야 했다. 나는 코로나 팬데믹 기간에 허리 수술을 한번 더 받았다. 이번에도 수술 합병증이 있었다. 한쪽 다리를 평생절게 됐고 만성 통증도 얻었다.

나는 최근에 눈부시게 발전한 재생의학 덕택에 신체 구조를 재건할 수 있었다. 이제는 그 어느 때보다도 강해진 느낌이 들고 통증도 말끔히 사라졌다. 그렇게 많이 아프고 고생하지 않았더라면 좋았겠지만, 그 덕택에 인체가 작동하는 방식과 건강을 회복하는 방법을 배울 수 있었다. 나는 20대 이후로 지금처럼 기력이 넘치고 강하고 건강한 적이 없었다.

나는 그동안 배운 수완과 원칙을 이 책에 담았다. 나는 이 새로운 의학의 효과를 환자로서, 그리고 의사로서 경험했다. 기적을 겪는 것처럼 보이는 환자들도 많이 봤다. 기능의학은 제2형 당뇨병, 심장 질환, 고혈압, 자가면역질환, 우울증, 심지어 치매에도 효과가 있었다. 환자들은 기능의학 덕택에 눈에 띄게 젊어졌다. 우리가 이미 보유한 놀라운 능력으로 질병을 이겨내고, 활기를 되찾고, 다시 젊어질 수 있다. 이는 SF 소설에서나 등장하는 일이 아니라 과학적으로 증명된 사실이다.

이 책에서 소개할 여러 원칙과 습관은 여러분의 인생에 놀라운 혜택을 안겨줄 것이다. 이 책에서 소개하는 내용을 토대로 더 오래 살고, 만성 질환을 이겨내고, 체중을 감량할 수 있다. 무엇보다도 인생을 즐기고 일하고 사랑하고 노는 데 필요한 에너지를 충분히 얻을 수 있다. 이 책을 읽고 나면 이제까지 되고 싶었던 완전한 모습을 갖추게 될 것이다. 오래 살기보다 더 나은 삶을 살아야 한다. 단순히 인생에 몇 년을 더하는 것이 아니라 인생에 생명력을 불어넣어야 한다. 내 나이쯤 되면 은퇴를 고려하는 사람이 많다. 하지만 나는 이제 막 내 인생의 남은 절반을 꿈꾸기 시작했다. 나는 앞으로 다가올 60년을 어떻게 살고 싶은지 고민

하느라 바쁘다. 그래서 버킷리스트도 만들었다. 거기에는 야생으로 떠나는 모험, 새로운 스포츠와 언어 배우기, 외지고 거친 곳에서 살고 여행하기 등을 써두었다. 버킷리스트에는 내가 가진 지식, 지혜, 기술을 필요로 하는 사람들에게 전수하는 것도 포함되어 있다. 나는 세상을 내가 태어났을 때보다 조금 더 나은 곳으로 만들고 싶다. 세상이 사랑과 치유로 가득해졌으면 좋겠다.

유대교에는 '틱쿤 올람tikkun olam'이라는 지침이 있다. 세상을 고치라는 뜻이다. 잘못된 것을 바로잡고, 불의와 빈곤을 피하지 말고 해결하라는 의미다. 나는 실제 나이는 63세지만 생물학적으로는 수십 년이나 젊게 사는 덕택에 틱쿤 올람을 실천할 만큼 건강하고 활기차다. 나는 과학자이자 의사이며, 또한 에너지와 활력, 기쁨을 느끼며 사는 삶의 경이로움을 탐구하고 싶은 사람으로서 이 여행길에 올랐다. 나는 여러분을 이 여행에 초대한다. 나를 따라서 상상 이상으로 건강하고 행복하게 살 수 있는 세상으로 와주길 바란다.

그러면 이제 여행을 시작하자. 우선 기능의학의 과학적인 측면부터 살펴보려고 한다(최대한 간단하고 이해하기 쉽게 설명하겠다고 약속한다). 그리고 나서 우리를 영원히 젊게 살 수 있도록 도와줄 다양한 원칙, 습관, 프로그램을 살펴볼 것이다.

이 책에서 알아볼 내용은 다음과 같다.

1부에서는 장수의 과학을 살펴본다.

- 장수 연구 분야에서 일어나는 혁명
- 현재 우리의 노화 개념은 비정상적인 노화에 바탕을 두고 있으며, 비정상적인 노화는 충분히 피할 수 있다는 사실
- 나이가 계속 들더라도 생물학적인 나이를 되돌릴 수 있다는 점
- 노화의 열 가지 징후: 노화로 인해 발생하는 우리 몸의 근본적인 문제
- 기능의학의 관점으로 바라본 열 가지 노화 징후의 근본 원인

2부에서는 영 포에버 프로그램을 권하는 이유를 소개한다.

- 생물학적인 노화를 멈추고 되돌리는 방법: 일곱 가지 생물학적인 핵심 시스템을 최적화하는 법
- 장수를 위한 식사에 담긴 과학
- 장수를 위한 운동에 담긴 과학
- 장수를 위한 생활방식에 담긴 과학
- 인체의 시스템에 가해지는 약한 스트레스인 호르메시스Horm-esis가 장수로 가는 길을 열어준다는 사실
- 장수 치료의 발전

3부에서는 본격적으로 영 포에버 프로그램을 살펴본다.

- 노화의 근본적인 원인을 진단하고 테스트하는 방법
- 장수를 위해서 음식을 약으로 활용하는 방법

- 건강 수명과 신체 수명을 늘릴 수 있도록 영양 보충제를 먹는 방법
- 장수를 위한 간단한 생활 습관과 호르메시스를 도입하는 방법
- 개인의 상태에 맞게 프로그램을 변형하는 방법
- 나의 장수 루틴: 건강하게 오래 살기 위해서 장수 혁명을 실제로 나의 건강과 목표에 적용하는 방법

이제 본격적으로 이야기를 시작해보자!

Contents

Part 3 25세의 활력을 95세까지, 영 포에버 프로그램

본문에 숫자로 표시된 참고문헌은 QR코드를 통해 전자파일로 다운로드할 수 있습니다.

어두운 밤을 순순히 받아들이지 마세요.
노년은 날이 저물수록 불타고 포효해야 해요.
꺼져가는 빛을 향해 분노하고 또 분노하세요.
영국의 시인 딜런 토머스

그대가 태어났을 때 그대는 울음을 터뜨렸고
온 세상이 기뻐했습니다. 세상을 떠날 때 그대는 기뻐하고
온 세상은 울음을 터뜨릴 수 있는 그런 인생을 사세요.
북아메리카 원주민의 기도

나는 죽음이 두렵지 않지만 일찍 죽고 싶지는 않다.
그 전에 하고 싶은 일이 너무나 많다.
영국의 물리학자 스티븐 호킹

Part 1

우리는 왜,
어떻게 늙는가

우리가 영원히
살 수 있을까

• • •

다른 목표를 세우거나 새로운 꿈을 꾸기에 늦은 나이란 없다.
연설가 레스 브라운

우리가 어떤 병에 걸리고 언제, 어떻게 죽을지는 태어날 때부터 정해져 있을까? 질병과 죽음의 거침없는 공격에 무력하게 당할 수밖에 없는 걸까? 아니면 우리의 DNA, 분자, 세포, 조직, 생체 네트워크에 활력과 장수의 비결이 숨겨져 있을까? 생체 네트워크는 전체적으로 연결된 하나의 생태계이며 인간의 신체를 구성한다. 성경에 나오는 인물들은 놀랍도록 오래 살았다. 므두셀라는 969세, 노아는 950세, 아담은 930세에 죽었다. 완전한 기록이 남아 있는 사람 중에서 인류 역사상 가장 오래 산 사람은 프랑스의 잔 칼망Jeanne Calment이다. 칼망은 담배를 피우고, 포트와인을 마셨으며, 초콜릿에 빠져 살았다. 그러다가 122세에 세상을 떠났다. 이탈리아의 엠마 모라노Emma Morano는 매일 달걀 세 개와 생고기 150그램을 먹었고, 117세에 생을 마감했다. 인터넷에는 일곱 살짜리 아들을 둔 아랍인 남자가 본인이 110세라고 주장하는 영상이 돌아다닌다. 인도의 현자와 힌두교의 성자들이 150년도 훨씬 넘게 살았다는 이야기를 들은 적도 있다. 어쩌면 출생 기록이 없거나 숫자를 셀 줄 모르는 사람들이었는지도 모른다. 하지만 이런 문제를 생각해볼 수 있다. 인간 수명의 한계는 어디일까? 한계가 있기는 할까? 만일 한계가 없다면 150세까지 살고 싶은가? 아니면 더 오래 살고 싶은가?

사람들이 장수하는 지역, 블루존

지구상에는 자기도 모르는 사이에 장수의 비결을 알아낸 사람들이 사는 곳들이 있다. 이런 지역에 사는 사람들은 유난히 장수한다. 댄 뷰트너는 〈내셔널 지오그래픽〉의 탐험가이자 작가다. 그는 '블루존Blue Zone'이라고 불리는 지역을 연구했다. 블루존은 지구상에서 가장 건강하게 장수하는 사람들이 모여 사는 곳이다(한 연구원이 세계 지도에 해당 지역을 표시할 때 파란색 마커를 사용했다는 이유로 '블루존'이라고 불린다). 블루존에는 나이가 100세 이상인 사람의 수가 미국의 최대 20배나 된다. 유전 덕택은 아니다. 주민들이 더 현대적인 곳으로 이사를 가면 질병에 걸릴 확률이나 사망할 확률이 일반적인 사람들과 비슷해지기 때문이다. 분명히 다른 비결이 있다. 나는 그 비결을 알아내려고 블루존을 찾았다. 그곳에서의 경험 덕택에 나는 노화, 장수, 그리고 인생을 살아가는 방식까지도 새로운 시각으로 보게 됐다.

고대의 생활방식을 유지하는 사르데냐

나는 2021년 여름에 댄의 도움과 조언으로 이탈리아 사르데냐주의 블루존 한가운데로 깊이 파고들었다. 올리아스트라는 세상에서 가장 오래 사는 남자들의 보금자리다. 동네 주민인 엘레오노라 카타와 파올라 데무르타스가 나를 안내해줬다. 그렇게 나는 100세가 넘은 사르데냐 현지인들의 가정과 생활을 엿볼 기회를 얻었다.

이곳은 지난 3,000년 동안 크게 달라진 것이 없는 고대 세계였다. 사르데냐의 양치기들은 이 산악지대를 집으로 삼았다. 이곳은 육지에 둘러싸인 외딴 지역이라서 최근까지도 이 땅을 정복하려는 사람들이나 외부의 영향을 받지 않았다. 나는 사르데냐 주민들의 이야기를 듣고 그들의 생활 양식을 관찰했다. 그들과 함께 아주 오래된 방식으로 만든 음식을 먹고 항산화 물질이 풍부한 칸노나우Cannonau 와인을 마시기도 했다.

이 지역 사람들은 선조들이 애용하던 조리법을 그대로 보존했다. 그들은 여전히 전통적인 방식으로 치즈와 와인을 만들고 고기와 올리브유를 저장한다. 현지에서 자라는 식물에 대한 조예도 깊다. 사르데냐 주민들은 음식이 곧 약이라는 사실을 히포크라테스보다도 일찍 알아차렸다! 이곳 사람들은 가축으로 키우는 염소, 양, 돼지의 먹이를 까다롭게 따진다. 음식의 풍미가 동물의 먹이와 식물, 채소, 과일을 키우는 토양에 달렸다는 사실을 알기 때문이다. 한 농부가 이렇게 말했다. "저희는 동물을 죽이기 전에 고기를 맛있게 만듭니다." 음식의 맛은 동물이 섭취하는 식물에 들어 있는 화학물질에서 나온다. 이곳 사람들은 이런 화합물이 몸에 좋은 줄 모른다. 그냥 음식이 더 맛있다고 느낄 뿐이다. 고기도 먹는다. 염소젖도 마시고, 양이나 염소의 젖으로 만든 치즈도 하루도 빠짐없이 매일 먹는다.

가파른 계곡 한쪽에는 13세기에 지어진 오래된 마을이 있다. 이 마을은 버려져서 다 무너져 내리고 있고, 바로 위에 더 늦게 만들어진 마을이 있다. 1950년대에 산사태의 위협 때문에 원래 있던 마을의 주민들이 대피하면서 산 위로 조금 더 올라간 것이다. 버려진 마을의 한쪽 끝에는 84세인 양치기 카르민이 낡은 돌벽 위에 앉아 있었다. 그가 모는 녹빛의 소형 팬더가 옆에 주차되어 있었고, 운전석 문은 열어둔 채였다. 카르민은 우리가 뒤따라오는 모습을 보고 우리와 대화를 나누고 싶어서 차를 세웠다고 했다. 카르민은 1989년 이후로 이 산을 벗어난 적이 없다. 그때는 이탈리아 본토에 사는 자식 중 하나를 만나러 갔다고 했다. 그는 양 여섯 마리, 염소 한 마리, 병아리 여러 마리, 돼지 한 마리를 키운다. 올리브나무로 가득한 과수원도 돌봐야 한다. 과수원에는 300년이나 된 올리브나무가 어린 올리브나무들 틈에 섞여 있고, 석류나무, 아몬드나무, 감나무, 무화과나무, 밤나무, 블랙베리나무도 함께 자란다. 카르민은 커다란 텃밭에서 토마토, 피망, 가지, 근대, 딸기, 아티초크도 재배한다. 그는 자신의 소박한 삶과 이곳의 주식이자 본인도 즐겨 먹는 미네스트로네^{minestrone} 수프에 관해서 이야기했다. 카르민의 아내는 2년 전에 세상을 떠났고, 그는 여동생과 두 딸과 함께 살고 있다. 사르데냐의 다른 주민들처럼 카르민도 가족과 친구들과 매우 가까이 지낸다. 이제는 가족의 규모가 작아져서 카르민이 재배하는 음식을 가족이 다 먹을 수가 없다. 그래서 남은 음식은 동물에게 먹이거나 다른 주민들에게 나눠준다. 카르민은 규칙적인 일상, 생활의 단순함, 동식물 키우기, 친구들과의 대화, 지역사회의 일원으로 기여하기, 호기심 많은 성격 덕택에 계속 삶을 영위해나갈 수 있다. 땅이나 가축을 돌보지 않을 때는 무엇을 하는지 묻자, 그는 책을 많이 읽는다고 대답했다. 그러고는 차에서 세계 종교를 다룬 두툼한 책을 꺼냈다. 우리는 신, 기후 변화, 돌이킬 수 없을 만큼 파괴된 지구에 관해서 깊은 대화를 나눴다. 카르민은 신이 존재하는지 잘 모르겠다고 했다. 우리는 세 시간 동안 카르민의 삶에 관해서 이야기를 나누고, 그의 농장을 둘러보고, 함께 즐거운 시간을 보냈다. 카르민은 힘들이지 않고 산비탈을 오르내리면서 곡물을 먹으라고 양을 불렀다. 그가 양을 따라서 산비탈을 뛰어오르는 동안 나는 그를 따라잡으려고 안간힘을 썼다.

그다음 날 우리는 길리아 피사노를 만나러 갔다. 길리아는 석 달 전에 100세 생일을 맞이했다. 우리는 그녀의 어린 시절에 관해서 몇 시간씩 담소를 나눴다. 길리아는 1921년에 태어났다. 그녀의 부모님은 아이를 열하나나 낳았다. 제1차 세계대전이 일어나는 동안, 그리고 전쟁이 끝나고 나서도 피사노 가족은 극도로 가난하게 살았다. 하루에 감자 하나밖에 먹지 못했고, 달걀 하나를 열한 명이 나눠 먹었다. 길리아는 매일 염소젖과 미네스트로네 수프를 먹었고, 애호박 몇 개와 감자 한 개를 곁들일 때가 많았다. 그녀는 평생 미혼으로 살았고 수십 년 동안 사르데냐의 대도시인 칼리아리의 한 가족 밑에서 일했다. 그러다가 은퇴하고 나서는 자기 집을 지었다. 자유 시간에는 자수를 놓고, 동네를 산책하고, 친구들과 어울렸다. 길리아는 여전히 총기가 있어서 매일 십자말풀이를 즐긴다. 그녀는 장수의 비결로 이런 팁을 줬다. 질투하거나 화내지 마라. 나가서 산책을 즐겨라. 인생사 때문에 스트레스 받지 마라. 감사하는 마음으로 살아라. 피사노는 마음이 부자다. 그녀는 마음속에 사랑이 많고, 여러 일에 의미를 느끼고, 목적의식이 분명하다. 건강도 나쁘지 않다. 갑상샘호르몬이 느리게 작용하고, 관절염이 조금 있을 뿐이다.

그다음 날에는 실비오 베르타렐리를 만나러 갔다. 실비오는 선조들이 수천 년 동안 살아온 방식과 거의 비슷하게 살아가는 목동이다. 그는 산꼭대기에 있는 땅에서 염소와 양 200마리를 키우면서 산다. 가축은 각각 이름이 있고 성격도 다 다르다. 실비오는 아들과 함께 올리브나무를 키우고 올리브유도 직접 만든다. 두 사람은 '그라노 카펠리grano cappelli'라는 오래된 형태의 밀을 재배한다. 칸노나우 와인, 신선한 염소 치즈와 양 치즈, 절인 고기, 플랫브레드도 직접 만든다. 실비오는 아내, 딸, 아들과 함께 살고, 집에 와이파이나 컴퓨터는 없다. 휴대전화도 겨우 터질까 말까다. 그에게는 어릴 때부터 같이 자란 친구가 열둘 있는데, 이들은 매년 양털을 깎을 때와 사냥 여행을 떠날 때 나타난다. 실비오에게 스트레스를 받는지 묻자, 그는 한참이나 말이 없더니 한밤중에 염소가 사라질 때 스트레스를 가장 많이 받는다고 대답했다.

베르타렐리 가족이 먹는 음식은 전부 그들의 땅에서 난다. 이 지역에서는 건축업자 같은 일꾼들이 돈 대신 치즈와 우유를 받는다. 옛날에는 베르타렐리 가족이 고기를 한 달에 다섯 번씩 먹었지만, 이제는 통제하기 어려운 동물만 먹는다. 염소와 양이 만들어내는 치즈와 우유는 매일 소비한다. 내가 그곳에 머무는 동안 우리는 올리브, 피망, 플랫브레드, 향이 강한 치즈, 신선한 염소 치즈, 절인 고기, 부풀린 작은 빵pistoccu fritto, 장작불에 구운 돼지고기와 양고기, 신선한 토마토소스와 작은 감자로 만든 파스타culurgiones, 감자를 곁들인 미네스트로네 수프, 파스타와 애호박, 소시지가 들어간 말로레두스malloreddus 파스타, 채소밭에서 키운

싱싱한 토마토를 풍족하게 먹었다. 후식으로는 치즈를 넣고 튀긴 반죽 위에 꿀을 잔뜩 뿌린 세아다스seadas를 먹었고, 식사는 매번 흙으로 빚은 주전자에 담긴 신선한 칸노나우 와인으로 마무리했다. 베르타렐리 가족은 집 일부를 농장과 식당으로 운영한다. 나는 사르데냐에서 웃음, 음식, 공동체 의식, 사랑이 가득한 평온한 오후를 보냈다.

자연식품의 보고, 이카리아

나는 또 다른 블루존인 그리스의 이카리아도 방문했다. 그곳에서도 사르데냐와 마찬가지로 자기 신뢰, 깊은 공동체 의식, 선조들의 식습관, 심신을 치유하는 식단을 자연스럽게 만들어내는 환경, 사랑과 친밀함, 가파른 산을 매일 오르내리는 사람들을 접했다.

이카리아는 지구상에서 놀랍도록 장수하는 사람들이 사는 곳 중 하나다. 이 섬에 사는 주민들은 매일 세이지 같은 자연산 허브로 만든 차를 마신다. 세이지차에는 녹차에 들어 있는 것과 똑같은 식물영양소phytonutrient가 가득 들어 있다. 바로 에피갈로카테킨 epigallocatechin이라는 물질이다. 이 물질은 강력한 해독 작용과 항염 작용을 하는 산화 방지제다. 이 물질이 이카리아 주민들의 장수 비결일까? 그들의 식단은 주로 자연식품으로 구성되어 있다. 맛이 쏩쏠하거나 달콤한 푸른 채소, 직접 채취한 야생버섯, 자연산 허브차는 전부 약효가 있는 식물영양소를 풍부하게 함유하고 있다. 이카리아 사람들이 매일 마시는 자연산 세이지차에는 녹차처럼 장수에 도움이 되는 강력한 파이토케미컬phytochemical, 즉 면역력 향상에 도움을 주는 식물 유래 화학물질이 들어 있지만 카페인은 들어 있지 않다. 이카리아 주민들은 설탕을 아주 적게 먹는다. 가끔 레몬이나 오렌지를 설탕에 절여서 먹을 뿐이다. 자연식품에는 강력한 식물영양소가 많이 들어 있다. 이런 식품은 분명히 이카리아 사람들의 장수에 도움이 될 것이다. 이카리아에서 생산하는 모든 식품은 엄밀히 말하면 유기농이다. 유기농 인증 마크나 라벨이 붙어 있지는 않지만 말이다. 이카리아 주민들은 그런 방식으로 수백 년 동안 농사를 짓고 식량을 구했다.

나는 97세인 파나이오티스와 그의 87세 아내 알케아를 찾아갔다. 부부는 명랑하고 행복해 보였다. 알케아는 우리를 위해서 요리를 했다. 덕분에 자연산 채소로 만든 파이, 싱싱한 채소로 만든 샐러드, 현지에서 생산한 달걀, 채소, 야생버섯, 병에 담지 않은 이카리아 와인을 즐길 수 있었다. 알케아는 87세의 나이에도 활기가 넘치고 기민해서 20년은 젊어 보였다. 그녀는 넓은 계단식 텃밭을 관리하고 과일나무를 돌봤다. 계단과 텃밭의 가파른 비탈을 쉽게 오르면서 1년 동안 먹을 식량을 직접 기르고 보존하기도 했다. 활동은 이카리아 주민들의 삶 속에 녹아 있다. 그들에게 은퇴란 없다. 아침에 일어나서 하루 안에 해낼 수 있는 양보다 훨씬 많은 일거리를 떠올리고, 평생 함께한 친구들과 사랑하는 사람들이 있는 지역사회에서 살아간다. 행복과 장수를 부르는 단순한 원칙이다.

이카리아에 사는 젊은이들은 선조들의 오래된 삶의 방식을 보존하려고 애쓴다. 나는 또 다른 주민인 필립도 만나봤다. 그는 고대 그리스의 시인 호메로스가 작품에 썼던 전통적인 방식으로 와인을 만든다. 필립은 맨발로 집안의 가보인 포키아노Fokiano 포도를 으깬다. 그렇게 얻은 포도즙을 흙으로 빚은 200리터짜리 항아리에 붓는다. 이 항아리를 땅에 묻으면 포도즙이 천천히 발효된다. 첨가물이나 발효제는 따로 넣지 않는다. 이렇게 만든 와인은 오래가지 못하며 전부 유기농이다. 이카리아에서는 모두 이렇게 포도를 재배하며, 덕분에 이카리아의 포도는 거친 토양과 가혹한 환경에서 강하게 자란다. 그래서 식물이 스스로를 보호하는 데 필요한 식물영양소가 많이 들어 있다. 필립은 전통 방식으로 돼지의 다리 하나를 통째로 보존하기도 한다. 포도잎을 깔고 그 위에 신선한 돼지 다리를 올려 바닷소금으로 덮는다. 그러고 나서 돼지 다리를 와인에 담갔다가 벽난로 위에 매달아두고 허브로 훈제한다. 돼지나 양의 다리 하나로 필립의 가족은 겨울을 날 수 있다. 필립은 우리에게 바닷소금과 집에서 만든 올리브유로 간을 한 포도잎찜과 포도줄기찜, 산에서 채취한 야생버섯, 신선한 염소 치즈와 양 치즈, 지아zea 밀가루로 만든 빵을 대접했다. 지아는 알렉산더 대왕이 기력을 유지하기 위해 먹었던 고대 그리스의 곡물이다. 엠머밀emmer wheat이라고도 불리며 섬유질이 풍부하고 일반 밀보다 단백질 함량이 두 배 많다. 마그네슘과 비타민 A, B, C, E는 일반 밀보다 훨씬 많이 들어 있고 글루텐은 아주 적다. 이카리아를 떠날 때 나는 행복했고, 영양소를 충분히 섭취한 느낌이었으며, 사랑받는 기분이었다!

사르데냐와 이카리아의 전통적인 삶의 방식을 들여다보고, 그곳 주민들이 얼마나 정성스럽게 식량을 재배하고 가축을 돌보는지 볼 수 있어서 영광이었다. 그들은 음식의 맛이 동식물 자체가 아니라 식량의 재배 장소와 방법, 가축의 먹이, 약효가 있는 식물영양소가 풍부하게 함유된 야생 식물에 달렸다는 사실을 알았다. 그렇게 만든 음식은 가족, 친구, 동네 주민들을 향한 사랑과 유대감이 배어 있을 때 더 맛있어진다.

과학계는 영양 밀도와 음식의 맛이 식물영양소의 함유량과 상관이 있다는 점을 분명하게 밝혀냈다. 딸기든 염소 치즈든 프로슈토(이탈리아 햄의 일종-옮긴이)든 마찬가지다. 식물영양소 덕택에 음식에 약효가 생기기도 한다. 음식은 우리의 DNA에 영향을 주고 후성유전체epigenome를 조절한다. 후성유전체는 우리의 모든 유전자 발현과 생체 네트워크를 조절하는 시스템이다. 블루존에 사는 사람들은 헬스장에 가거나 유기농 식품을 살 필요가 없다. 소셜미디어에 뜬 게시물을 스크롤하면서 시간을 허비하지도 않는다. 그들의 삶에는 약용 식품, 산을 오르내리는 활동, 평생에 걸친 깊은 우정, 이웃과의 끈끈한 유대감, 다른 사람들과 인생을 천천히 음미하는 습관이 깊숙이 자리 잡고 있다. 보통 사람들은 현대적인 삶을 살기 때문에 블루존 주민들을 흉내 내려면 따로 적응 과정을 거쳐야 한다. 농산물 직판장이나 유기농 식품을 판매하는 슈퍼마켓에서 좋은 식품을 찾고, 헬스장에 가서 운동도 열심히 해야 한다. 우리는 블루존에서 배울 점이 많다. 우리는 개인주의적인 삶을 추구하면서 간단한 습관들을 잃어버렸다. 게다가 자연에서 멀어지면서 우리가 먹는 식품이 어디에서 오는지조차 모른다. 이제 와서 수천 년 전에 존재했던 세상으로 돌아가서 살 수는 없다. 하지만 블루존에서 얻은 교훈으로 우리 집, 가족, 친구, 지역사회에 우리만의 존을 만들 수는 있다.

블루존이 들려주는 교훈은 명확하다. 자연과 가까이 살아라. 깊이 사랑하라. 지속 가능한 방식으로 키운 재료로 만든 간단한 음식을 먹어라(식량을 직접 재배하면 더욱 좋다). 평소에 많이 움직여라. 웃고 휴식을 취하라. 삶을 즐겨라(그리고 오래 살아라. 이 모든 것을 지키면 결국 오래 살게 된다).

건강 수명 vs. 신체 수명

오래 산다는 건 어떤 모습일까? 이 질문을 누구한테 던지느냐에 따라 답이 다를 것이다. 우리는 대체로 조부모님과 부모님이 연세가 드시고 병드는 모습을 보게 된다. 그때부터 그들은 병원을 들락날락하고 질병의 수만큼이나 약도 많이 먹는다. 그렇게 우리는 길고 느리고 고통스러운 죽음을 지켜봐야 한다. 지구에 사는 사람 대부분은 누군가의 건강이 서서히 나빠지고 그 사람이 노화로 인한 만성 질환에 시달리는 모습을 보게 된다. 당신도 그런 사람 중 하나라면 오래 사는 데 큰 흥미가 없을 것이다. 장수가 전혀 매력적이지 않게 보일 수도 있다.

하지만 블루존에 사는 사람들에게 물어본다면 장수하는 것이 인생의 다른 단계와 비슷하다고 대답할 것이다. 오래 살면 인생 경험이 조금 더 쌓일 뿐이다. 제임스 프라이스James Fries 박사는 1980년에 〈뉴잉글랜드 의학 저널〉에 '노화, 자연적인 죽음, 아픈 시기의 단축'이라는 제목의 획기적인 논문을 실었다.[1] 이 논문에서 프라이스 박사는 사람들이 적정 체중을 유지하고 담배를 피우지 않으며 규칙적으로 운동한다면 건강하고 활력 있게 장수할 수 있다고 분명하게 밝힌다. 그렇게 살면 나중에 죽을 때도 고통 없이 빠르게 떠난다고 한다. 하지만 과체중이고 담배를 피우고 운동을 하지 않는 사람들은 고통스럽고 긴 죽음을 맞는다. 건강한 그룹은 질병에 시달리지 않는 시기를 크게 늘렸다. 그래서 건강 수명과 신체 수명이 모두 길어졌다. 하지만 건강하지 못한 그룹은 수십 년 동안 다양한 질병과 기능 장애로 고통받았다. 그 결과 삶의 질이 급격하게 떨어졌고 본인, 가족, 의료 체계에 큰 부담을 줬다.

건강하지 않은 식습관과 생활방식 때문에 미국인의 기대 수명은 2015년 이후로 내리막길을 걷고 있다. 코로나바이러스-19는 만성 질환에 많이 시달리는 흑인, 라틴계, 북유럽 원주민들의 기대 수명을 3년이나 더 깎아버렸다. 세계보건기구는 보통 사람이 인생의 마지막 20퍼센트를 건강하지 못한 상태로 보낸다고 추정한다. 평균적으로 약 16년이나 되는 시간이다. 그러니까 만일 76세까지 산다면 60세부터 이미 죽어간다는 뜻이다!

이 데이터는 우리가 생활방식과 습관을 잘 선택하면 건강하게 장수하고 때가 왔을 때 빨리 떠날 수 있다는 사실을 끊임없이 증명한다.[2] 건강 수명이 신체 수명과 똑같아질 수 있다는 뜻이다. 딱 세 가지 습관만 들이면 된다. 담배 피우지 않기, 적정 체중 유지하기, 운동하기. 이 책에서는 세 가지 습관 외에도 건강과 활력에 큰 도움을 줄 수 있는 다른 여러 방법도 다룰 것이다.

고통받고 싶은 사람은 없다. 아무도 질병과 장애를 안고 100년 이상 살기를 원하지 않는다. 다행히 이 책에 실린 원칙을 지금부터라도 실천에 옮기면 말년에 고통받을 필요가 없다. 지금 열 살이든 백 살이든 효과는 마찬가지다! 지금 시작해도 전혀 늦지 않다. 〈미국 의사협회 저널〉에 실린 한 연구에 따르면 참가자들이 70세가 되어서야 지중해 식단을 먹고 규칙적으로 걷기 시작했는데도 조기 사망 위험률이 65퍼센트나 감소했다고 한다![3]

사람들이 더 오래 살면 사회에 부담이 된다고 생각하기 쉽다. 하지만 그들이 건강하다면 오히려 도움이 될 것이다. 사람들이 축적한 지혜, 지식, 기술을 통해 사회 전반의 사회적·경제적 상황을 개선할 수 있다. 돈이 더 들지도 않는다. 사회 구성원들이 건강하게 오래 살면 경제적으로 수조 달러나 절감하는 효과가 있으리라고 예측된다. 데이비드 싱클레어 박사는 하버드대학교의 유전학 교수이자 유명한 노화 연구자다. 그는 과학 저널 〈네이처 에이징Nature Aging〉에 '노화를 표적으로 삼는 것의 경제적인 가치'라는 제목의 논문을 실었다. 싱클레어는 철저한 데이터 분석을 통해서 평범한 미국인의 건강 수명을 늘리고(인생의 마지막 20퍼센트에 해당하는 기간 중 아픈 기간을 줄이거나 없앰) 신체 수명을 1년만 늘려도 매년 38조 달러나 아낄 수 있다고 추정했다. 만일 인구 전반에 걸쳐서 신체 수명을 10년이나 늘릴 수 있다면 그 액수는 367조 달러로 늘어날 것이다. 물론 건강 수명도 반드시 함께 늘어난다는 전제하의 이야기다.[4] 이 정도의 액수는 미국에서 매년 의료 서비스로 지출하는 돈의 거의 10배나 되는 금액이다.

오늘날 거의 4조 1,000억 달러에 달하는 미국의 의료 서비스 지출액 중 90퍼센트는 생활방식을 바꾸면 예방할 수 있는 심장 질환, 암, 당뇨병, 치매, 고혈압 등의 만성 질환에 쓰인다.[5] 젊어서도 건강이 나쁜 사람들은 나이가 들면서 온갖 질병에 걸리고 의료 서비스 체계에 큰 부담을 안긴다. 2018년에 발표된 한 연구에 따르면 미국인의 88퍼센트는 신진대사가 원활하지 않다고 한다. 그렇게 많은 사람이 머지않아 심장 질환, 당뇨병, 치매, 암에 걸릴 수 있다는 뜻이다.[6] 불과 4년 뒤인 2022년에 발표된 다른 대규모 연구는 미국인의 7퍼센트 미만만이 정상적인 신진대사를 보인다는 사실을 밝혀냈다. 극소수만이 혈압, 혈당 수치, 콜레스테롤 수치, 체중이 정상이고 심장마비나 뇌졸중을 일으키지 않는다는 뜻이다![7] 코로나 팬데믹 기간에 병원에 입원한 미국인의 63퍼센트는 건강한 식습관을 따랐다면 입원을 면할 수 있었을 것이다.[8] 코로나바이러스의 영향을 가장 많이 받는 사람들은 비만인, 만성 질환자, 노인(거의 모든 노인이 만성 질환이 있다)이다.

다시 말해 지금부터 건강한 삶을 유지하려고 노력하면 수명과 삶의 질이 달라진다. 지금 시작해도 전혀 늦지 않다.

내가 블루존에서 만난 주민 대부분은 건강 수명이 신체 수명과 똑같았다. 많은 이들이 활동적이고 건강한 상태로 100세 생일을 맞았다. 그들은 목적의식이 뚜렷했고 여러 인간관계가 복잡하게 뒤얽힌 지역사회에서 긴밀한 유대감을 느꼈다. 그렇다고 해서 그들처럼 목동이 되거나 산기슭에 있는 마을에서 살라는 말은 아니다. 질병을 예방하고 삶의 질과 활력을 높여주는 습관과 행동을 체화하면 된다. 그러면 우리 모두 건강, 기쁨, 성취감이 가득한 생활을 하면서 장수할 수 있다. 구체적으로 무엇을 해야 할까? 다행히 휴대전화나 집을 버리거나 유전자 혹은 직업을 바꿀 필요는 없다. 그저 이 책에 실린 원칙과 계획을 따르면 건강 수명이 신체 수명과 똑같아지는, 건강하고 긴 삶을 누릴 수 있을 것이다.

노화를 재해석하다

생물학적인 노화가 피할 수 없는 삶의 과정이라는 생각을 버리기 전에, 우리가 노화를 질병으로 간주한다고 상상해보자. 그러면 다른 질병과 마찬가지로 노화에도 원인, 증상, 자연사自然史가 있을 것이다. 이 병을 치료하지 못하면 우리는 다른 병에 걸렸을 때처럼 결국 죽음을 맞는다. 이제 노화에 대한 접근법을 바꿔보자. 그러기 위해서는 노화에 관한 견고한 믿음 몇 가지를 깨부수어야 한다.

첫째로, 나이가 든다고 반드시 더 약해지거나 느려지거나 아파지거나 허약해지거나 남에게 더 많이 의지해야 한다는 뜻은 아니다. 90대에도 여전히 춤추고, 요리하고, 운전하고, 사랑하는 사람들과 시간을 보내고, 책을 읽고, 퍼즐을 맞추고, 삶을 온전히 즐기는 사람을 한 명쯤은 알 것이다. 그런 사람이 특이한 사례가 아니라 흔히 볼 수 있는 일반적인 사례여야 한다. 우리는 100세를 넘기고 나서도 하이킹하고, 스카이다이빙하고, 삶을 즐기고, 다른 사람을 사랑하는 삶을 기대할 수 있어야 한다.

둘째로, 기존의 의료 패러다임을 파괴해야 한다. 오늘날의 의료계는 문제를 한 덩어리로 보지 않고 더 작은 부분으로 쪼개고 다른 과와 정보를 제대로 교환하지도 않는다. 인체가 하나의 통합된 시스템이라는 현대 과학계의 발견도 무시한다. 만일 환자가 건선, 관절염, 심장 질환, 당뇨병, 과민대장증후군, 우울증에 시달린다면 전문가를 여섯 명이나 만나야 한다. 이 환자는 최신 의학 정보에 따라 각각의 '증상'을 치료할 최고의 약을 받겠지만, 여섯 전문가 중 그 누구도 환자가 아픈 근본적인 원인을 찾아보지 않을 것이다. 사실 이 모든 문제의 원인은 염증이다. 예를 들면, 식품에 대한 민감성이나 장과 마이크로바이옴 내의 미생물 불균형이 염증을 일으킬 수 있다. 이 여섯 가지 질병은 별개의 문제가 아니다. 따라서 여섯 가지 문제를 하나로 묶어서 원인을 치료하면 증상과 질병이 사라질 것이다.

인체는 독립적인 장기를 한데 모은 단순한 집합체가 아니다. 그보다는 여러 요소가 거미줄처럼 복잡하게 얽힌 생태계에 가깝다. 그래서 하나의 근본적인 원인이 다양한 증상과 문제를 일으킬 수 있다. 증상이 아닌 원인을 치료하고 환자가 건강해질 수 있는 환경을 제공하면 병이 낫는다.

우리는 강력한 치유 시스템을 가지고 태어났다

하버드대학교의 과학자들이 출판한 획기적인 교과서가 있다. 바로 《네트워크의학: 질병과 치료법의 복잡한 시스템Network Medicine: Complex Systems in Human Disease and Therapeutics》이라는 책이다. 이 책에서 저자들은 의학을 바라보는 근본적으로 새로운 시각을 제시하면서 현재의 장기 중심, 단일 질병, 단일 약 모델에 이의를 제기한다. 저자들은 이렇게 설명한다. "네트워크의학은 질병에 영향을 미치는 다양한 요인의 복잡성을 포용한다. 네트워크의학은 병인病因을 이해하는 데 근본적으로 다른 접근법을 제시한다. 이는 결국 질병을 치료하는 방법에서도 커다란 차이를 불러온다. 네트워크의학에서는 여러 분자를 조직적이고 역동적인 방법으로 조절하는 표적 치료가 이루어질 것이다."

저자들은 의료 서비스에 대한 근본적으로 다른 이 접근법을 '네트워크의학network medicine'이라고 부른다. 나와 동료들은 '기능의학functional medicine'이라는 용어를 쓴다. 기능의학에서는 모든 질병에 근본 원인(병인)이 있다고 보고 질병을 일으키는 데 일조한 모든 요인이나 원인을 찾아서 해결하려 한다. 만일 지붕에서 물이 새면 구멍을 찾아서 막아야 하고 구멍이 여럿이면 전부 찾아서 고쳐야 한다. 다행히 질병의 근본 원인 대부분은 식이요법과 생활방식의 변화로 치료할 수 있다. 거의 모든 환자가 실천할 수 있는 간단한 습관이다. 이런 접근법은 질병을 치료하는 방법을 바꿀 것이다. 앞으로는 의사들이 약으로 증상을 억제하지 않을 것이다. 그 대신 질병의 근본 원인을 밝혀내고 해결해서, 몸이 정상적인 기능을 회복하도록 다양한 치료를 한꺼번에 병행할 것이다. 기능의학은 사람을 건강하게 만들어주는 과학이다. 건강해지면 질병은 자연히 없어진다.

인체는 서로 긴밀하게 연결된 일곱 가지 시스템으로 이루어져 있다. 우리에게 알려진 질병 15만 5,000가지 전부 이런 시스템에 문제가 생겼을 때 발생한다. 그렇다면 이런 시스템에는 어떤 것이 있을까?

- 마이크로바이옴 및 소화 시스템
- 면역계와 염증계로 구성된 방어와 복구 시스템
- 미토콘드리아의 에너지 생산 시스템
- 노폐물과 독소를 제거하는 해독 시스템
- 호르몬, 신경전달물질 등 전달 시스템
- 순환계와 림프계로 구성된 운반 시스템
- 세포부터 근골격계까지 구조적인 시스템

　이런 시스템들이 역동적으로 균형을 이루면 자연히 건강하게 오래 살 수 있다. 하지만 어떤 시스템에든 문제가 생기면 질병과 노화가 발생한다. 기능의학은 환자의 이런 시스템에 불균형을 초래하는 모든 환경, 생활방식, 선행 요인(특정 질환에 걸리기 쉬운 요인-옮긴이)을 평가하기 위한 로드맵을 제시한다. 여기에는 유전자, 스트레스, 독소, 트라우마, 미생물, 식이요법, 알레르기 유발 항원 등이 포함된다. 환자의 무엇(증상)이 왜(건강을 유지하는 데 필요한 무언가가 너무 많거나 너무 적음) 잘못됐는지 밝혀야 환자를 어떻게(건강을 해치는 요인을 없애고 건강에 도움이 되는 요인을 더함) 치료할지 알아낼 수 있다. 이 과정을 거치면 환자를 위한 맞춤형 전략을 세울 수 있다. 환자 스스로 생활방식을 바꾸고 살아가는 환경을 관리해야만 만성 질환을 예방하고 건강 수명과 신체 수명을 함께 연장하는 최고의 결과를 얻을 수 있다.

기능의학에서는 전통적인 의학과는 다른 질문을 던진다. 어떻게 해야 사람을 건강하게 만들 수 있을까? 인체의 기능을 어떻게 최적화할 수 있을까? 우리에게 너무 당연해진 현대 사회의 파괴성으로 인한 기능 장애를 어떻게 되돌릴 수 있을까? 현대인 대부분은 건강에 해로운 음식이나 영양가가 거의 없는 음식을 먹는다. 우리는 온종일 앉아 있고 유독한 공업용 화학물질에 둘러싸인 채 살아간다. 스트레스를 많이 받고 기후 변화나 전체주의 같은 사회적·국제적 요인 때문에 존재론적 위기에 놓이기도 한다. 게다가 우리의 생각, 감정, 행동을 주도하는 디지털 경제가 우리의 자유 의지를 뒤흔들기도 한다.

우리는 강력한 치유 시스템을 갖고 태어났다. 따라서 우리의 일곱 가지 시스템에 부정적인 영향을 미치는 요인을 제거하고 멀리함으로써 치유 시스템을 작동시키고 시스템의 기능이 최적화되는 데 필요한 요소를 공급하면 된다. 간단히 말해 나쁜 것을 빼내고 좋은 것을 집어넣으면 된다. 영 포에버 프로그램은 바로 그런 목적으로 고안됐다. 우리가 타고난 치유 시스템을 활성화하고, 질병의 작용을 되돌리고, 더 나은 삶을 더 오래 살 수 있도록 도우려는 취지다.

의학의 미래가 여기에 있다

이 책은 오늘날 주어진 과학과 도구를 활용하여 건강 수명과 신체 수명을 모두 연장하기 위한 로드맵이다. 과학 기술과 장수 연구의 발전은 인간의 상상력을 한계까지 밀어붙이고 있다. 하지만 그런 최신 기술 없이도 식이요법, 생활방식, 영양제, 약을 통해서 장수 스위치를 조절해 건강한 상태로 100세를 맞을 수 있다. 우리는 질병의 작용을 되돌리고, 체내의 회복 시스템을 개선하고, 세포와 조직을 재생하고 복구하고, 생물학적인 시계를 되돌릴 수 있다. 여러 치료법이 발견되고 혁신이 이루어지면 여전히 활기찬 모습으로 120세, 150세, 어쩌면 200세까지도 살 수 있을 것이다. 우리가 지금의 건강 상태를 10년이나 15년만 더 유지할 수 있다면 인류가 수명 탈출 속도^{longevity escape velocity}(과학의 발전 덕택에 인간의 수명이 매년 1년 이상 늘어나는 시점-옮긴이)에 도달하는 시기까지 살아 있을지도 모른다. 그때가 되면 과학의 발전이 죽음을 무기한으로 연기할 수 있을 것이다.

세계 곳곳에서 노화에 관한 연구가 엄청난 속도로 진행되고 있다. 노화 연구에 투입되는 막대한 민간 투자가 혁신을 주도한다. 세계적인 억만장자들이 이런 연구를 위한 자금을 대는 데 전념하고 있다. 구글의 바이오테크 회사 칼리코^{Calico}, 제프 베이조스^{Jeff Bezos}와 유리 밀너^{Yuri Milner}가 투자한 알토스 랩스^{Altos Labs}, 엑스프라이즈^{XPRIZE} 등 명성이 자자한 기업들이 노화 연구에 수십억 달러를 쏟아붓고 있다. 미국 국립보건원이 제공하는 연구 예산이 무색할 정도다. 우리는 과학의 진보와 발견이 어마어마하게 이루어지는 시기에 살고 있다. 시스템 생물학, 인공 지능, 나노 기술, 양자 컴퓨팅 등의 분야에서 일어난 혁신 덕택이다. 노화 연구를 이끄는 전문가들은 우리가 15년 안에 수명 탈출 속도에 도달하리라고 예상한다.[9] 하지만 하버드대학교와 MIT의 유전학 교수 조지 처치George Church는 우리가 이미 그 단계에 와 있을지도 모른다고 말한다. 그의 실험실에서는 인간의 세포와 동물을 이용해 노화와 관련된 바이오마커와 질병의 작용을 되돌리는 실험을 이미 성공적으로 마쳤다. 아직은 상상하기 어렵지만, 머지않아 건강한 상태로 수명을 획기적으로 연장할 수 있을지도 모른다.[10] 우리는 선형적인 사고방식에 길들여져서 기하급수적 규모 변화에 익숙지 않아, 폭발적으로 증가하는 지수 규모가 아니라 1차원적 덧셈의 측면에서 생각하는 경향이 있다. 앞으로 30걸음을 걸으면 30미터 정도를 걷게 된다. 하지만 30걸음을 지수로 따지면 지구를 26바퀴나 돌 수 있다. 매일 1달러를 30일 동안 받으면 수중에 30달러가 생긴다. 하지만 처음에 1센트를 받고 매일 그 두 배를 받으면 30일 뒤에 1,000만 달러가 생긴다. 우리는 이와 같은 폭발적인 변화의 힘을 이해하기 어려워한다.

　최근에 발견된 야마나카 인자(공식적으로 Oct3/4, Sox2, Klf4, c-Myc로 알려져 있음)에 관해서 생각해보자. 일본의 야마나카 신야는 이런 인자들이 세포 안의 특정 유전자들을 켜거나 끈다는 사실을 알아냈다. 그는 이런 놀라운 공로를 인정받아 노벨상을 받았다. 야마나카 인자 덕택에 배아 세포는 장차 몸을 구성하는 데 필요한 각각의 세포로 확실하게 분화한다. 뇌세포는 자신이 뇌세포가 되어야 한다는 것을 알고, 피부 세포는 이변 없이 피부 세포가 된다. 야마나카는 이런 인자들을 이용하면 유도만능줄기세포induced pluripotent stem cell, iPSC, 즉 체내에서 어떤 세포로든 분화하는 세포를 만들 수 있다고 증명했다.[11] 이 말은 유전자를 재프로그래밍해서 우리를 더 젊게 만들 수 있다는 뜻이다. 야마나카 인자들은 어떤 세포든 아직 분화되기 전의 초기 상태로 되돌릴 수 있다. 현재 동물을 대상으로 이런 작업을 성공적으로 해냈다. 나중에 인간의 피부 세포 몇 개를 떼어내서 새로운 췌장이나 심장이나 뇌가 될 수 있는 배아 세포로 역설계reverse engineering할 수도 있을 것이다. 그러면 영화 〈벤저민 버튼의 시간은 거꾸로 간다〉의 주인공 벤저민 버튼처럼 시간을 거슬러서 젊어질 수 있다. 줄기세포를 젊어지게 해서 배아 세포로 만든 뒤, 치료가 필요한 신체 부위의 세포로 분화시키면 된다. 고관절과 무릎 치환, 심장과 신장 이식은 역사책에서나 볼 수 있는 시술이 되어, 이제는 이루어지지 않는 방혈 치료(사혈이라고도 불리며 피를 침으로 뽑아내는 치료법-옮긴이)와 비슷한 처지로 전락할 것이다.

이런 기술을 인간에게 안전하게 적용하려면 아직도 연구해야 할 것이 많다. 하지만 야마나카 인자는 동물 모델에서는 이미 노화 작용을 되돌리고 장기를 치료하고 있다. 이는 노화의 원인, 노화 작용을 되돌리는 기술, 그리고 몸을 재프로그래밍하고 재생하고 젊어지게 하고 복구하는 기술을 밝혀내는 수백 가지 발견 중 하나일 뿐이다. 우리는 하나가 아니라 여러 작업을 시도해야 한다. 우리가 노화와 질병으로 여기는 기능 장애의 원인이 한 가지가 아니라 여러 가지이기 때문이다. 다행히 그 원인들이 어떻게 얽혀 있는지, 우리는 그 어느 때보다도 깊이 이해하고 있다.

여러 동물이 일반적인 수명의 한계를 넘어서 산다. 그린란드상어는 400년이나 살고, 북극고래도 200년 넘게 산다. 갈라파고스 땅거북은 150년 넘게 사는데, 어떤 과학자들은 거북이가 400년이나 500년 넘게 살 수도 있다고 생각한다. 노화 연구의 최전선에서 일하는 과학자들은 동물의 수명을 30퍼센트 이상 늘릴 수 있다. 인간으로 치면 120세까지 살 수 있게 한다는 뜻이다. 일부 효모균 모델에서는 인간의 수명으로 치면 1,000년에 해당하는 기간만큼 효모균의 수명을 연장할 수도 있다.

과거에 연금술사는 젊어지는 비결을 금과 특별한 물약에서 찾았다. 연금술사는 그 시대의 장수 연구자였다. 오늘날 우리는 건강과 질병의 개념을 근본적으로 재정립하기 직전이다. 이는 의학 역사상 그 어떤 발견보다도 커다란 업적이 될 것이다. 1500년대에는 현미경이 아직 발명되지 않았다. 안톤 판 레이우엔훅Anton van Leeuwenhoek이 박테리아를 발견한 것도 1676년이 되어서였다. 그 시절은 루이 파스퇴르Louis Pasteur가 질병의 원인으로 세균(박테리아)론을 제시하기도 전이었다. 1500년대 사람들은 악한 영혼의 방문, 체액의 불균형, 마녀의 마법 때문에 감염이 일어난다고 생각했기에 위의 발견은 의학의 새 시대를 열었다. 그런데 오늘날 우리는 그보다도 더 커다란 패러다임의 변화를 앞두고 있다. 곧 질병과 노화를 바라보는 시각이 완전히 달라질 것이다.

기술, 컴퓨팅, 의학의 엄청난 발전 덕택에 우리의 진단 및 치료 모델 전체가 완전히 뒤집히기 직전이다. 오늘날 질병을 진단하는 방식은 보닛을 열어보는 대신 자동차에서 나는 소리만 듣고 문제가 무엇인지 알아내려는 행위와 비슷하다. 우리는 증상을 보고 질병을 알아맞히는 일은 기가 막히게 잘한다. 하지만 환자가 그 병에 걸린 원인은 거의 이해하지 못한다. 새로운 의학은 우리가 자동차의 보닛을 열고 안을 들여다보게 해줄 것이다. 자동차를 슈퍼컴퓨터에 연결해서 문제를 찾아내고 어디를 고쳐야 하는지 알 수 있을 것이다. 그리고 나서 그 부분을 고치면 된다.

이 모든 이야기가 SF 소설처럼 들릴지도 모른다. 하지만 생각보다 훨씬 가까이 와 있는 현실이다. 건강한 노화의 근본적인 원리는 더 증명할 필요가 없다. 급속한 노화와 죽음을 유발하는 만성 질환을 예방하고 되돌려서 치료하는 방법은 이미 입증됐다. 그 정보를 얻기가 어렵지도 않다. 우리가 무엇을 먹는지, 어떻게 움직이고 쉬고 자는지, 다른 사람들과 얼마나 유대감을 쌓으면서 지내는지 등이 중요하다.

이 책에서는 먼저 현재 인류가 노화의 생물학적인 원리를 어떻게 이해하는지 살펴보려고 한다. 노화로 인한 질병뿐만 아니라 노화의 징후도 알아볼 것이다. 나이가 들면서 보편적으로 고장 나는 기능, 그리고 노화로 인한 모든 질병의 바탕이 되는 문제도 다루려고 한다. 만일 노화의 징후와 이를 유발하는 원인을 치료할 수 있다면 심장 질환, 암, 당뇨병, 치매 등을 직접 치료할 필요가 없다.

노화의 징후를 둘러싼 과학의 발전은 인체가 하나의 정보 시스템, 즉 여러 네트워크로 구성된 하나의 커다란 네트워크라는 인식에서 출발한다. 우리 몸은 모든 생물학적인 기능의 균형을 역동적으로 맞춘다. 매 순간 분자 단위로 일어나는 수조 개의 일을 처리하고 조정하기도 한다. 기능의학은 한발 더 나아가서 노화의 징후 뒤에 숨어 있는 근본 원인을 다룬다. 염증을 소염제나 신약으로 치료하는 대신 염증의 근본 원인을 파헤치는 식이다. 독소, 알레르기 유발 항원, 마이크로바이옴의 불균형, 감염, 스트레스, 부실한 식사가 원인일 수 있다. 아니면 건강을 회복하는 데 필요한 요인이 부족하기 때문일 수도 있다. 환자가 다시 건강해지려면 자연식품, 영양소, 호르몬의 적절한 균형, 빛, 깨끗한 물과 공기, 활동, 휴식, 수면, 사랑, 이웃과의 유대감, 인생의 의미, 목적의식이 있어야 한다. 문제의 근본 원인을 찾아서 해결하면 염증은 자연히 사라진다.

기술의 발전과 기능의학이 제시하는 로드맵을 결합하면 건강 수명과 신체 수명을 둘 다 늘릴 수 있다. 우리가 의학에 관해서 아는 모든 것을 뒤바꾸는 발전도 있다. 거기에는 다음과 같은 요소가 포함된다.

- 기능의학
- 오믹스^{omics} 혁명: 오믹스란 인체의 생물학적인 정보를 총체적으로 다루는 연구 분야를 말한다. 이 분야에는 인간 게놈, 전사체, 단백질체, 대사체, 마이크로바이옴의 지도를 제작하는 일이 포함된다. 유전자와 유전자를 둘러싼 환경이 생식 활동에 미치는 영향을 포괄적으로 연구하는 학문인 소시오게놈^{sociogenome} 등의 지도 제작도 포함된다.
- 자기측정 도구: 내가 공동으로 창립한 의료 회사인 펑션헬스Function Health의 전신 테스트, 스마트 반지 오우라 링$^{Oura Ring}$, 레벨스헬스Levels Health의 지속적인 글루코스 모니터링, 스마트 밴드 훕^{Whoop}, 애플 워치, 스마트 매트리스 에잇슬립$^{Eight Sleep}$ 등이 있다. 곧 우리의 생리를 실시간으로 측정하는 더 뛰어난 성능의 피하 삽입형 바이오센서가 등장할 것이다.
- 인공 지능과 기계 학습$^{machine learning}$의 발전: 수십억 개의 개인적인 데이터 포인트를 분석하고, 패턴과 불균형을 파악하고, 인체의 모든 측면을 향상하는 데 필요한 개인 맞춤형 지도 제작이 가능해진다.
- 대용량의 생물학적인 정보를 처리할 수 있는 양자 컴퓨팅

이런 트렌드가 아직 일상적인 현실이 되지는 않았지만 걱정

할 필요는 없다(원래 과학의 발전을 의학이 따라잡으려면 수십 년씩 걸리는 경우가 많다). 효과가 이미 입증된 식이요법, 생활방식, 행동, 환경의 간단한 변화만으로도 지금의 건강 상태를 근본적으로 바꿀 수 있기 때문이다.

지금부터 우리 클리블랜드클리닉^{Cleveland Clinic}의 기능의학센터에서 도움을 받은 한 환자의 이야기를 들려주려고 한다. 이 이야기를 듣고 나면 기능의학이 무엇을 하는지 짐작할 수 있다.

재니스가 우리를 찾아왔을 땐 63세였다. 그녀는 고도 비만, 동맥 경화, 심장 기능 상실, 고혈압, 지방간, 신부전, 제2형 당뇨병에 시달리고 있었다. 동맥 경화는 스텐트(동맥이 계속 개방되어 있도록 관상 동맥에 삽입하는 장치-옮긴이) 삽입이 필요할 정도로 심각한 상태였고, 당뇨병 때문에 인슐린도 투여하고 있었다. 혈액 검사 결과는 끔찍했으며, 심장과 신장도 이식이 필요한 수준이었다. 약도 워낙 다양하게 먹고 있어서 본인 부담금을 매년 2만 달러나 내야 했다. 그런데 우리가 제공하는 단체 프로그램에 합류한 지 단 3일 만에 재니스는 인슐린을 끊었다. 평생 정크푸드를 먹다가 며칠 건강하게 먹었더니 효과가 금방 나타난 것이다. 재니스는 혈당 지수가 아주 낮고, 섬유질이 풍부하고, 양질의 지방이 들어 있고, 식물영양소와 채소가 많은 음식을 먹었다. 비타민(종합비타민, 어유, 비타민 D)도 주기적으로 챙겨 먹었다. 그랬더니 석 달 후에 복용 중이던 약을 모두 끊을 수 있었다. 각종 수치도 전부 정상으로 돌아왔다. 심장 문제가 없어졌고, 신장과 간이 기능을 회복했으며, 혈압과 혈당 수치도 정상이 됐다. 1년이 지나자 재니스는 53킬로그램이나 가벼워진 몸으로 활기차고 활동적인 생활로 완전히 돌아갈 수 있었다. 현재 그녀는 지역사회에서 리더의 역할을 하고 있다.

재니스는 다이어트를 따로 하거나 장기 이식 수술을 받지 않고도 기능의학의 간단한 원칙 몇 가지를 적용해 건강을 되찾았다. 장수 연구 분야의 획기적인 발견은 활용하지도 않았다. 재니스의 몸은 60년 동안이나 학대당하고 방치됐지만 이제 너무나 말끔히 좋아졌다. 우리 몸은 어떻게 해야 나을 수 있는지 알고 있다. 따라서 타고난 체내 치유 시스템이 활성화되도록 적절한 환경만 제공해주면 된다.

노화 분야의 새로운 발견 덕택에 우리는 질병의 작용을 되돌리는 데서 그치지 않고 우리의 분자, 세포, 조직을 더 젊은 상태로 만들 수도 있을 것이다. 이 책은 인간의 수명을 안전하게 늘려주는 최신 발견을 토대로 근본적인 원칙을 제공한다. 이런 원칙은 독자들의 삶에 오늘 당장 적용할 수 있다. 머지않아 현실이 될 다양한 기술도 수명을 늘리고 삶의 질을 높이는 데 획기적인 역할을 할 것이다.

노화의 근본적인
원인을 찾아서

· · ·

나는 신이 이 세상을 어떻게 창조했는지 알고 싶다.
이런저런 현상이나 각종 원소의 스펙트럼에는 관심이 없다.
나는 신의 생각이 궁금하다. 나머지는 세부사항일 뿐이다.

알베르트 아인슈타인

누군가가 죽음을 부르는 가장 큰 위험 요인이 무엇이냐고 묻
는다면 뭐라고 대답하겠는가? 아마 심장 질환이나 암이라고 대
답할지 모른다. 이 두 가지 질병이 사람을 가장 많이 죽이는 것처
럼 보이기 때문이다. 하지만 우리가 심장 질환과 암을 지구상에
서 없애버리더라도 인간의 수명은 5~7년밖에 늘어나지 않는다.
그런 날이 오더라도 우리가 원하는 것처럼 100세나 120세까지
건강하게 살 수는 없다. 한편, 흡연과 비만이 만성 질환과 죽음의
가장 큰 위험 요인이라고 대답하는 사람도 있겠다. 부분적으로
는 옳은 말이다. 하지만 30세의 흡연자와 70세의 비흡연자를 놓
고 비교해보자. 둘 중 누가 암, 심장마비, 죽음에 이를 확률이 더

높을까? 흡연은 암에 걸릴 확률을 5배 정도 높인다. 하지만 노화는 암에 걸릴 확률을 무려 50배나 높인다. 즉, 노화 자체가 만성 질환에 걸릴 확률을 높인다. 그 이유는 무엇일까?

노화는 질병이기 때문이다.

'보통' 사람이 늙어가는 것은 어떤 모습인가? 우리는 대체로 노화를 기능과 능력의 상실, 질병, 약, 병원 치료와 연관 짓는다. 우리는 이런 요인 때문에 건강하게 오래 살지 못할까 봐 끊임없이 걱정한다. 자연식품을 먹고 규칙적으로 운동하더라도 나이가 들면서 몸에 찾아오는 변화가 느껴진다. 피로, 활력 저하, 체력 저하, 수면의 질 저하, 계속되는 아픔과 통증, 성욕 감퇴, 근육 손실, 시력과 청력 감퇴, 소화 문제, 기억 상실 등이 문제다. 나이가 들면 아무리 노력해도 이런 문제를 해결하기가 예전만큼 쉽지 않다. 이런 문제는 노화가 질병임을 보여주는 전조 증상이다. 하지만 나이가 든다고 꼭 이런 문제에 시달릴 필요는 없다. 이는 피할 수 없는 결과가 아니며 '생물학적인' 노화의 징후일 뿐이다.

우리 몸의 모든 시스템은 생물학적인 노화의 영향을 받는다. 마이크로바이옴, 면역계, 호르몬, 신진대사와 에너지 생산, 해독 시스템, 순환계와 림프계, 구조적인 시스템이 전부 영향을 받는다. 나이가 들면 몸에 신경심리학적인 변화가 나타나고 몸 상태가 점점 나빠진다. 신경전달물질의 전반적인 생산량이 감소하고, 스트레스에 대응하는 능력과 기억력이 떨어지고, 인지 처리 과정이 느려지고, 고통이나 만성적인 통증을 잘 참지 못하며, 시력, 청력, 균형 감각이 약해진다. 근골격계의 변화도 두드러진다. 유연성이 떨어지고, 근육량이 줄어들고, 심혈관 기능이 약해지며, 퇴행성 관절염(골관절염)도 생긴다.

　나이가 들면 근육 손실도 상당하다. 그래서 근육감소증이 생기고, 몸이 약하고 노쇠해진다. 에너지의 양도 줄어들고, 부신이 삶의 스트레스를 감당하기 어려워진다. 세포 내 에너지 공장인 미토콘드리아도 질적으로 저하되고 돌아가는 속도도 느려진다. 무한한 에너지를 발산하면서 뛰노는 세 살짜리 아이와 천천히 움직이는 90세 노인은 무엇이 다를까? 바로 미토콘드리아의 수와 성능이다. 나이가 들수록 인슐린 저항성이 커지고, 당뇨병 전 단계에 가까워지며, 혈당 수치를 조절하기 어려워진다. 혈관이 딱딱해져서 혈압이 높아지고, 지방은 늘어나고 근육은 줄어들면서 체중이 증가하기도 한다. 근육이 지방보다 에너지를 7배나 더 많이 소비하는 만큼 체중이 더 쉽게 늘어나는 것이다.

　나이가 많아지면 영양이 부족해지는 문제도 있다. 식욕이 줄어들고, 몸이 영양소를 흡수하는 능력이 떨어진다. 면역계 기능이 약해져서 독감, 폐렴 등의 감염병에 걸릴 확률도 높아진다. 코로나바이러스-19로 사망하는 노인이 유난히 많은 이유다. 면역계는 감염과 암을 이겨내고 상처를 치유하려고 애쓴다. 하지만 상대적으로 덜 심각한 전신 염증이 많이 생기면서 노화로 인한 질병이 찾아오는 속도가 빨라진다. 면역계가 외부 침입자에게 맞서 싸우는 힘도 부족해진다. 하지만 자가면역질환에 걸릴 확률은 오히려 더 높아진다. 면역계가 자신을 공격하는 것이다. 마이크로바이옴도 질적으로 저하되어 장 누수가 발생하고 염증이 더 자주 생긴다. 전체적으로 좋지 않은 상황이다. 이 모든 문제가 노화로 인한 질병이라는 피할 수 없는 결과로 귀결되는 것처럼 보인다.

아래는 사람들이 나이가 들면서 많이 걸리는 질병이다. 이런 질병은 조기 장애, 기능 저하, 조기 사망을 유발한다.

- 당뇨병 전 단계와 제2형 당뇨병
- 심장마비, 뇌졸중, 심장 기능 상실, 고혈압 등 심혈관 질환
- 암
- 인지 능력 저하와 치매
- 신부전
- 갑상샘호르몬, 부신호르몬, 성호르몬, 성장호르몬 등의 호르몬 불균형
- 근육감소증(근육 손실)
- 골다공증(뼈 손실)
- 자가면역질환
- 시력 감퇴와 백내장
- 흡연으로 인한 폐 질환

미국 질병통제예방센터Centers for Disease Control and Prevention; CDC에 따

르면 미국인 열 명 중 여섯 명이 위에 소개한 질병 중 한 가지에 시달리고 있다고 한다. 열 명 중 네 명은 위의 질병 중 두 가지 이상으로 고생한다. 65세가 넘은 미국인의 80퍼센트 이상이 이런 문제 중 한 가지 이상으로 고통받는다.[1] 환자가 워낙 많다 보니 이런 질병이 노화의 '정상적인' 양상처럼 보일 수 있다. 하지만 이런 질병은 비정상적인 노화의 징후다. 신체 손상과 기능 장애가 가속화되면서 '노화의 징후'로 나타나는 것이다. 우리는 질병을 직접 치료하지 않고서도 노화의 근본 원인을 치료함으로써 이 모든 질병을 물리치는 방법을 살펴볼 것이다. 노화와 관련된 질병의 말기에 이미 접어든 사람들은 혁신적인 과학 기술을 기대해볼 만하다. 요즘 새롭게 등장하는 다양한 기술은 새 장기를 만들고, 세포를 더 젊게 재프로그래밍하고, 손상된 세포와 조직을 치유하고 복구하는 데 도움이 된다. 최신 기술 중에는 활용이 거의 임박한 것도 있고 아직 한참 기다려야 하는 것도 있다. 하지만 우리가 지금 알고 있는 것만으로도 더 건강해지고 생물학적인 나이를 되돌리는 데 엄청난 효과를 볼 수 있다.

무엇이 노화로 인한 질병을 유발할까

앞에서 나열한 질병들은 오랜 고통, 장애, 죽음을 유발한다. 보통의 80세 노인은 질병이 다섯 가지쯤 있고 약도 다섯 가지씩 복용한다. 참으로 음울한 이야기다. 하지만 노화에 대한 접근법을 바꾸고 노화를 질병으로 간주하면 더 길고 건강한 삶을 기대할 수 있다. 나이가 들면서 필연적으로 나타나는 결과를 예방하고 치료하고 그 작용을 아예 되돌릴 수도 있다. 우리는 노화 연구에 수십억 달러씩 투자한다. 하지만 연구비 대부분이 잘못된 분야에 투입된다. 노화로 인한 문제가 의료 서비스 비용의 85퍼센트나 잡아먹는데도 미국 정부는 노화 분야에 연구 비용의 6퍼센트만 할당한다(그 돈도 대부분 노화의 원리 자체를 연구하는 것이 아니라 노화로 인한 질병을 연구하는 데 쓰인다).

지금부터라도 스스로를 잘 돌보고 체내에 있는 치유 프로그램과 장수 스위치를 활성화해야 한다. 평소대로 살면 노화로 인한 질병이 우리 몸을 장악할 것이기 때문이다. 그러면 시간이 지날수록 몸이 점점 나빠질 수밖에 없다. 쇠퇴, 분해, 해체는 삶의 피할 수 없는 현실이다. 물리학의 법칙은 모든 시스템을 엔트로피(붕괴) 문제로 몰아넣는다. 하지만 몸에 적합한 정보, 에너지, 조건을 제공하면 노화로 인한 엔트로피 증가를 막고 상태를 되돌릴 수 있다. 인체는 오래된 세포와 단백질을 치우고 복구하며 새로운 분자, 세포, 조직을 만들어내도록 설계됐다. 이 두 가지 기능 모두 살아가는 데 꼭 필요하다. 노화의 문제는 불균형이 발생한다는 사실이다. 몸의 여러 곳에서 쇠퇴가 진행되는데, 그에 반해 재생되는 부분은 너무 적다. 오래된 자동차나 집의 기능을 유지하려면 새것보다 더 자주 손봐야 하듯이 우리 몸도 마찬가지다. 안타깝게도 현대인의 식단과 생활방식 때문에 우리 몸은 점점 노쇠해진다. 우리는 DNA에 내장된 치유, 복구, 재생 과정을 활성화하기 위해서 오늘날 우리에게 주어진 식이요법, 생활방식, 기타 다른 혁신적인 전략을 활용하지 않는다.

물론 100년 전보다 오늘날 이런 질병을 더 야무지게 '관리할' 수 있긴 하다. 하지만 나는 우리가 병을 관리할 필요조차 없어지기를 바란다. 이런 병을 완전히 예방하고 질병의 작용을 아예 되돌리기를 바란다. 말도 안 되는 이야기처럼 들릴 수도 있다. 하지만 이 책을 읽다 보면 우리가 질병을 하나씩 치료하는 접근법을 근본적으로 다시 생각해야 한다고 느낄 것이다. 질병이 문제의 근본 원인을 해결하면 나아지는 기능 장애라는 사실을 이해할 수 있을 것이다.

과학자들은 사람이 나이가 들면 생기는 다양한 신체적인 문제를 파악하고, 노화의 징후를 열 가지로 정리했다. 다음은 체내에서 노화로 인한 질병을 유발하는 생물학적인 변화들이다.

- 호르몬 방해와 영양 신호 nutrient signaling
- DNA 손상과 변이
- 점점 풀려서 짧아지는 텔로미어
- 제대로 기능하지 않는 손상된 단백질
- 후성유전체 손상
- 좀비의 공격, 노화 세포

- 미토콘드리아 감소로 인한 에너지 고갈
- 장내 미생물과 건강
- 줄기세포 소진으로 인한 체내 회춘 시스템의 쇠퇴
- 만성 질환을 일으키는 염증성 노화inflammaging

이런 특징은 4장에서 상세하게 다룰 것이다. 다행히도 생활방식과 행동을 조금만 바꾸고 기능의학을 활용하기만 하더라도 노화의 징후에 따른 문제를 해결할 수 있다. 원리는 아주 간단하다. 생활 속에서 나쁜 요소를 없애고 좋은 요소를 집어넣으면 된다. 일단 건강을 해치는 요인들을 제거하거나 피해야 한다. 빈약한 식사, 스트레스, 주로 앉아서 지내는 생활방식, 독소, 알레르기 유발 항원, 해로운 미생물 등이 '나쁜 요소'다. 그러고 나서 건강에 좋은 요인을 투입해야 한다. 자연식품, 영양소, 호르몬의 적절한 균형, 깨끗한 물과 공기, 빛, 수면, 활동, 휴식, 이웃과의 유대감, 사랑, 인생의 의미, 목적의식 등이 '좋은 요소'다.

이렇게 정리하니까 간단한 것처럼 보이는데, 실제로도 그렇다. 우리 몸을 해치고 질병을 유발하는 부정적인 요소를 피하고 제거하자. 그리고 그 자리에 치유 요소, 영양소, 몸의 기능을 최적화하는 데 필요한 요소를 투입하자. 그러면 몸을 치유하고 비정상적인 노화의 작용을 되돌릴 수 있다.

본격적으로 이야기를 시작하기 전에, 일단 노화와 관련된 질병에 대한 현재의 접근법이 왜 잘못됐는지 자세히 살펴보자.

노화는 불균형에서 비롯된다

오늘날의 의학은 환자의 증상과 신체적인 징후를 평가해서 진단을 내린다. 가끔 피 검사나 소변 검사, 영상 검사를 진행하기도 한다. 우리는 증상을 보면 환자의 질병을 바로 알아낼 수 있다. 하지만 환자가 그 병에 걸린 근본 원인을 파악하지는 못한다. 현재의 의학 모델은 부러진 뼈나 심장마비 같은 급성 치료에는 효과가 좋다. 응급 의학과 수술 덕분이다. 하지만 노화와 생활방식으로 인한 만성 질환에는 그다지 효과가 없다.

현재의 의료 서비스 모델은 질병의 정체를 밝히고 증상을 억누르는 데 초점을 맞춘다. 물론 수술이나 약을 통해서 나을 수 있는 병도 있지만 예외에 속한다. 바로 이런 이유로 미국인의 무려 80퍼센트가 '만성' 질환에 시달린다. 전 세계적으로도 만성 질환자가 점점 증가하는 추세다. 만성 질환은 오랫동안 관리해야 하지만 완치되는 경우는 드물다. 편두통, 다발성 경화증, 당뇨병, 치매, 천식, 자폐증, 암, 대장염 등 종류도 다양하다. 의학과 기술이 그토록 빠르게 발전하는데도 만성 질환이 계속 늘어나는 이유는 무엇일까? 왜 만성 질환 때문에 수많은 가족, 사회, 경제, 국가가 비탄에 빠져야 할까? 우리가 지금의 방식을 고수한다고 해서 만성 질환 문제가 해결되지는 않는다. 이런 방식으로는 최적의 건강 상태와 장수로 향하는 로드맵도 만들지 못한다.

환자가 머리가 아파서 병원을 찾으면 '두통'이라는 진단을 받는다. 하지만 이런 증상의 원인은 하나가 아닐 수 있다. 진통제를 먹으면 머리가 덜 아플지도 모르겠지만 근본 원인을 해결하지는 못한다. 머리가 아픈 원인은 여러 가지일 수 있지만, 머리가 아픈 방식은 정해져 있다. 두통 말고도 편두통, 뇌종양, 동맥류, 글루텐 알레르기, 과도한 스트레스, 탈수 등 머리를 아프게 하는 문제는 많다. 무엇이 통증을 유발하는지 알아내지 못하면 평생 통증, 약, 좌절감, 병원비에 시달릴 수밖에 없다. 실제로도 머리가 아프고, 상황 자체도 골치 아프다. 우리는 현재 암, 심장 질환, 치매, 당뇨병, 자가면역질환 등 대부분의 질병을 치료할 때 증상을 없애는 방법을 쓴다. 하지만 이런 질병이 계속 늘어나는 것을 보면 치료 효과가 별로 없다고 봐야 한다. 따라서 지금까지와 같은 치료를 계속해봤자 문제가 해결되지는 않는다.

예를 들면, 미국에서는 20억 달러 이상의 거금이 알츠하이머 치료법 연구에 쓰였다. 그런데도 쓸모 있는 알츠하이머 약은 단 한 가지도 개발되지 않았다(가장 잘 드는 약이라고 해봐야 환자를 양로원에 몇 달 늦게 보내도록 증상의 발현을 늦추는 효과가 있을 뿐이다). 이 질병이 나타나는 이유는 무엇일까? 알츠하이머라는 병은 왜 존재할까? 사람들이 알츠하이머에 걸리는 원인은 무엇일까? 이 병을 처음부터 예방하고, 이 병에 걸리는 근본 원인을 파악해서 병의 작용을 되돌려야 한다. 증상의 발현을 늦추기보다는 예방과 원인 파악이 더 중요하다.

지난 30년 동안 기능의학은 질병의 작용을 되돌리고 환자의 건강 상태를 최적화하기 위해서 시스템생물학과 네트워크의학을 동원했다. 기능의학은 여태까지 의학계 변두리에 주로 있었다. 하지만 2014년에 클리블랜드클리닉의 전설적인 CEO 토비 코스그로브Toby Cosgrove가 기능의학을 위한 클리블랜드클리닉센터를 설립하자고 나를 초대했다. 이런 패러다임을 의료 서비스의 선두에 내세우기 위해서였다. 기능의학은 모든 것을 서로 연결한다. 인체의 시스템과 네트워크의 작동 원리를 바탕으로, 측정 가능한 실용적인 임상 모델을 만드는 접근법이다. 기능의학은 질병을 유발하는 시스템 내의 장애를 평가하고 우리가 건강하게 오래 살 수 있도록 네트워크를 최적화한다.

기능의학 덕택에 우리는 질병과 치료의 개념을 재정립하게 됐다. 노화로 인한 거의 모든 질병은 똑같은 문제에서 비롯된다. 바로 불균형이다. 다행히 불균형은 바로잡을 수 있는 문제다. 무엇이 너무 많거나 너무 적으면 체내에 불균형이 발생한다. 인체의 일곱 가지 생리 시스템에서 불균형이 나타나면 노화의 징후뿐만 아니라, 고칠 수 있는 기능 장애에서 비롯된 여러 질환도 발생한다.

예를 들면, 알츠하이머, 심장 질환, 암, 당뇨병, 비만, 일부 불임과 우울증의 공통점은 무엇일까? 전부 혈당 불균형과 인슐린 저항성 때문에 발생할 수 있다는 점이다. 노화 과정의 대부분이 이 문제에 뿌리를 두고 있다. 현재 미국인 열 명 중 아홉 명 이상이 혈당 불균형과 인슐린 저항성 문제에 시달린다. 당분과 탄수화물을 너무 많이 섭취하고 주로 앉아서 생활하기 때문에 벌어지는 일이다. 의사들은 이 문제를 최대 90퍼센트나 놓친다. 다행히 이런 문제는 거의 완전히 되돌릴 수 있다.

인슐린 저항성은 왜 나타날까? 탄수화물과 당분을 너무 많이 먹어서다! 간단하게 설명하면, 당으로 분해될 수 있는 음식(빵, 파스타, 크래커, 후식, 설탕으로 단맛을 내는 음료, 쌀이나 감자와 같은 탄수화물)을 먹으면 췌장이 인슐린을 분비한다. 인슐린은 혈류에서 당(글루코스)을 빼내서 세포로 보내는 호르몬이다. 세포에서는 이 당을 에너지로 사용한다. 그런데 탄수화물과 당분을 많이 섭취할수록 혈류에 있는 당을 빼내기 위해 인슐린이 많이 분비된다. 인슐린은 지방을 저장하는 호르몬이기도 하다. 시간이 지나면서 세포는 인슐린 저항성이 강해진다. 그래서 혈당 수치를 정상으로 유지하기 위해 인슐린이 점점 더 많이 분비된다.

인슐린 분비량이 늘어나면 여러모로 해롭다. 건강에 위험한 뱃살의 증가, 근육의 손실, 허기와 단 음식에 대한 갈망 증가, 염증, 고혈압, 콜레스테롤 수치 악화, 지방간, 성호르몬의 변화와 성적 기능 장애, 우울증, 기억력 감퇴, 혈전 증가 등이 발생해서 결국 제2형 당뇨병, 심장마비, 뇌졸중, 치매, 암을 유발하기 때문이다. 인슐린 저항성의 작용을 되돌리면 이 모든 문제를 약으로 일일이 치료할 필요가 없어진다. 이런 질병들은 개별적인 문제가 아니다. 뿌리와 줄기가 같은 나무의 가지들이나 마찬가지다. 기능의학은 나무의 가지와 잎(증상과 질병)이 아니라 토양과 나무의 뿌리에 에너지를 집중한다. 내가 의사로서 질병을 직접 치료하는 경우는 거의 없다. 환자들이 건강해지도록 도우면 질병은 알아서 사라진다.

기능의학과 노화의 정보 이론

노화로 인한 질병이 발생하는 이유, 즉 병의 근본 원인에 초점을 맞추면 더 길고 건강한 삶을 살 수 있다. 이런 일은 이미 실현 가능한 현실이다. 기능의학에서는 질병을 직접 치료하지 않는다. 증상이 아니라 체내 시스템을 치료하기 때문이다. 앞으로 의학과 장수 연구는 전체적인 시스템을 치료하는 데 초점을 맞춰야 한다. 그러기 위해서는 시스템생물학과 데이비드 싱클레어 박사가 처음으로 제시한 틀인 '노화의 정보 이론'을 이해해야 한다.

독일의 물리학자 막스 플랑크는 이런 명언을 남겼다. "새로운 과학적 사실이 승리를 거두는 과정은 그에 반대하는 이들을 성공적으로 설득하고 그들이 사실을 깨우치게 하는 식으로 이루어지지 않는다. 그들이 결국은 죽음을 맞고, 새로운 세대가 그런 사실이 익숙한 상태로 자랄 뿐이다." 다시 말해서, 의학은 사람이 한 명 죽을 때마다 조금씩 더 발전한다. 더 빠른 속도로 발전했으면 좋겠지만, '정상적인' 과학의 패러다임을 뚫고 나아가기란 매우 어렵다. 지구가 편평하다는 믿음, 태양이 지구 주위를 돈다는 믿음, 자연 선택설에 따라서 종이 진화한다는 믿음(160년이 넘게 지난 지금도 여전히 논란의 대상인 주제)을 뒤집는 일도 그렇게 고생스러웠을 것이다.

기능의학은 우리 몸을 전체적으로 살핀다. 기능의학에서는 체내에 있는 일곱 가지 생물학적인 시스템(6장에서 살펴본다)이 서로 긴밀하게 연관되어 있다는 점을 중시한다. 기능의학은 건강과 질병에 관한 기존의 이해에 맞서서 패러다임의 커다란 변화를 이끈다. 의학계를 완전히 뒤엎을 정도의 사건이다. 의학 교육과 의료 행위를 구성하는 전체적인 시스템뿐만 아니라 의료 보험 시스템도 질병을 규정하는 낡아빠진 개념에 바탕을 두고 있다. 현 시스템은 진단을 내리고 병의 근본 원인(식습관, 생활방식, 환경적인 요인 등)을 치료하는 대신 증상을 보고 환자가 어떤 병에 걸렸는지 알아내는 데 집중한다.

의학이 나아가는 방향을 바꾸기란 여간 어려운 일이 아니다. 하지만 (시대에 뒤처진) 의료 서비스 시스템이 최선을 다하는데도 만성 질환이 점점 늘어나고만 있다면 꼭 해내야 하는 일이다. 이런 과학 혁명을 무시하고 의학계에 도입하는 시기를 늦춘다면 환자 수백만 명이 불필요하게 고통받는다. 노화로 인한 질병에 시스템적인 사고를 적용하면 의료 서비스를 근본적으로 바꿀 수 있다. 그러면 지금 바로 의학의 미래를 누릴 수 있다.

기능의학의 도움을 받으면 우리는 수십 년 동안 병에 걸리지 않고 몸의 기능을 최적화한 상태로 살아갈 수 있다. 노화의 정보

이론에 따르면 인체의 생물학적인 네트워크에 손상된 정보가 있을 때 병이 생긴다고 한다. 소프트웨어 코드에 오류가 난 것과 비슷한 상황이다. 그런 일이 생기면 네트워크의 신호 체계가 변경돼서 우리가 타고난 체내의 치유와 복구 시스템이 제 기능을 하지 못한다. 기능의학은 소프트웨어 코드에 오류가 난 원인을 밝혀내고 코드를 복구한다.

과학자들은 체내의 치유와 복구 메커니즘을 활성화하는 방법을 알아냈다. 적절한 유전자의 스위치를 켜고, 적합한 물질을 활성화하고, 몸이 회복할 수 있게 적절한 조건을 제공하면 된다. 집을 리모델링한다고 생각해보자. 그러기 위해서는 일단 낡은 부분과 구조물을 없애야 한다. 즉, 먼저 철거와 재활용 단계를 거친다. 그다음에는 새로운 집을 짓는 데 필요한 재건과 건축 단계가 뒤를 잇는다. 인체도 마찬가지다. 우리는 체내에 철거, 청소, 재활용 시스템뿐만 아니라 재단장과 건축 시스템도 갖추고 있다. 현대적인 생활방식, 습관, 환경은 우리를 질병의 늪에 빠뜨린다. 체내의 철거와 건축 시스템이 제대로 돌아가지 못하게 방해하기 때문이다. 기능의학은 우리가 최적의 상태로 생물학적인 시스템의 낡은 부분을 부수고 재생할 수 있도록 청사진을 제공한다. 그런 과정을 거치면 100세가 넘어서도 몸이 건강하게 제 기능을 다할 수 있다.

노화로 인한 모든 질환이 똑같은 원인에 뿌리를 두고 있다는 사실을 이해하면 전문의 제도는 역사 속으로 사라질 것이다. 이제는 질병의 근본 원인을 치료함으로써 병을 예방하고, 치료하고, 병의 작용마저 되돌릴 수 있다. 실제로 노화로 인한 질병은 전부 하나의 질병이다. 개인의 유전적·환경적 소인에 따라 몸의 어느 부위에서 불균형이 어떤 식으로 발생했는지가 다를 뿐이다. 노화의 징후를 전부 치료하면 각각의 질병을 개별적으로 치료할 필요가 없다. 병의 근본 원인, 즉 불균형을 해결하면 거기서 비롯되는 모든 질병이 자연히 사라지기 때문이다.

이번 세기에 지난 150년을 통틀어 생물학에 대한 이해가 가장 극적으로 변했다. 진화, 세포, 박테리아의 발견 이후로 생물학의 세계에 이토록 근본적인 변화는 없었다. 뉴턴의 고전 물리학에서 현대 양자 물리학으로의 전환에 버금가는 사건이다. 기능의학은 진단을 내리고 질병을 치료하는 방법, 그리고 건강하게 오래 사는 방법을 완전히 바꾸고 있다.

과학은 기본적으로 사물을 여러 부분, 즉 지식의 가장 작은 조각으로 나눈다. 하지만 동시에 상황을 종합적으로 살펴볼 줄도 알아야 한다. 한발 물러나서 여러 조각이 어떻게 서로 맞물려서 작용하는지 알아내야 한다. 우리 몸은 의과대학에 다니지 않았다. 그래서 과목별 전문의처럼 생각하지 못한다. 인체는 하나의 생태계다. 우리 몸에서는 빛의 속도로 수조 가지에 달하는 화학 작용이 끊임없이 일어난다. 마치 악기 수백만 개가 모여 합주하는 상황과 비슷하다. 이 책은 여러분이 아름다운 교향곡의 지휘자가 될 수 있도록 도우려 한다.

증상이 아니라 시스템을 치료하라

장수 연구의 선봉에 있는 과학자들은 노화와 관련해서 나타나는 우리 몸의 생물학적인 변화, 즉 노화의 징후들을 파악했다. 자동차의 보닛을 열고 무엇이 잘못됐는지 안을 들여다보게 됐다는 의미다. 장수를 연구하는 학자들은 인간이 나이가 들면 어떤 시스템이 성능이 떨어지거나 제대로 작동하지 않는지 살펴본다. 그들은 인간의 수명을 연장하고 만성 질환의 진행을 막을 수 있으리라는 희망을 품고 있다. 그래서 노화의 징후를 치료하고 되돌리는 방법을 집중적으로 연구한다. 이런 과학자들은 노화와 관련된 질병을 치료하기보다 모든 질병의 바탕에 있는 근본적인 메커니즘을 밝혀내려고 한다.

이것이 바로 내가 30년째 행하고 있는 의학이다. 환자들이 놀라운 결과를 보이는 덕택에 나는 기적을 자주 목격한다. 하지만 이는 기적이 아니다. 기능의학을 적용할 때 얻는 당연한 결과일 뿐이다.

예를 들어보자. 임원급인 한 비즈니스 코치가 나를 찾아온 적이 있다. 그 환자는 49세로, 숱한 문제를 안고 나타났다. 환자는 건선성 관절염이라는 심각한 자가면역질환을 앓고 있었다. 그래서 매년 5만 달러씩 내고 독한 면역억제제를 먹고 있었다. 우울증, 비만, 당뇨병 전 단계, 편두통, 과민대장증후군, 역류성 식도염에도 시달리고 있었다. 환자는 각각의 질병에 맞는 최고의 전문가와 상담하고 우리가 '표준' 치료라고 부르는, 현재 받을 수 있는 최고의 치료를 받았다. 정신과 전문의가 항우울제를 처방했고, 내분비 전문의가 환자의 혈당을 조절하기 위해 혈당강하제를 처방했으며, 위장병 전문의가 위산 억제제와 환자의 장을 생각해서 진경제를 처방했다. 신경과 전문의는 편두통에 잘 드는 약을 처방했다. 그 결과 몇 가지 증상은 '관리'가 됐다. 증상이 최소한으로 나타났다는 뜻이다. 하지만 증상이 완전히 사라지지는 않았고 질병도 그대로였다. 환자는 괴로웠고 절박했다.

나는 그 의사들과는 다른 질문을 던졌다. 이 모든 문제는 서로 어떻게 연결되어 있을까? 바로 염증을 통해서다. 우울증도 뇌에 염증이 생겼을 때 나타나는 병이다. 하지만 염증을 억제하기 위해 약을 처방하는 대신, 나는 간단한 질문을 던졌다. 환자의 면역계는 왜 그렇게 화가 났을까? 어디에 불균형이 발생한 걸까?

환자가 앓고 있는 질병 대부분은 장으로 인한 문제였다. 면역계의 70퍼센트는 장에 자리 잡고 있다. 마이크로바이옴이 균형을 잃은 것이 명백했다.[2] 각종 스테로이드와 항생제를 많이 먹는 바람에 나쁜 미생물은 키우고 좋은 미생물은 죽인 것이다. 그래서 음식을 먹으면 마치 임신이라도 한 것처럼 배가 심하게 부풀어 올랐다. 장에 나쁜 박테리아와 효모균이 너무 많아졌다는 증거였다. 이는 환자가 장 누수에 시달리고 있다는 단서였다. 대변과 미처 소화하지 못한 음식을 장관腸管에 가둬두는 장벽이 망가진 것이다. 장 누수가 발생하면 이질적인 분자들이 혈류로 몰려 들어가서 면역계가 활성화된다. 환자는 장 내에 건강한 박테리아와 비타민 D도 부족할 가능성이 컸다.

내가 한 일이라고는 환자의 장을 초기의 상태로 되돌리고 장 내 환경의 균형을 맞춰준 것뿐이다. 나는 환자에게 염증을 유발하는 가공식품, 유제품, 글루텐이 포함된 식품을 전부 끊게 했다. 그러고는 배를 부풀게 하는 나쁜 미생물을 없애기 위해서 혈류에 흡수되지 않는 항생제를 투여했다. 항생제와 스테로이드 때문에 체내를 돌아다니는 효모균을 줄이기 위해서 항진균제도 처방했다. 한마디로, 환자의 몸속에 있는 나쁜 요소를 없애버렸다.

그러고 나서 음식을 약처럼 활용해서 좋은 요소를 투입했다. 나는 환자에게 영양이 풍부하고 혈당 수치를 낮춰주고 항염 작용을 하는 식품을 권했다. 프로바이오틱스, 어유, 비타민 D, 종합비타민도 추천했다.

나는 질병을 따로 치료하지는 않았다. 그저 환자의 장내 생태계를 초기화하고 복구했을 뿐이다. 환자가 겪은 모든 질병과 증상의 근본적인 문제는 거기에 있었다. 6주 후에 환자는 우리 센터를 다시 찾아왔다. 그러고는 건선성 관절염이 사라졌으며 편두통, 우울증, 역류성 식도염, 과민대장증후군도 나았다고 말했다. 체중이 9킬로그램이나 줄고 당뇨병 전 단계에서 벗어났다는 소식도 들려줬다. 나는 평소에 먹던 약을 계속 먹으라고 지시했지만, 환자는 약을 전부 끊었는데도 몸 상태가 그 어느 때보다도 좋다고 말했다. 기능의학에서 이 환자의 사례는 이례적이지 않다. 이렇게 건강을 회복하는 경우가 일반적이다.

　나는 기능의학을 행하는 의사로서 의료 형사의 역할을 한다. 건강에 방해가 되는 요소를 뿌리 뽑고 건강과 장수에 도움이 되는 요소를 집어넣는다. 점점 빨라지는 노화와 질병의 근본 원인을 밝혀내는 것이 첫 번째 단계다. 설령 노화 분야에서 과학 발전이 더 이상 이루어지지 않는다고 해도 아쉬워할 필요는 없다. 현재 시점에서 쉽게 접할 수 있는 과학적인 성과조차 놓치고 있기 때문이다. 간단한 습관 몇 가지만 바꿔도 인간의 수명은 최소 10년이나 20년은 늘어난다. 두 번째 단계는 신체가 입은 손상을 복구하고 장수와 건강을 위한 스위치를 활성화하는 데 필요한 여러 도구와 기술을 활용하는 것이다. 그러면 단순히 건강해지는 정도를 넘어서서 건강하게 120세까지 살 수 있을지도 모른다. 의학계의 혁신적인 새 시대 속으로 걸어 들어가는 셈이다. 어쩌면 그보다 한발 더 나아가서 수명 탈출 속도에 도달할지도 모른다.

생물학적 나이와
실제 나이는 다르다

• • •

우리가 더 이상 놀지 않는 이유는 나이가 들어서가 아니다.
우리가 나이가 드는 이유는 더 이상 놀지 않기 때문이다.

조지 버나드 쇼

나는 1959년에 태어나서 올해 63세가 됐다. 이는 바꿀 수 없는 사실이다. (아인슈타인의 상대성의 원리 덕택에) 내가 먼 우주로 오랫동안 여행을 떠나서 지구에 남겨둔 사람들보다 훨씬 젊은 상태로 돌아오지 않는 한 내 나이는 바뀌지 않는다. 하지만 내 생물학적인 나이는 어떨까? 내 실제 나이는 내 생일이 결정한다. 그렇다면 내 몸의 나이는 무엇이 결정할까? 생물학적인 나이가 시간과 대체로 관계가 있긴 하다. 하지만 생물학적인 나이는 어느 시점에든 몸의 상태에 따라 많아질 수도 있고 적어질 수도 있다. 최근에 일어난 과학의 발전 덕택에 이제는 인간의 생물학적인 나이를 측정할 수 있다.

염색체 끝에는 텔로미어telomere라는 작은 보호용 캡이 있다. 이 캡은 신발 끈이 풀리지 않도록 끈의 끝에 씌운 플라스틱과 똑같은 역할을 한다. 인간은 나이가 들면서 텔로미어의 길이가 점점 줄어든다. 그러다가 결국에는 신발 끈, 즉 DNA 이중 나선 구조가 풀리기 시작하고 죽음이 찾아온다. 엘리자베스 블랙번은 텔로머레이스telomerase를 발견한 공로를 인정받아 노벨상을 탔다. 텔로머레이스는 텔로미어의 길이를 늘려주는 효소다. 블랙번은 건강한 식습관과 생활방식을 따르면 텔로머레이스의 활동이 늘어나서 텔로미어의 길이가 길어지고 수명이 연장된다는 사실도 밝혀냈다. 텔로미어는 우리가 생물학적으로 어떻게 늙어가고 있는지 실시간으로 계속 보여준다. 요즈음에는 실험실에 의뢰해서 자신의 텔로미어 길이를 쉽게 알아낼 수 있다. 타액 검사나 혈액 검사를 받으면 된다. 나는 58세에 검사했을 때 텔로미어의 생물학적인 나이가 39세라고 나왔다. 내 실제 나이보다 거의 20년이나 젊게 나온 것이다.

최근에 인간의 생물학적인 나이를 더 정확하게 측정하는 방법이 개발됐다. LA에 있는 캘리포니아대학교의 인간 유전학자이자 생물 통계학자인 스티브 호바스Steve Horvath 덕택이다.[1] 인간의 생물학적인 나이를 측정하는 방법은 꼭 필요하다. 생활방식이나 약을 바꾸는 등의 변화가 노화 속도에 미치는 영향을 측정할 수 없으면 생물학적인 나이를 어려지게 하는 데 무엇이 효과가 있는지 의미 있는 결론을 내리기 어렵기 때문이다. 호바스 박사는 후성유전학적 시계를 측정해서 생물학적인 나이를 측정하는 방법을 개발했다. 이 시계는 '호바스 시계'로도 알려져 있다. 호바스 시계는 유전자의 발현이 평생에 걸쳐서 환경에 따라 달라지고 환경과 상호작용하는 과정을 반영한다. 즉, 우리의 생활방식과 환경은 유전자의 발현에 영향을 미친다. 'DNA 메틸화 methylation'를 측정하면 인간의 생물학적인 나이를 밝혀낼 수 있다. DNA 메틸화는 어떤 유전자가 켜지거나 꺼지는지 결정하는 유전자의 화학적인 태그 혹은 책갈피다. 여러 연구에 따르면 기능의학을 바탕으로 식단과 생활방식에 약간의 변화만 줘도 단 두 달 만에 (DNA 메틸화로 측정하는) 생물학적인 나이를 세 살이나 줄일 수 있다.[2] 이제는 누구나 DNA 메틸화를 측정할 수 있다. 따라서 독자들도 주기적으로 DNA 메틸화를 측정해서 영 포에버 프로그램의 효과를 직접 느껴보길 권한다(3부 참고).

습관이 후성유전체를 바꾼다

인간의 생물학적인 나이를 논하기 위해서는 우선 유전학의 기초를 알아야 할 필요가 있다. DNA, 후성유전학, 메틸화가 무엇인지 간단하게나마 알아봐야 한다. 메틸화는 체내에서 초당 10억 번씩 일어나는 매우 중요한 생화학 작용이다. 지금부터 우리의 건강과 장수와 관련된 거의 모든 것을 결정짓는 이 중요한 작용을 살펴보자.

맨 처음부터 알아보려면 DNA, **즉 게놈**에서부터 시작해야 한다. 인간에게는 누구나 부모에게서 물려받은 고유한 유전 암호가 있다. 인체의 생물학적인 기능을 제어하는 컴퓨터 하드웨어라고 생각하면 이해하기 쉽다. 컴퓨터는 0과 1로 이루어진 이진 부호를 사용한다. 노트북을 켜고 워드 프로세서에 글을 쓰든 영화 〈매트릭스〉 같은 생생한 가상현실을 만들든, 모든 것이 0과 1의 조합에서 비롯된다. 물론 인간의 DNA는 컴퓨터 코딩과는 비교할 수 없을 만큼 복잡하고 강력하다. 인생이라는 책을 쓰려면 뉴클레오타이드nucleotide라고 불리는 네 가지 화합물이 필요하다. 일반적으로 A, G, C, T라는 철자로 대표되는데, 각각 아데닌adenine, 구아닌guanine, 사이토신cytosine, 티아민thymine을 의미한다. 보통 사람은 체내에 이런 뉴클레오타이드가 60억 개 정도 있으며, 사람마다 AGCT의 조합이 고유하다. 각각의 유전자는 이런 뉴클레오타이드 세 개로 구성되는데, ACT나 GTA처럼 특정한 순서로 연결되어 있다. 인간의 유전자는 2만 개 정도다. 지렁이도 마찬가지다. 다만 유전자 암호에 약간의 차이가 있다. 인간의 유전자는 T를 C로 바꾸는 것처럼 뉴클레오타이드의 철자가 살짝 다르다. 이런 변화가 일어나면 해당 유전자에서 생산되는 단백질의 기능이 달라진다. 인간의 뉴클레오타이드는 변형이 200만~500만 가지나 되기 때문에 인간이 지렁이보다 정교한 생명체다.

DNA는 단백질을 위한 암호를 지정한다. 단백질은 세포, 조직, 장기를 생성할 뿐만 아니라 체내의 거의 모든 것을 통제하는 화학물질 배달원의 역할도 한다. 개별적인 아미노산을 특정한 순서와 구조로 조립하면 특정한 단백질이 된다.

더 놀라운 사실은 각각의 세포 안에 우리의 유전 암호가 통째로 들어 있다는 점이다. 인체의 모든 부분을 만드는 데 필요한 지시 사항이 작은 세포 하나하나마다 들어 있는 것이다. 눈에 있는 세포에도 뼈나 근육이나 간이 되는 데 필요한 정보가 전부 들어 있다. 그렇다면 눈이 될 세포는 자기가 눈이 되어야 한다는 것을 어떻게 알까?

바로 후성유전체 덕분이다.

후성유전체는 건강한 노화와 장수의 비밀을 풀어줄 열쇠다. 인간의 DNA는 하드웨어라서 (유전자 편집을 하지 않는 한) 바꿀 수 없다. 인생이라는 프로그램을 돌아가게 하는 소프트웨어가 바로 후성유전체다. 소프트웨어는 해야 할 일을 하드웨어에 지시한다. 후성유전체를 컴퓨터 키보드에 있는 키나 피아노 건반이라고 생각하면 이해하기 쉽다. 컴퓨터에 'love'라는 말을 치고 싶으면 키보드에 L-O-V-E라고 치면 된다. 우리는 키보드를 이용해서 헛소리를 쓸 수도 있고, 노벨문학상을 탈 만한 소설을 쓸 수도 있으며, 역사상 최고의 연애 시를 쓸 수도 있다. 피아노로 노래를 수백만 곡씩 만들 수도 있고, 클래식, 레게, 록, 재즈, 민속음악 등 다양한 스타일의 음악을 만드는 등 똑같은 키를 이용해서 완전히 다른 결과를 얻을 수 있다. DNA도 마찬가지다. 예를 들면, 눈은 눈 이외에 다른 모든 장기를 만드는 데 필요한 유전자를 전부 꺼버린다. 그리고 제대로 기능하는 눈 세포가 되는 데 필요한 DNA의 특정 부분(단백질을 위한 암호)만 발현시킨다. 이는 희소식이다. 우리가 유전자 발현에 변화를 줄 수 있다는 뜻이기 때문이다. 인생이라는 책에 어떤 이야기를 담을지 우리가 직접 결정할 수 있다는 의미다.

'인간 게놈 프로젝트'는 과학계의 위대한 성과다. 모든 사람이 그 프로젝트가 온갖 질병의 비밀과 치료법을 알려주리라고 기대했다. 하지만 안타깝게도 그런 일은 일어나지 않았다. 프로젝트 덕택에 지식을 많이 얻기는 했지만, 심장 질환, 암, 당뇨병, 치매와 같은 만성 질환은 유전자 한두 가지에서 비롯되는 문제가 아니다. 만성 질환은 후성유전체에 변화가 생겼을 때 나타나는 최종적인 결과다. 결과적으로 질병과 생물학적인 노화는 코딩 문제다. 인체의 운영 체제를 구성하는 코드에 '오류'가 생긴 것이다. 크리스퍼CRISPR와 같은 유전자 편집 도구를 이용하지 않는 한 유전자를 바꿀 수는 없다. 하지만 다행히 코딩 문제를 일으키는 후성유전체는 바꿀 수 있다. DNA 메틸화라는 과정을 이용하면 된다. 우리는 생각보다 DNA 메틸화를 쉽게 통제할 수 있다.

DNA 메틸화는 후성유전체를 제어하는 가장 중요한 과정이다. 메틸기*라는 화합물은 탄소 분자 한 개와 수소 분자 세 개(CH_3)로 이루어져 있으며 DNA를 감싸고 있다. 이 작고 흔한 화합물이

DNA의 기능을 제어한다. 특정 유전자를 활성화하거나 비활성화하라고 인체에 지시를 내리는 식이다. DNA 메틸화 과정은 습관과 환경의 영향을 많이 받으며 평생에 걸쳐서 좋아지거나 나빠진다. 그리고 이런 변화가 생물학적인 나이를 결정한다. 메틸기가 DNA에 더해지면 유전자는 꺼져서 비활성 상태가 된다. 메틸기가 DNA에서 제거되면 유전자가 켜져서 활성화된다.

메틸화는 DNA 단백질의 생산과 복구, 유전적 변이의 발현, 호르몬, 신진대사, 신경전달물질, 해독 작용, 에너지 생산도 통제한다. 여러 효소가 메틸화를 제어하며, 사람마다 어떤 효소가 관여하는지가 다르다. 이런 효소들은 메틸화 인자라고 불리는 보조 효소의 도움에 의지한다. 우리는 이런 보조 효소 대부분을 식품으로 섭취한다. 엽산, 비타민 B_6와 B_{12}, 콜린(신경의 흥분 전달에 영향을 미치는 물질로, 달걀노른자, 간장 등에 함유됨-옮긴이), 트라이메틸글라이신 등이다. 하지만 유전적인 변이의 영향으로 이런 메틸화 영양소가 더 필요하거나 특정한 형태로 필요한 사람이 많다.

DNA **메틸화**는 식이요법, 운동, 스트레스, 인간관계, 생각, 영양 상태, 독소, 수면, 감염 등 우리가 경험하는 거의 모든 일의 영향을 많이 받는다. 피아노를 치다가 연주곡을 바꾸려면 다른 건반을 눌러야 한다. DNA 메틸화 과정(메틸기, 즉 CH_3을 더하거나 빼는 과정), 다시 말해 후성유전체가 DNA에 그 영향을 전달하는 과정도 이와 같다. 식사 한 끼나 조깅 한 번으로도 후성유전적인 표시가 달라진다. DNA에 있는 메틸기의 위치, 즉 누르려는 피아노 건반을 바꾸면 된다. 포옹 역시 DNA 메틸화에 영향을 미친다.[3] 그래서 사랑과 애정을 충분히 받지 못하는 아기는 발달이 더디고 IQ가 또래 아기들보다 낮다. 후성유전체에 생기는 변화 때문이다.[4]

후성유전체는 인생의 모든 단계에서 긍정적으로 또는 부정적으로 영향을 받는다. 따라서 DNA 메틸화 과정을 최적화하는 요인이 무엇인지 알아내야 한다. 그래야 건강하게 오래 살면서 질병을 피할 수 있다. 염증을 일으키는 유전자는 꺼버리고 종양을 억제하는 유전자는 켜는 식이다. 여러분은 이 책을 통해 인생이라는 책을 다시 쓰는 방법을 배울 수 있다. 여러분의 이야기는 이제 풍부한 에너지, 활력과 건강, 장수하면서도 병마에 시달리지 않는 활동적인 생활로 가득 찰 것이다.

습관을 바꿔서 우리에게 이로운 유전자는 켜고 해로운 유전

메틸화란 무엇일까

후성유전체의 변화가 얼마나 큰 영향력을 행사하는지 궁금하다면 후성유전학자 랜디 저틀Randy Jirtle의 획기적인 실험을 살펴보자. 저틀이 이끄는 연구팀은 유전적으로 똑같은 아구티agouti쥐를 두 그룹으로 나눠서 실험했다. 쥐는 노랗고, 뚱뚱하고, 당뇨병에 걸리도록 키워졌다. 연구팀은 한 그룹에는 비타민 B6와 B12, 엽산, 콜린, 제니스테인(genistein: 콩에서 추출하는 식물영양소) 등의 메틸화 인자를 투입하고, 다른 그룹 쥐들에게는 일반식을 먹였다. 그러고 나서 쥐들을 번식시켰더니 두 그룹에 속한 쥐의 새끼들 간에 큰 차이가 나타났다. 메틸화 과정에 도움을 받은 그룹의 새끼들은 몸이 갈색이었고 날씬하고 건강하게 태어났다.[5]

이 쥐들은 유전적으로 똑같았다. 유일한 차이는 비타민 몇 종과 콩에서 추출한 식물영양소를 투여했다는 것뿐이다. 그런 요인들이 DNA의 메틸기를 위한 지시사항에 변화를 주어 어떤 유전적인 변이를 켜거나 끌지 결정했다.[6]

자는 발현되지 않도록 끈다고 생각해보자. 그러면 신체 수명과 건강 수명 모두 늘어날 것이다. 이런 과학적인 설명을 곁들이는 이유는 생물학적인 노화에 관한 여러분의 이해를 돕고 노화의 작용을 되돌릴 방법이 있음을 보여주기 위해서다.

설명은 길었지만, 핵심은 간단하다. 우리의 유전자는 고정되어 있지만 인생이라는 책에서 발현되는 유전자, 즉 어떤 유전자가 켜지거나 꺼지는지는 달라질 수 있다. 건강과 활력을 부르는 유전자를 켤지 아니면 질병과 조기 사망을 부르는 유전자를 켤지 조절할 수 있다는 뜻이다. 연구 결과 만성 질환의 90퍼센트 이상이 우리의 게놈이 아니라 엑스포좀exposome에 의해 결정된다고 한다.[7] 반대로 생각하면, 건강하게 장수하는 잠재력의 90퍼센트는 부모와 선조에게서 물려받은 유전 암호가 아니라 유전자에 영향을 미치는 엑스포좀의 결과라는 의미다.

후성유전체에 각인되는 엑스포좀

엑스포좀이란 노출exposure과 염색체chromosome의 합성어로, 우리가 평생에 걸쳐서 경험한 일뿐만 아니라 우리가 엄마 배 속에 있을 때 일어난 일과 우리의 선조에게 일어난 일까지 전부 포함하는 개념이다. 그 모든 경험이 우리의 후성유전체에 각인된다. 선조들의 트라우마가 후성유전체에 각인되고 후손들에게 전해진다. 예를 들면, 강제 수용소에서 살아남은 사람들의 후손은 유전자에 부모나 조부모의 트라우마가 각인됐다. 후손들이 외상후스트레스장애post-traumatic stress disorder; PTSD를 물려받을 수 있다는 뜻이다. 여러 연구가 이런 이론을 뒷받침한다.[8] 감정적인 트라우마뿐만 아니라 신체적인 트라우마도 후손에게 유전된다. 동물 연구에 따르면 농작물의 70퍼센트에 쓰이는 유독한 제초제인 글리포세이트glyphosate에 노출된 동물의 손주들은 직접 노출된 적이 없더라도 글리포세이트로 인한 병에 걸릴 수 있다고 한다.[9]

모든 조건이 우리의 후성유전체에 영향을 미친다. 음식, 운동부족, 스트레스, 외로움, 독소, 알레르기 유발 항원, 미생물, 마이크로바이옴, 생각, 감정, 인간관계 등 모든 요소가 영향을 준다. 우리가 슬픔이나 기쁨을 느낄 때마다 그 흔적이 후성유전체에 남는다. 감각, 신진대사, 장에 사는 미생물, 화학물질에 노출된 경험, 노을을 감상한 경험, 다른 사람과 말다툼을 한 경험 등이 실시간으로 몸에 기록된다. 그 모든 것이 건강을 조절하는 스위치, 즉 후성유전체를 제어한다. 엑스포좀이 후성유전체를 통제하는 것이다. 우리의 건강 상태와 생물학적인 나이는 유전자가 평생에 걸쳐서 경험한 것들의 결과물이다. 다행히 우리에게는 그런 조건을 바꿀 수 있는 어마어마한 능력이 있다.

자연식품을 먹고, 몸을 움직이고, 유독성 물질에 노출되는 빈도를 줄이고, 트라우마를 극복하고, 생각과 사고방식을 바꾸고, 지역사회를 구축하고, 남을 사랑하면 된다. 이는 아주 기본적인 방법이다. 건강한 노화를 연구하는 과학이 빠른 속도로 발전하면서 후성유전체를 향상하는 도구가 늘어나는 추세다. 그중에는 영양 보충제, 약, 호르메시스(단식이나 냉수마찰처럼 사람을 죽이지 않으면서도 강하게 만들어주는 적당한 스트레스) 같은 새로운 치료법도 있다. 후성유전체를 이용해서 생물학적인 시계를 측정하는 시대가 열린 지 10년도 채 되지 않았다. 하지만 우리는 일부 중요한 연구를 통해서 간단한 변화만으로도 인간의 생물학적인 나이를 줄일 수 있다는 사실을 깨달았다.

스티브 호바스와 그의 동료들은 성인으로 구성된 피험자들에게 장수에 도움이 된다고 여겨지는 세 가지 화합물을 투여했다. 인간성장호르몬human growth hormone; HGH, 나이가 들면서 중요성이 커지는 부신호르몬인 DHEA, 그리고 장수에 도움이 될 가능성이 있다고 알려진 당뇨병 치료제인 메트포르민metformin이 그 세 가지다. 나는 가능하면 자연적인 화합물을 선호한다. 하지만 비정상적인 노화를 치료하는 데 도움이 되는 약이 있을지도 모른다. 호바스 박사와 동료들은 연구를 진행하다가 깜짝 놀랐다. 피험자들을 1년 동안 치료한 결과, 그들의 생물학적인 나이가 무려 2년 반이나 줄어든 것이다. 치료를 중단하고 나서도 효과는 6개월 동안 지속됐다.[10]

다른 연구에서는 비타민 D가 부족한 피험자들을 대상으로 실험을 진행했다. 피험자들에게 비타민 D_3 4,000IU를 투여했더니 생물학적인 나이가 16주 만에 1.85년이나 어려졌다.[11] 폴란드 여성을 대상으로 진행된 또 다른 연구에서는 지중해 식단 덕택에 피험자들의 생물학적인 나이가 1년 동안 1.47년 적어졌다.[12] 실제 수명은 1년 늘었지만, 생물학적인 나이는 적어진 것이다.

카라 피츠제럴드 박사와 동료들은 50~72세의 성인 남성 43명을 대상으로 한 연구에서 더 놀라운 결과를 얻었다. 기능의학을 바탕으로 한 생활방식의 변화 덕택이었다. 피험자들은 8주짜리 치료 프로그램을 통해 지중해 식단보다 한 단계 업그레이드된 식단을 따랐다. 자연식품으로 구성된 식단은 식물영양소가 풍부하고, 항염 작용을 하고, 메틸화 과정을 도왔다. 운동, 최적의 수면, 스트레스 줄이기(호흡법), 프로바이오틱스, 과일과 채소에서 추출한 식물영양소 파우더, 메틸화 과정을 개선한다고 알려진 파이토케미컬 등의 도움도 받았다. 치료를 받은 그룹은 대조군과 달리 놀랍게도 단 8주 만에 (DNA 메틸화로 측정하는) 생물학적인 시계를 3.23년이나 되돌렸다.[13] 피험자의 수가 적은 연구지만, 결과는 통계적으로 의미가 있었고 매우 흥미로웠다.

위와 같은 변화를 비롯해 효과가 있다고 증명된 다른 여러 방법을 몇 년 동안 실천한다고 생각해보자. 그러면 얼마나 더 젊어질 수 있을까? DNA 메틸화를 기반으로 하는 생물학적인 시계의 사용법은 아직 오랫동안 연구되지 않았다. 하지만 이런 연구는 우리의 수명을 건강하게 연장하는 방법이 얼마나 효과적인지 측정할 수 있게 해준다. 신체적으로 젊을수록 더 건강하고, 스스로 더 젊게 느껴지고, 더 오래 살게 된다.

노화를 알리는
열 가지 징후

• • •

복잡한 현상 간의 통일성을 발견하면 환상적인 기분이 든다.
통일성을 찾기 전까지는 현상이 눈에 보이는 사실과 동떨어져 보인다.

알베르트 아인슈타인

장수 연구 대부분은 노화의 기저에 깔린 공통 경로나 노화의
메커니즘에 초점을 맞춘다. 노화의 원인은 다루지 않는다. 연구
목표는 노화의 징후를 되돌리기 위해서 신체의 손상된 부분을
복구하는 치료법을 발견하는 것이다.

하지만 이러한 노화의 징후는 개별적인 현상이 아니다. 이런
문제는 복잡하고 통합적인 네트워크 안에서 서로 영향을 주고받
는다. 각각의 징후는 다양한 불균형으로 인해 발생한다. 특정한
요소가 너무 많거나 너무 적어서 유전자의 발현에 부정적인 영
향을 미치고 해당 징후가 계속 나타난다. 노화라는 퍼즐을 풀기
위해서는 그런 상호 작용과 거미줄처럼 얽힌 여러 징후의 연관

성을 이해해야 한다.

그렇다면 무엇이 노화의 징후를 유발할까? 무엇이 질병과 노화의 촉진이라는 생화학적이고 유전적인 장애를 일으킬까? 더 중요한 질문은 다음과 같다. 신체의 균형을 되찾고 노화의 징후가 나타나는 속도를 늦추거나 되돌리려면 어떻게 해야 할까?

우선, 노화의 열 가지 징후를 살펴보자. 그래야 체내 시스템에 불균형이 발생했을 때 무엇이 잘못되는지 이해할 수 있다.

징후 1: 호르몬 방해와 영양 신호

우리의 생명을 유지하는 생화학적인 시스템에는 인체의 신비가 담겨 있다. 이런 시스템은 아름답고, 복잡하고, 상호 의존적이며, 서로 조화를 이룬다. 인간은 자연과 조화를 이루지 못하면 체내의 무언가가 잘못된다. 자신의 신체적·정신적 밸런스를 맞추지 못하거나 환경과 균형을 맞추지 못해도 마찬가지다. 질병과 노화의 촉진은 실수가 아니라, 최선을 다해서 안 좋은 상황에 대처하는 우리 몸의 노력으로 인한 결과다.

건강하게 장수하는 생활은 우리의 자연스러운 상태다. 다만 우리 몸이 어떻게 돌아갈 때 최고의 성능을 발휘하도록 만들어졌는지 이해해야만 그런 상태를 유지할 수 있다. 우리는 훌륭한 영양소 감지 경로를 발달시켰다. 병에 걸리지 않으려면 어떻게 먹어야 하는지, 건강 스위치를 어떻게 켜는지, 어떻게 해야 오래 살 수 있는지 알고 싶다면 이런 경로를 이해해야만 한다. 영양소 감지 경로가 방해를 받으면 노화가 촉진된다.

나는 몇 년 전에 뉴욕주 북부에 있는 멘라센터^{Menla center}에서 열린 장수 학회에 참석했다. 나뿐만 아니라 노화 연구의 선두주자, 노벨상 수상자, 티베트 의사, 그리고 달라이 라마도 참석했다. 나는 거기서 MIT의 과학자 레너드 구아렌테^{Lenny Guarente}를 만났다. 그는 데이비드 싱클레어 박사와 함께 효모균과 쥐의 수명을 극적으로 연장하는 데 성공했다. 그전까지 동물의 수명을 연장하는 유일한 방법은 칼로리 제한이었다. 그것만이 (적어도 실험실에서는) 효과가 있다고 입증된 유일한 방법이었다. 하지만 구아렌테와 싱클레어는 그런 방법을 쓰지 않고도 동물의 수명을 성공적으로 늘렸다. 그들은 레드 와인에 들어 있는 파이토케미컬인 레스베라트롤^{resveratrol}을 이용해서 동물의 시르투인^{sirtuin} 경로를 활성화했다. 시르투인은 인체의 핵심적인 생물학적 복구 과정을 제어하는 단백질이다. 그렇다고 해서 집에 레드 와인을 잔뜩 쟁여두지는 마라. 연구진은 쥐에게 무려 레드 와인 1,500병에 해당하는 양만큼의 시르투인을 투여했다.

나는 강연을 들으러 가는 길에 구아렌테에게 노화의 원인을 물었다. 시르투인이 통제되는 방식과 시르투인이 인간의 수명을 연장하지 못하게 막는 요인이 무엇인지도 물었다. 그는 간단히 대답했다. "설탕이 문제죠!"

우리 몸은 주변 환경을 샘플링하기에 더없이 좋은 메커니즘을 갖추고 있다. 아미노산, 당, 지방산과 같은 영양소의 수치를 감지하는 것이다. 이런 메커니즘은 매 순간 자가포식autophagy이나 단백질 합성protein synthesis을 촉발하는 수많은 화학 작용을 일으킨다. 자가포식은 세포를 재활용하고 청소하는 과정을 말하며, 단백질 합성은 새로운 단백질과 여러 성분을 생성하는 과정을 말한다. 한마디로, 자가포식은 분해하고, 단백질 합성은 만들어낸다. 그렇다면 우리 몸은 무슨 일을 해야 할지 어떻게 알까?

우리에게는 핵심적인 영양소 감지 시스템이 네 가지 있다. 이 네 가지가 함께 작동하면서 서로를 보완해 우리를 질병과 비정상적인 노화로부터 효과적으로 보호한다. 인슐린과 인슐린 신호 전달, mTOR, AMPK, 시르투인이 그 네 가지 시스템이다. 질병을 예방하고 건강을 증진하며 수명을 연장하기 위한 전략은 주로 식이요법과 생활방식의 변화를 꾀한다. 그런 전략 대부분이 영양소 감지 시스템을 이용한다.

현대적인 식단과 생활방식은 이런 시스템을 방해한다. 우리의 체내 시스템이 지금과는 매우 다른 시대에 발달했기 때문이다. 옛날에는 먹을 것이 풍부하지 않았고 식량의 영양 밀도가 지금보다 높았다. 당시에는 사람들이 자연스럽게 많이 움직이고 활동했으며, 낮과 밤, 그리고 자연의 주기에 맞춰서 생활했다. 옛날 사람들은 독소가 더 적은 환경에서 현대적인 생활이 주는 스트레스와는 동떨어진 삶을 살았다. 예를 들면, 우리는 먹는 음식과 공생 관계를 맺도록 진화해서 무려 800종의 야생 식물을 섭취할 수 있다. 하지만 현대적인 식단에는 야생 식물이 거의 포함되지 않는다. 사냥과 채집을 하던 우리의 선조는 현대인이 주로 먹는 네 가지 농작물(옥수수, 밀, 콩, 쌀)을 한 번도 먹어보지 못했다. 선조의 식단에는 파이토케미컬이 풍부했다. 우리가 요새 먹는 것보다 섬유질이 10배 더 많았고, 비타민, 미네랄, 오메가3 지방산도 훨씬 많이 들어 있었다.[1] 우리의 세포와 생화학적인 경로는 인간과 함께 진화한 이런 원료에 의존한다. 따라서 영양소가 풍부한 식단이 없으면 인간은 금세 늙어버려 죽고 만다.

그렇다면 이런 영양소 감지 시스템을 어떻게 생각해야 할까? 어떻게 해야 이런 시스템을 제때 적합한 방식으로 작동시켜서 건강하게 살 수 있을까?

인슐린 신호전달 경로를 방해하는 설탕과 녹말

호모 사피엔스가 지구를 누빈 20만 년 동안 설탕은 구하기 어렵고 정제된 곡물은 아예 없었던 시간이 대부분이었다. 인간은 늦여름에 야생 산딸기나 벌집을 발견할 때를 제외하고는 설탕을 먹을 기회가 없었다. 1년을 통틀어서 단것을 22티스푼 정도 먹었을 것이다. 오늘날 미국인들은 1년이 아니라 하루에 22티스푼씩 먹는다. 340그램짜리 탄산음료를 매일 두 캔 이상 마시는 셈이다. 아이들의 설탕 섭취량은 어른보다도 많아서 미국 아이들은 하루에 34티스푼도 넘게 먹는다. 탄산음료를 세 캔 반이나 마시는 셈이다. 1인당 연간 설탕 소비량은 1800년에 4.5킬로그램이었으나 점점 늘어서 이제는 69킬로그램이 됐다.

과거 네팔에 사는 꿀 채집가들은 꿀을 얻으려면 30미터짜리 나무를 올라가야 했다. 나무 아래에는 참빗살나무속의 관목도 있었다. 쿠키가 먹고 싶을 때마다 커다란 관목이 딸린 나무를 올라가야 한다고 생각해보자. 1800년대에 제분소가 생기면서 정제된 녹말이 쏟아져 나왔다. 제2차 세계대전이 끝나고 등장한 산업형 농업은 점점 불어나는 세계 인구를 먹여 살릴 만큼 녹말 식품을 많이 생산하는 데 초점을 맞췄다. 난쟁이 밀은 녹말의 왕인 아밀로펙틴 A$^{amylopectin\ A}$를 함유한다. 이 품종의 밀은 설탕보다도 혈당 지수가 높아서 안 그래도 좋지 않은 상황을 더 나쁘게 만들었다. 이제 미국인은 1년에 밀가루를 평균적으로 60킬로그램이나 섭취한다. 하지만 인체는 목 밑으로는 탄산음료와 베이글의 차이를 구분할 줄 모른다.

녹말과 설탕의 홍수는 20만 년에 걸쳐서 진화한 우리의 생존 경로에 어떤 영향을 미칠까? 녹말과 설탕이 DNA를 손상시킨다는 이야기는 이미 언급했다. 우리는 식량이 부족하고 끼니를 걸러야 하는 상황에서 도움을 줄 유전자는 수백 개씩 갖고 있다. 하지만 식량이 풍부할 때 도움을 줄 유전자는 매우 적다. 따라서 몸 안으로 매일 물밀 듯이 밀려드는 설탕과 녹말 식품을 감당하기가 어렵다. 우리 몸은 식량이 충분하지 않을 때는 그로 인한 스트레스를 이겨내고, 식량이 풍부할 때는 새로운 세포, 조직, 체계를 생성하도록 우아하게 설계됐다. 따라서 건강과 장수를 누리려면 식량의 부족함과 풍부함 사이에서 균형을 잘 잡아야 한다.

장수 스위치의 작동은 우리가 식품을 통해 질 좋은 영양소를 얼마나 적절히 섭취하는지에 달렸다. 여기서 말하는 영양소란 주로 탄수화물과 당, 그리고 단백질에 들어 있는 아미노산을 뜻한다. 장수 연구 대부분은 이런 장수 스위치를 제어하는 방법을 알아내는 데 초점을 맞춘다. 장수의 비밀은 음식에 있다. 우리가 먹는 음식이 여러 장수 경로를 지휘한다. 단백질, 탄수화물, 지방뿐만 아니라 파이토케미컬(식물의 신호전달 분자) 2만 5,000종 중 여러 가지도 장수 스위치를 켜는 데 도움이 된다. 현 과학계는 파이토케미컬을 필수 영양소로 여기지 않을지 몰라도 파이토케미컬은 인체에 꼭 필요하다. 이런 영양소가 부족하다고 해서 비타민 C가 부족할 때 괴혈병에 걸리는 것처럼 증상이 곧바로 나타나지는 않는다. 그 대신 심장 질환, 암, 당뇨병, 치매, 노화 촉진과 같이 잠복기가 긴 결핍성 질환에 걸린다.

환자의 수명을 연장하고 만성 질환을 예방하며 노화의 징후를 되돌리기 위해 한 가지만 처방할 수 있다면, 나는 환자들의 식단에서 설탕과 정제 녹말을 획기적으로 줄이거나 아예 없애버릴 것이다. 설탕과 녹말의 홍수 때문에 우리의 췌장은 혈당을 통제하려고 인슐린을 점점 더 많이 생산해낸다. 그러다 보면 인슐린 저항성이 생긴다. 다시 말해 체내 세포들이 인슐린이 보내는 신호를 '듣지' 못하게 된다. 그러면 몸은 인슐린을 점점 더 많이 분비하고, 과도하게 분비된 인슐린은 당과 지방을 세포 안으로 밀어 넣는다. 주로 복부 지방, 즉 내장 지방을 구성하는 세포가 표적이 된다. 과도한 양의 인슐린이 지방을 세포 안에 가두고, 신진대사 속도를 늦추고, 배고픔과 탄수화물에 대한 갈망을 더 많이 느끼게 하고, 혈당 조절을 어렵게 만들고, 인슐린 저항성을 높인다. 이런 현상은 결국 노화로 인한 질환으로 이어진다.

호르헤 플루츠키Jorge Plutzky 박사는 하버드대학교 예방 심장내과의 책임자다. 그는 100세 이상의 노인인데도 동맥이 완벽하게 깨끗한 사람이 있다면 인슐린 민감도가 높으리라고 추측했다.

과한 양의 설탕과 녹말은 인슐린 신호전달 경로에 영향을 미치는 데 그치지 않고 그 밖의 모든 장수 스위치에도 부정적인 영향을 미친다. 건강하게 늙기 위해서는 혈당을 조절하고, 인슐린 수치를 낮게 유지하고, 세포들을 인슐린에 민감한 상태로 유지해야 한다. 그러기 위해서는 설탕과 녹말을 적게 먹어야 한다. 양질의 지방과 단백질을 많이 먹고, 파이토케미컬과 섬유질이 풍부한 과일과 채소도 많이 먹자.

자가포식을 일으켜 몸에 쌓인 쓰레기를 치워주는 mTOR

혈중 글루코스와 아미노산의 농도가 낮으면 인체가 위험에 처했거나 식량이 부족한 상황이다. 이럴 때는 포유류 라파마이신 표적mammalian target of rapamycin; mTOR'이라고 불리는 핵심적인 장수 스위치도 제대로 켜지지 않는다. mTOR는 세포의 성장, 단백질의 합성, 미토콘드리아의 기능, 세포의 노화(프로그래밍된 세포의 사멸) 등에 중요한 역할을 한다. mTOR는 가끔은 켜지고 가끔은 꺼져야 한다. 예를 들면, 운동하면서 근육을 만들고 새로운 단백질을 생성할 때는 mTOR가 켜져 있어야 하지만 활발한 자가포식으로 세포를 치우고 복구할 때는 꺼져 있어야 한다.

자가포식은 말 그대로 '스스로 먹는다'라는 뜻으로, 인체에 꼭 필요한 재활용 시스템이며, 우리가 타고난 생존 메커니즘이다. 이 과정을 통해 낡은 단백질, 손상된 세포, 그리고 다른 노폐물을 치운다. 낡은 단백질과 세포 일부는 세포 안의 리소좀lysosome으로 운반된다. 작은 팩맨이 진공청소기처럼 여기저기 돌아다니면서 오래되고 손상된 단백질을 찾아내고 집어삼킨다고 생각하면 쉽다. 팩맨은 필요 없는 단백질을 소화해 아미노산으로 분해하며, 아미노산은 새로운 단백질을 생성할 때 쓰인다.

자가포식이 일어나지 않으면 인체에 쓰레기가 쌓인다. 쓰레기통에 쓰레기가 가득 찼는데도 비우지 않는 꼴이다. 이 분해와 재건 과정을 제때 켜고 끄는 방법은 여러 가지다. 그 덕택에 새로운 단백질을 생성하고 근육을 만들면서도 낡은 세포를 재활용하고 노폐물을 없앨 수 있다.

자가포식이 주기적으로 일어나지 않으면 다음과 같은 질병이 발생한다.

• 알츠하이머

- 심장마비와 뇌졸중으로 이어지는 죽상동맥경화증
- 지방간
- 비만
- 암
- 파킨슨병
- 다낭성 신장 질환
- 다낭성 난소 증후군
- 제2형 당뇨병

mTOR를 비활성화하고 자가포식을 활성화하기 위해서 섭취하는 단백질(특히 동물 단백질)과 아미노산의 양을 제한해야 한다고 생각하는 사람들도 있다. 여러 연구를 살펴보면 이 주장이 옳은지 아닌지 혼란스럽다. 영양소가 끊임없이 밀려 들어오면 mTOR는 켜진 상태로 유지된다. 그렇다고 mTOR를 오랫동안 꺼두면 몸이 새로운 단백질을 생성하거나 근육을 키우지 못한다.

근육이 줄어드는 근육감소증은 노화와 질병을 촉진하는 대표적인 요인이다. 적합한 아미노산으로 구성된 양질의 단백질(주로 동물 단백질)을 충분히 섭취하지 못하면 나이가 들수록 근육이 줄어든다. 스테이크로 비유하자면, 팔팔하고 강하고 지방이 적은 필레미뇽이 약하고 지방이 잔뜩 낀 와규 갈빗살로 바뀌는 셈이다. 그러면 글루코스 신진대사가 원활하게 이루어지지 않고 인슐린 저항성이 생긴다. 스트레스 호르몬인 코르티솔은 많이 분비되고, (치유와 복구에 필요한) 성장호르몬과 테스토스테론은 적게 분비되며, 염증이 자주 발생한다. 이로 인해 힘 빠짐, 장애, 입원 빈도 증가, 움직이지 못함, 자립성의 상실이 일어날 수 있다.

주기적으로 단식을 하거나 칼로리를 제한(mTOR 비활성화)하면 건강하게 늙을 수 있다. 물론 근육량을 유지하고 새로운 근육을 만들기 위해서 양질의 단백질을 적당히 섭취(mTOR 활성화)하기도 해야 한다. 하지만 mTOR를 활성화하는 요인은 아미노산만이 아니다. 글루코스와 설탕은 mTOR를 안 좋은 방향으로 활성화한다. 설탕과 녹말에 의해서 mTOR가 지나치게 활성화되면 암에 걸릴 위험이 있다.[2]

몸이 끊임없이 밀려 들어오는 칼로리에 지치지 않도록 주기적으로 휴식을 취하고 최대한 양질의 영양소를 섭취해야 한다. 그러기 위해서는 설탕과 녹말은 적게, 양질의 지방과 파이토케미컬이 풍부한 채소와 과일은 많이 먹어야 한다. 단백질 합성을 활성화하려면 양질의 단백질도 많이 섭취해야 한다. 규칙적인 운동도 큰 도움이 된다. 특히 격렬한 고강도 인터벌 트레이닝을 하면 자가포식이 활성화된다. 식물영양소 중에는 (7장에서 살펴볼) 호르메시스, 즉 인체에 이로운 스트레스를 받을 때와 비슷한 작용을 하는 부류도 있다. 이런 식물영양소 역시 자가포식을 활성화한다. 커피에 들어 있는 폴리페놀, 엑스트라 버진 올리브유에 들어 있는 올레유로핀oleuropein, 적포도의 껍질에 들어 있는 레스베라트롤, 녹차에 들어 있는 카테킨, 강황, 베르베린berberine, 석류 단식을 하지 않으면서도 단식을 하는 것처럼 자가포식을 활성화하는 방법은 없을까? 그렇다면 라파마이신이 답이 될지도 모른다. 라파마이신은 1960년대에 남태평양에 있는 이스터섬에서 발견됐다. 이 물질은 약으로 쓸 만한 화합물을 찾던 과학자들의 눈에 띄면서 세상에 알려졌다. 이스터섬에는 '라파 누이Rapa Nui'라고도 불리는, 존재 이유를 설명하기 어려운 거대 석상들이 늘어서 있다. 과학자들은 그중 한 석상의 뒷면에서 새로운 물질, 즉 라파마이신 샘플을 채취했다. 과학자들은 그 물질이 단순히 효과가 좋은 항진균 물질이라고 생각했고, 덕분에 라파마이신 연구는 오랫동안 뒤로 밀려나 있었다. 그러다가 라파마이신이 면역을 조절할 수 있다는 사실이 밝혀져 장기 이식의 거부 반응을 예방하는 약으로 쓰이게 됐다. 그 후 라파마이신이 단식한 것과 비슷한 효과를 내고 장수 스위치와 자가포식 과정을 최적화해서 mTOR 경로를 비활성화한다는 사실이 밝혀졌다.

에 들어 있는 파이토케미컬이자 장의 대사를 촉진하는 유로리틴 A$^{urolithin\ A}$ 등이 도움이 된다.

체내의 우아한 영양소 감지 시스템은 식량이 부족한지 넉넉한지 감지하려고 귀를 기울이고, 수많은 생화학 반응을 통해서 환경에 적응한다. 건강하게 장수하려면 체내의 균형을 맞춰야 한다. 몸의 재건, 치유, 성장이 가능할 만큼 이런 경로를 활성화하면서도 몸에 손상을 입힐 정도로 활성화하지는 말아야 한다.

건강 수명을 늘려주는 AMPK

AMP-활성 단백질 인산화효소$^{adenosine-monophosphate-activated\ protein\ kinase;\ AMPK}$는 모든 포유동물의 세포에서 볼 수 있는 필수 효소다.

AMPK는 호르메시스(10장 참고)라고 불리는 '좋은' 스트레스를 받을 때 활성화된다. 운동, 단식, 칼로리 제한 등이 몸에 좋은 스트레스다. AMPK와 같은 효소들은 체내의 에너지 부족을 감지한다. 자동차가 휘발유로 달리듯, 세포는 주요 에너지 공급원인 아데노신3인산adenosine triphosphate; ATP으로 달린다. ATP 분자는 세포에 연료를 공급하기 위해서 인산 분자 한두 개를 떼어낸다. 그러면 ATP 분자가 아데노신2인산adenosine diphosphate, ADP이나 아데노신1인산adenosine monophosphate, AMP으로 바뀐다. AMPK 효소는 에너지 공급량이 줄어들면 이를 감지하고 활성화되어 제 역할을 해낸다.

AMPK가 켜지면 질병의 작용을 되돌리고 건강 수명을 늘리는 데 필요한 모든 일이 일어난다.[3] AMPK 효소는 에너지를 생산하는 세포의 능력을 끌어올리고, 인슐린 저항성을 없애며, 혈당 조절도 더 원활해지게 한다. 스트레스 저항성을 높이고 세포의 자기 관리 기능도 향상시킨다.

나이가 들면 AMPK의 민감도가 떨어져서 에너지나 영양소가 부족해져도 이를 쉽게 감지하지 못한다. 그러면 AMPK가 켜지는 빈도가 줄어들어서 신진대사가 느려지고 산화 스트레스가 커진다. 엎친 데 덮친 격으로 자가포식이 일어나지 않기도 한다. 이런 변화는 인간의 오래된 면역계를 활성화한다. 그래서 염증이 더 많이 생기고, 결과적으로 AMPK가 활동하기 더 어려워져서 악순환이 계속된다. 하지만 적절한 식이요법, 생활방식, 영양 보충제, 약을 동원하면 악순환을 끊을 수 있다.

당뇨병 치료제에서 젊음의 묘약이 된 메트포르민

메트포르민은 유명하고 널리 처방되며 저렴한 제2형 당뇨병 치료제다. 이 약은 부분적으로는 AMPK 효소를 활성화한다. 메트포르민은 1957년에 발견됐으나 최근에야 노화 연구자들의 관심을 사로잡았다. 연구자들은 메트포르민이 질병 및 노화와 관련된 경로를 치료할 가능성에 주목했다.[4] 메트포르민이 실제로 노화에 전반적으로 효과가 있는지, 그리고 장기적인 부작용은 없는지 아직 결론이 나지는 않았다. 하지만 영양소 감지 시스템, 특히 AMPK를 조절하는 화합물로서 노화를 늦추거나 되돌릴 잠재력은 있다. 동물 모델에서는 메트포르민이 암과 심장 질환을 예방했다. (원인과 결과를 입증할 수 없는) 집단 연구에서는 암, 심혈관 질환, 치매 등 노화와 관련된 질병의 발병률을 낮췄다. 메트포르민을 섭취하지 않은 비당뇨인과 비교했을 때 메트포르민을 섭취한 당뇨병 환자의 사망률은 더 낮았다.

예전에 '당뇨병 예방 프로그램Diabetes Prevention Program; DPP'이라고 알려진 대규모 실험이 있었다. 실험에는 당뇨병 전 단계라고 진단받은 피험자 1,080명 이상이 참가했다. 연구진은 생활방식을 바꾸었을 때와 메트포르민을 복용했을 때의 효과를 비교하려 했고, 대조군은 평소와 똑같이 생활했다.[5] 메트포르민은 당뇨병 전 단계가 제2형 당뇨병으로 진행될 확률을 31퍼센트 낮추었으며, 생활방식의 변화는 무려 58퍼센트나 낮췄다.

이 실험은 2000년대 초에 진행됐다. 당시에는 체중을 줄이려면 저지방 식단을 고수해야 한다고 믿었기에, 이 실험에서도 지방 제한이 식이요법의 핵심이었다. 그 외에 운동, 교육, 그룹 지원 등 생활방식의 변화도 긍정적인 결과를 내는 데 큰 부분을 차지했을 것이다. 이제는 저지방 식단이 제2형 당뇨병 환자에게 해로울 수도 있다는 사실이 밝혀졌지만, 실험 결과를 살펴보면 제2형 당뇨병으로의 진행을 막는 데는 생활방식의 변화가 메트포르민 복용보다 훨씬 효과적이었다.

고탄수화물 식단은 아무리 곡물과 콩으로 구성되어 있어도 당뇨병 환자와 과체중인 사람에게는 문제가 된다. 이런 식단이 인슐린 신호전달 경로를 자극하기 때문이다. 하버드대학교의 데이비드 루드윅David Ludwig과 그의 동료들은 이런 가설을 명확하게 입증했다.[6] 녹말이나 설탕이 많이 들어가서 인슐린의 분비를 자극하는 식단이 체중 증가와 당뇨병을 유발한다고 밝힌 것이다.

세라 홀버그Sarah Hallberg 의학 박사와 동료들은 반대로 고지방 키토제닉ketogenic 식단이 60퍼센트의 경우에서 제2형 당뇨병을 예방할 뿐만 아니라 이미 한참 진행된 제2형 당뇨병을 완전히 되돌릴 수 있다는 사실을 밝혀냈다. 이런 식단 덕택에 당뇨병 환자 대부분이 당뇨약을 먹거나 인슐린 주사를 맞을 필요가 없어졌다. 고탄수화물 식단을 따른 사람들과 비교했을 때 키토제닉 식단을 따른 사람들은 체중도 많이 줄었다.[7] 콜레스테롤 수치와 심장 질환을 유발하는 위험 요인에 미치는 영향도 전부 긍정적이었다.[8] 저지방 식단과 생활방식의 간단한 변화로 당뇨병 전 단계에서 당뇨병으로 진행될 확률을 58퍼센트나 낮출 수 있다면, 인슐린이 적게 분비되게 하는 식단(고지방, 저탄수화물, 적당한 양의 단백질)은 당뇨병 예방에 큰 효과를 보일 것이다. 어쩌면 메트포르민보다 효과가 훨씬 좋을지도 모른다.

탄수화물, 당이 많고 칼로리가 높은 식단으로 인한 노화 질병의 발병률을 낮출 수 있는 약을 찾기보다, 식이요법과 생활방식의 변화를 꾀하는 편이 더 낫다. 메트포르민이 장수에 실질적으로 도움이 된다고 밝혀질지도 모른다. 하지만 AMPK를 켜고 장수를 부르는 경로를 활성화하는 방법은 식사 시간의 제한, 단식, 운동, 온열 요법, 파이토케미컬 등 여러 가지다. 식물 화합물도 AMPK를 활성화한다고 알려져 있으며 메트포르민과 비슷하게 장수에 효과를 보일 가능성도 있다. 빈랑 열매, 사프란, 히드라스티스에 들어 있는 베르베린, 알로에, 레스베라트롤, 인삼, 영지버섯, 고추, 아르테미시아(쑥속의 식물-옮긴이), 블랙커민시드(니겔라 사티바라는 식물의 씨앗-옮긴이), 비터 멜론, 귤, 커피에 들어 있는 클로로겐산, 고추에 들어 있는 캡사이신 등이 주목할 만하다.[9]

우선 생활방식의 변화부터 시도해보고, 메트포르민에 관심이 있다면 의사와 상의해서 섭취해보기를 권한다. 인슐린 저항성이 있는 경우라면 도움이 될 수도 있다.

체내 에너지 생산을 돕는 시르투인

효모균이나 쥐처럼 단순한 유기체는 우리 인체와 별 연관성이 없다고 생각할지도 모른다. 하지만 이는 사실이 아니다. 모든 생물학적인 유기체는 수십억 년 전에 전부 똑같은 원생액(지구상에 생명을 탄생시킨 유기물의 혼합 용액-옮긴이)에서 비롯됐다. 그래서 유전자와 신진대사 경로가 똑같은 경우가 많다. 1990년대에 MIT의 레너드 구아렌테[10]와 데이비드 싱클레어 박사는 노화와 질병

을 통제하는 핵심 경로가 바로 시르투인임을 밝혀냈다.[11]

시르투인은 유전자 전사transcription, 즉 새로운 단백질의 생성을 제어하고, 염증과 산화 스트레스를 줄이고, 신진대사와 세포의 에너지 생산이 더 원활해지도록 돕는 신호전달 단백질이다.[12] 시르투인은 미토콘드리아의 건강에 핵심적인 요소로, 체내의 에너지 생산은 시르투인에 달렸다. 시르투인은 또한 신체 곳곳에서 DNA의 손상된 부분을 복구하고 텔로미어를 보호한다.

시르투인은 인슐린 민감성을 높이는 데 중요한 역할을 하며 단식을 할 때처럼 체내에 영양소가 부족하다고 감지하면 위에서 언급한 여러 임무를 수행한다. 하지만 설탕과 밀가루를 대량으로 투하하면 시르투인이 제 역할을 제대로 하지 못한다. 그런데도 우리는 설탕과 녹말을 점점 더 많이 먹는다. 설탕과 녹말에 생물학적으로 중독됐기 때문이다. 그러다 보면 병에 잘 걸리고 금방 늙는 악순환이 반복된다.[13]

나이가 들면 시르투인의 활동이 줄어들고 그로 인한 이득도 점점 적어진다. 따라서 시르투인의 활동량을 늘려야 건강하게 오래 살 수 있다.

그렇다면 시르투인은 어떻게 해야 활성화될까? 자연은 시르투인의 활동량을 늘리는 방법을 무수히 많이 제공했다. 신비로운 파이토케미컬의 세계는 건강과 젊음을 주는 묘약으로 가득하다. 록펠러재단은 식물의 세계에 있는 2만 5,000가지 약용 화합물을 분석하는 데 2억 달러를 투자했다.[14] 음식이 곧 약이다. 좋은 약을 제때 적당히 먹으면 건강하고 활기차게 장수할 수 있다.

초창기에 진행된 여러 연구에 따르면 적포도 껍질에 들어 있는 레스베라트롤이 시르투인 경로를 활성화한다고 한다.[15] 하지만 레드 와인 1,500병에 달하는 만큼의 레스베라트롤을 섭취할 때만 효과가 있다. 따라서 가끔 레드 와인을 즐기는 정도는 괜찮지만, 그게 수명을 늘려주리라고 기대하지는 마라! 건강에 이로운 다른 화합물들은 베리류 과일에 있는 프로안토시아니딘, 양파에 있는 케르세틴, 강황에 있는 커큐민, 녹차에 있는 카테킨, 석류, (양배추나 브로콜리 같은) 십자화과 채소에 있는 캠퍼롤, 리치 열매에 있는 올리고놀, 옻나무와 여러 꽃식물에 있는 부테인, 중국 전통의학에 쓰이는 페오놀 등이다. 메트포르민과 멜라토닌 같은 약도 시르투인에 좋은 영향을 미쳐서 도움이 될 수도 있다.

식물 화합물과 더불어 식이요법과 생활방식도 시르투인 경로를 효과적으로 활성화하는 데 큰 역할을 한다. 페건 식단^{Pegan Diet}은 설탕과 녹말이 적게 들어가고 식물과 파이토케미컬이 풍부한 식단이다. 이런 식단이 시르투인을 활성화하는 초석이 된다. 반대로, 탄산음료나 베이글로 이루어진 식단은 시르투인을 비활성화한다. 매일 14~16시간 동안 혹은 그보다 더 길게 단식하면 시르투인을 활성화할 수 있다.

그렇다면 시르투인은 어떻게 체내에서 자연적으로 활성화될까? 우리 몸이 니코틴아마이드 아데닌 다이뉴클레오타이드^{nicotinamide adenine dinucleotide, NAD+}라는 화합물을 만들어내는 덕택이다.

NAD+는 세포가 에너지를 생산할 때 꼭 필요하며, DNA 복구 과정을 활성화하고, 염증을 억제하고, 스트레스를 감당하는 세포의 능력을 끌어올린다. 또한, 뉴런과 뉴런 사이에 새로운 연결고리를 형성하고(뇌의 신경가소성), 미토콘드리아의 기능을 최적화한다. 전부 건강하게 오래 사는 데 필요한 요소다. 안타깝게도 나

신진대사와 생체 리듬을 제어하는 NAD+

《노화의 종말》을 집필한 하버드대학교의 데이비드 싱클레어 박사와 그의 동료들은 NAD+와 시르투인의 활동을 연구했다. NAD+는 니아신, 즉 비타민 B_3를 기반으로 한 물질이다. 미토콘드리아에 있는 체내 에너지 생산 시스템(ATP)의 핵심적인 부분이기도 하다. 하지만 NAD+는 인체에 훨씬 광범위한 영향을 미쳐서 세포의 건강을 유지하고, DNA를 복구하며, 시르투인 경로를 활성화한다. NAD+는 체내에서 니코틴아마이드 리보사이드nicotinamide riboside; NR와 니코틴아마이드 모노뉴클레오타이드nicotinamide mononucleotide, NMN와 거의 비슷한 방식으로 만들어진다. NR과 NMN은 체내에서 NAD+의 수치를 끌어올리는 영양 보충제로 연구되고 있다. 두 화합물은 질병과 노화로부터 우리 몸을 보호하는 데 강력한 효과를 발휘한다. 싱클레어 박사의 연구진이 나이 든 쥐에게 NAD+ 부스터를 먹였더니 늙은 쥐들이 기운이 넘쳐 쳇바퀴가 망가졌다고 한다. 쳇바퀴는 쥐가 3킬로미터씩 뛰도록 설계되지 않았기 때문이다. 참고로 어린 쥐들도 1킬로미터를 뛰기 전에 거의 다 나가떨어진다. NAD+ 덕택에 나이 든 암컷 쥐들이 폐경에서 벗어나서 번식 능력을 되찾기도 했다.[16]

NAD+는 시르투인을 통해서 우리의 신진대사와 생체 리듬을 제어하는 데 중요한 역할을 하는데, NAD+ 수치는 나이가 들면서 점점 감소한다. 시르투인의 활동이 줄어든다는 뜻이다. NAD+와 NAD+의 전구체(NR과 NMN)를 영양 보충제로 섭취하면 젊어지는 효과를 볼 수 있다. 나 역시 매일 먹는 보충제이며 다른 노화 연구자 중에도 이 보충제를 챙겨 먹는 사람이 많다. NAD+와 NAD+의 전구체인 NR과 NMN의 발견은 건강한 삶을 연장하는 연구에서 커다란 업적 중 하나다. 어쩌면 이것이 우리가 젊음의 샘에 가장 가까이 다가가는 방법인지도 모른다.[17]

이가 들면 NAD+의 생산성이 점점 떨어진다. 15장에서 NAD+ 수치를 끌어올리는 방법을 더 자세히 알아보려 한다. 규칙적인 유산소 운동도 시르투인을 활성화한다. 운동이 건강과 장수에 좋은 이유는 시르투인 경로를 활성화하기 때문이다. 운동은 니코틴아마이드 포스포리보실 전이효소nicotinamide phosphoribosyltransferase; NAMPT라고 불리는 핵심 효소의 활동을 자극하기도 한다. 이 효소가 있어야 NAD+를 더 많이 생산할 수 있다.

영양소 감지 시스템(인슐린 신호전달, mTOR, AMPK, 시르투인)의 기능 장애는 노화의 가장 뚜렷한 징후다. 우리가 먹는 음식은 이런 경로에 해가 될 수도 있고(현대적인 식단 때문) 도움이 될 수도 있다. 따라서 설탕, 녹말 식품, 가공식품을 끊어야 한다. 그 대신 색이 다양한 과일과 채소에 들어 있는 파이토케미컬, 좋은 지방, 양질의 단백질을 많이 섭취하자. 영양소 감지 시스템의 경로를 활성화하는 좋은 스트레스도 충분히 받아야 한다. 운동, 단식과 같은 방법이 있다. 저녁을 먹고 나서 그다음 날 아침을 먹기 전까지 적어도 12~14시간 동안은 아무것도 먹지 말고 몸이 쉴 수 있는 시간을 주자(간헐적 단식과 식사 시간의 제한은 14장 참고).

징후 2: DNA 손상과 변이

DNA의 손상은 노화의 징후 중 하나다. 그렇다면 DNA는 어떻게 손상될까? 우리의 DNA는 매일 최대 10만 번이나 공격받고 1,000개의 상처를 입고 죽음을 맞는다. 자외선, 환경 독소, 부실한 식단(영양소는 부족하고 설탕과 가공식품은 가득함), 기타 스트레스 유발 요인 등이 DNA를 손상시킨다. 이런 손상이 쌓이면 노화가 급속하게 일어난다. 다행히도 우리는 체내에 복구 시스템을 갖추고 있다. 복구 시스템은 손상된 DNA를 찾아내서 고치며, 이는 시르투인의 핵심 업무다. 하지만 손상된 부분을 99퍼센트 복구하더라도 미처 복구하지 못한 1퍼센트가 평생에 걸쳐서 쌓인다. 또한 일생에 걸쳐서 인간의 DNA는 세포 분열을 통해 총 1경(1조의 1만 배-옮긴이) 개의 복제본을 생산한다. 가끔은 복사기에 문제가 생겨서 DNA의 설계도가 문제가 생긴 상태로 복제되기도 한다. 삶이라는 책에 오타가 나는 상황과 비슷하다고 생각하면 된다.

그럴 때는 DNA에 쌓인 상해와 손상을 복구해야 한다. 그러기 위해서는 DNA를 망가뜨리는 요인들을 멀리하고(가공식품 그만 먹기, 최대한 독소, 방사선, 스트레스 유발 요인 멀리하기) 영 포에버 프로그램을 통해 체내의 복구 시스템을 활성화해야 한다. 나중에는 크리스퍼와 같은 유전자 편집 도구를 사용할 수도 있을 것이다.

징후 3: 점점 풀려서 짧아지는 텔로미어

텔로미어는 염색체의 끝부분에 있는 작은 캡이다. 나이가 들면 텔로미어의 길이가 점점 짧아진다. 그러다가 결국 열심히 보호하던 DNA 이중 나선 구조가 풀리는 현상이 벌어진다. 세포가 복제될 때마다 DNA가 읽히도록 캡이 일시적으로 제거되는데, 그럴 때마다 텔로미어가 조금씩 짧아지고, 나중에 길이가 너무 짧아지면 세포가 분열을 멈추거나 프로그래밍된 죽음을 맞는다. 이런 죽음은 세포 자연사apoptosis라고도 알려져 있는데, 이는 세포 분열의 자연스러운 결과다. 텔로미어의 길이가 길수록 우리 몸이 건강한 DNA의 복제본을 생산할 수 있는 기간이 늘어난다. 반대로, 텔로미어가 짧을수록 인생도 짧아진다. 세포가 죽지 않고 좀비 세포(징후 6 참고)로 바뀔 때도 있다. 좀비 세포는 염증을 일으키는 화합물을 쏟아내 노화를 급격하게 촉진한다.

다행히 우리는 텔로미어에 엄청난 영향을 미칠 수 있다. 현대인의 일반적인 생활방식을 고수하면 텔로미어가 짧아진다. 독소가 가득한 가공식품, 설탕, 환경 독소, 주로 앉아서 지내는 생활방식, 심리적인 스트레스는 전부 텔로미어에 부정적인 영향을 끼친다. 길이가 짧아진 텔로미어는 노화와 관련된 온갖 문제를 불러온다. 텔로미어가 짧아지면 흰머리가 날 확률뿐만 아니라 심장 질환, 암, 면역계 기능 장애 등을 앓을 확률도 높아진다. 식물영양소가 풍부한 자연식품으로 구성된 식단, 운동, 명상, 수면, 사랑, 종합비타민 등은 전부 텔로미어의 길이가 길어지게 한다.

징후 4: 제대로 기능하지 않는 손상된 단백질

DNA가 하는 일이라고는 단백질을 위해 암호를 지정하는 것뿐이다. 하지만 단백질은 우리 몸속에 있는 모든 부분을 통제한다. 인체의 장기, 조직, 세포는 전부 단백질로 만들어진다. 세포와 세포 사이에 신호를 전달하는 분자(호르몬, 펩타이드, 면역계 분자, 신경전달물질 등)도 단백질로 만들어진다. 단백질은 체내에 초고속 정보 통신망을 구축해서 매초 화학적 신호전달과 화학 반응이 원활하게 일어나도록 돕는다. 신호전달 단백질은 수명이 짧은 경우가 많고, DNA에 손상을 가하는 요인들에 의해 똑같이 손상되기도 한다. 단백질의 기능은 아미노산의 배열뿐만 아니라 3차원적인 형태와 정교하게 접히는 패턴에 의해서도 달라지는데, 단백질이 손상되고 기형이 되면 더 이상 작동하지 않는다.

다행히도 우리는 체내에 자가포식(징후 1 참고)이라고 불리는 재활용 시스템을 갖추고 있다. 앞에서 작은 팩맨에 비유했던 리소좀을 기억하는가? 리소좀은 체내의 노폐물을 집어삼키고 세포를 청소하는 훌륭한 시스템이다. 하지만 현대인 대부분은 그런 시스템에 어긋나는 생활을 하고 있다. 우리는 칼로리를 끊임없이 섭취한다. 이렇게 음식(녹말, 설탕, 단백질)을 끝없이 공급하면 mTOR이 활성화되고 자가포식이 일어나지 않는다. 우리는 밀려드는 에너지원으로부터 몸이 쉴 수 있는 시간을 충분히 주지 않는다. 휴식 시간이 있어야 인체가 청소와 복구 작업을 진행할 수 있다. 따라서 단식을 하면(설령 밤새 12시간 동안만 하는 경우라도) 몸이 노폐물을 치우고 손상된 단백질을 복구할 기회를 얻는다.

노화를 주도하는 가장 강력한 요인, 설탕과 녹말

단백질과 DNA를 자연적으로 손상시키는 인생의 우여곡절도 문제지만, 설탕과 녹말이야말로 최악의 범죄자다. 혈류와 조직에 설탕이나 녹말이 너무 많아지면 단백질에도 들러붙는다. 그러면 '당화 반응glycation'이라고 불리는,되돌릴 수 없는 손상이 일어난다. 프랑스 디저트 크렘 브륄레의 표면이나 바삭한 닭고기 껍질, 바게트의 껍질을 생각해보면 이해하기 쉽다. 아미노산과 설탕이 만나면 마이야르Maillard 반응이라는 갈변 현상이 일어나 음식이 맛있어진다. 하지만 마이야르 반응은 체내에서 최종 당화 산물advanced glycation end products; AGE의 생산으로 이어진다. 이렇게 생긴 최종 당화 산물은 최종 당화 산물 수용체receptors for advanced glycation end products; RAGE와 결합한다. 그러면 영어 약자가 연상시키는 단어 그대로 몸이 늙고age 설탕과 녹말의 홍수에 맞서서 분노rage하게 된다. 당이 단백질과 결합하면 단백질 기능에 장애가 생기고 병에 걸린다.

혈당 조절 능력을 파악할 때는 핏속의 헤모글로빈 A1c를 측정한다. 헤모글로빈 A1c는 당이 적혈구 안에 있는 헤모글로빈과 결합했을 때 생기는 산물이다. 하지만 이런 일은 혈액 속에서만 일어나지 않는다. 콜라겐이 손상되면 피부와 뼈가 늙어가고, 눈에서 당화 반응이 나타나면 백내장이 생기며, 혈관이 딱딱해지면 고혈압, 심부전, 신장 질환, 치매에 걸린다. 이런 질병은 흔히 제3형 당뇨병이라고 불린다.

결국 설탕과 녹말의 홍수가 노화를 주도하는 가장 강력한 요인이다. 설탕과 녹말을 많이 먹으면 장수 스위치가 꺼지고 노화의 거의 모든 징후가 급속도로 나타난다. 텔로미어의 길이가 짧아지고, DNA, 단백질, 후성유전체, 미토콘드리아, 마이크로바이옴이 망가지기도 한다. 설탕과 녹말은 염증을 촉진하고, 호르몬 교란을 일으키며, 줄기세포의 노화를 부르기도 한다. 따라서 건강하게 오래 살고 싶다면 설탕과 녹말을 아예 먹지 않거나 아주 가끔만 먹어야 한다.

징후 5: 후성유전체 손상

앞에서 살펴본 후성유전체를 기억하는가? 피아노 연주자가 DNA의 건반을 어떻게 연주하느냐에 따라 건강이라는 아름다운 멜로디가 흘러나올 수도 있고 질병이라는 끔찍한 불협화음이 들릴 수도 있다.

후성유전체를 대단히 민감한 마이크라고 생각해보자. 이 마이크는 우리의 주변 환경에서 들리는 이롭거나 해로운 소리를 감지한다. 이와 마찬가지로, DNA는 후성유전체를 통해서 우리의 삶이 전하는 모든 메시지에 귀를 기울인다. 나쁜 메시지가 너무 많으면 후성유전체가 손상되고 노화가 빠른 속도로 일어난다. 반대로, 좋은 메시지는 우리의 유전 암호를 위한 지시 사항으로 바뀐다. 즉, 우리의 DNA는 고정되어 있지만 후성유전체, 즉 인생이라는 곡이 어떻게 연주될지는 정해지지 않았다. 이는 정말이지 놀라운 발견이다. 후성유전체는 엑스포좀처럼 우리가 통제할 수 있는 다양한 요인의 영향을 크게 받는다 (환경 독소와 방사선처럼 우리의 통제를 벗어나는 요인들도 있긴 하다).

이 책에서 소개하는 장수를 위한 도구와 전략은 부분적으로는 후성유전체에 긍정적인 영향을 미침으로써 그 효과를 발휘한다.

징후 6: 좀비의 공격, 노화 세포

프로그래밍된 세포의 사멸, 즉 세포 자연사가 일어나면 인체가 오래되거나 손상된 세포를 치우고 새로운 세포를 만들면서 기존 세포 일부를 재활용한다. 하지만 세포가 완전히 죽지 않고 좀비 세포 또는 노화 세포가 될 때도 있다. 좀비 세포는 DNA 손상, 길이가 치명적으로 짧아진 텔로미어, 화학적 스트레스나 독성 스트레스(염증을 부르는 식단과 생활방식 등) 때문에 생긴다. 이런 세포는 암, 심장 질환, 간 질환, 치매, 파킨슨병, 백내장, 관절염, 근육감소증 등 노화와 관련된 모든 질병을 촉진한다.

좀비 세포는 체내를 휘젓고 다니면서 사이토카인이라고 불리는 위험한 분자와 염증을 일으키는 분자를 분비해, 주변 세포까지 노화 세포(좀비 세포)로 바꾼다. 나이가 들면 면역계의 기능이 약해지고 이런 순환이 더 나빠진다. 좀비 세포가 분비하는 염증성 메시지가 온몸을 지배한다. 이때 몸에 '염증성 노화(징후 10 참고)'라고 불리는 손상을 가하기도 한다. 염증성 노화는 다시 좀비 세포가 더 많아지도록 유도하여 위험하고 치명적인 악순환이 이어진다.

노화 연구는 대부분 좀비 세포를 죽이는 방법에 초점을 맞춘다. 다행히 자연 화합물과 약으로 먹는 인공 화합물로 좀비 세포를 죽일 수 있다. 이런 화합물은 염증성 노화의 진행을 막고 조직 복구, 원기 회복, 체내 리모델링을 유도한다. 세놀리틱senolytic이라고 불리는 이런 화합물은 자연 화합물과 약용 화합물의 새로운 카테고리에 속한다.

한 연구에서는 좀비 세포를 죽이기 위해서 사과와 양파에 들어 있는 자연 화합물인 케르세틴과 백혈병 치료제인 다사티닙 dasatinib을 함께 사용했는데, 그 결과 실험용 쥐의 수명이 36퍼센트나 연장됐다.[18] 연구자들은 좀비 세포를 죽이는 다른 자연 화합물들도 찾아냈다. 식용 식물의 세계에는 파이토케미컬이 2만 5,000가지나 있다. 파이토케미컬은 식물이 가혹한 환경과 포식자로부터 스스로 보호할 수 있도록 돕는 물질인데, 놀랍게도 이런 화합물 대부분이 인체의 생물학적인 기능과 시스템을 직접 제어한다. 나는 인간이 식물과 더불어 진화한 이유가 식물이 사용하는 약을 빌려서 건강하게 지내기 위해서라고 생각한다. 나는 이를 식물과의 공생 적응symbiotic phytoadaptation이라고 부른다.

세놀리틱에는 (딸기, 감, 사과, 오이, 양파에 있는) 피세틴, (당근, 브로콜리, 아티초크, 양파, 국화꽃, 양배추, 사과 껍질에 있는) 루테올린, (사과, 포도, 베리류 과일, 브로콜리, 감귤류 과일, 체리에 있는) 케르세틴, (강황에 있는) 커큐민, (미역취의 추출물이자 긴 고추 식물에 있는 알칼로이드 성분인) 파이퍼롱구민piperlongumine 등이 있다.

어쩌면 머지않아 자연적인 세놀리틱을 적절하게 조합해 영양 보충제처럼 먹을 수 있을지도 모른다. 새로운 약용 화합물까지 나오면 좀비 세포들을 꼼짝 못 하게 만들고 좀비 세포의 작용을 되돌릴 수 있을지도 모른다. 새롭게 떠오르고 있는 다른 장수 치료법들도 좀비 세포를 죽일 수 있다. 고압 산소 치료가 바로 그런 예다(10장 참고).

징후 7: 미토콘드리아 감소로 인한 에너지 고갈

세 살짜리 아이가 끝없이 에너지를 발산하면서 뛰어다니는 모습을 보고 감탄한 적이 있는가? 이제 아흔 살의 노인이 그렇게 뛰어다닌다고 생각해보자. 아마 상상조차 하기 어려울 것이다. 왜 그럴까? 바로 두 사람의 에너지 차이 때문이다. 그 차이는 미토콘드리아에서 온다.

미토콘드리아는 체내의 모든 부분을 운영하는 데 필요한 에너지를 생산하기 위해서 음식과 산소를 결합하는 작은 세포 기관이다. 미토콘드리아는 원료(지방산, 당, 아미노산, 산소)를 흡수해서 ATP를 만드는 생산 라인에 투입한다. 미토콘드리아를 자동차 엔진에 비유하면 ATP는 휘발유라고 할 수 있다. 미토콘드리아는 자동차 엔진처럼 배기가스를 배출한다. 배출 형태는 물(소변), 이산화탄소(날숨), 혹은 산화 방지제로 중화시켜야 하는 유리기free radical(활성산소)로 다양하다. 이런 시스템은 근사하지만 칼로리, 설탕, 환경 독소, 스트레스가 너무 많아지거나 마이크로바이옴의 불균형이 심해지면 망가지기 쉽다. 따라서 감염에 주의하고 염증을 일으키는 요인이라면 전부 조심해야 한다.

세 살짜리 아이와 아흔 살의 노인은 미토콘드리아의 수와 상태에서 차이를 보인다. 나이가 들면서 미토콘드리아에서 발생한 DNA의 변이가 축적되고 유리기의 수가 증가한다. 미토콘드리아의 수가 줄고 기능이 떨어지기도 한다. 특히 근육량이 줄어들면 이런 일이 벌어진다. 결과적으로 우리가 쓸 수 있는 에너지의 양도 감소한다. 미토콘드리아의 수가 적으면 몸이 허약해질 확률이 높고 사망할 확률도 50퍼센트 더 높다. 미토콘드리아의 기능 장애는 당뇨병, 심장 질환, 암, 치매, 파킨슨병 등 거의 모든 노화 관련 질병에서 찾아볼 수 있다. 이제는 정신 질환뿐만 아니라 조현병과 자폐증 같은 신경 장애도 근본적으로 미토콘드리아의 기능 장애 때문에 일어난다고 보고 있다.

우리의 생활방식과 식이요법은 체내에서 배기가스를 많이 만들어낸다. 산화 스트레스와 유리기도 마찬가지다. 산화 스트레스란 녹이 슬거나 사과가 갈색으로 변하거나 피부가 상하는 것처럼 산소로 인한 손상을 말한다. 적당한 산화 작용은 몸에 긍정적인 영향을 준다. 위험을 알리고 체내에 있는 보호 및 방어 시스템을 활성화하기 때문이다. 그렇다고 산화 작용이 일어나도록 그대로 두어서는 안 된다. 한편, 유리기는 면역계가 염증과 암에 맞서 싸울 때 이용하는 신호전달 물질이기도 하다. 나이가 들어도 계속 우리 몸의 균형을 유지하려면 과잉 생산되는 유리기의 양을 줄이고 타고난 항산화 시스템을 상향 조절(민감도를 높이기 위해서 수용체의 수를 늘리는 과정-옮긴이)해야 한다.

그러나 우리는 미토콘드리아에 좋지 않은 세상에서 산다. 우리 몸은 산화 스트레스를 무분별하게 생산한다. 가공식품, 스트레스, 마이크로바이옴 속 유해균, 환경 유해 물질, 방사선, 운동을 거의 하지 않는 생활방식(미국인의 23퍼센트만이 권장 운동량을 충족한다) 등이 문제다. 미토콘드리아에서는 신진대사가 일어난다. 따라서 미국인의 93퍼센트가 대사 작용이 원활하지 않다는 현실은, 미국인 열 명 중 아홉 명이 미토콘드리아의 기능이 떨어지거나 수가 부족하다는 의미다.[19] 하지만 이는 충분히 막을 수 있다.

우리는 이제 손상된 미토콘드리아를 청소하고 제거하는 방법을 안다. 미토콘드리아를 더 많이 생산하고 엔진을 업그레이드해서 몸이 훨씬 잘 달리게 만들 수도 있다. 에너지를 끌어올리면 된다. 유독한 배기가스를 뿜어내던 느린 고물차를 빠르고 깨끗한 신형 전기차로 바꾸는 식이다. 오래된 미토콘드리아를 치우고 다시 젊어지게 하는 최고의 방법은 식단이다. 자연식품 위주로 먹고, 녹말과 설탕이 적은 음식, 좋은 지방, 마이크로바이옴에 도움이 되고 폴리페놀이 많이 들어 있는 음식을 먹으면 된다. 또한 간헐적 단식이나 칼로리 제한을 실천하고 호르메시스(좋은 스트레스) 루틴도 도입해보자. 찬물에 들어가거나 찬물로 샤워하고 유산소나 근력 운동을 하면 몸이 좋은 스트레스를 받는다. 몸의 상태에 맞게 영양 보충제도 챙겨 먹어야 한다.

징후 8: 장내 미생물과 장 건강

데니스 버킷^{Denis Burkitt}은 20세기 중반에 아프리카로 의료 선교 활동을 다녀온 아일랜드 의사다. 그는 인간의 대변과 건강의 상관관계를 처음으로 밝혀냈다.[20] 버킷은 부족을 이루고 살면서 사냥과 채집을 하는 집단과 그들과 유전적으로는 사촌이지만 도시로 이동한 집단을 비교 연구했다. 그 결과 간단하지만 심오한 사실을 발견했다. 사냥과 채집을 하는 사람들이 매일 평균적으로 배출하는 대변의 무게는 900그램이었다. 하지만 도시로 이사 간 사람들은 110그램밖에 되지 않았다. 첫 번째 그룹은 현대인이 자주 걸리는 만성 질환을 하나도 앓지 않았고, 두 번째 그룹은 만성 질환을 전부 앓았다. 두 집단의 차이는 섭취하는 섬유질의 양에 있었다. 섬유질은 장에 사는 유익균의 먹이다. 첫 번째 그룹은 섬유질을 매일 평균 100~150그램씩 먹었다. 하지만 현대적인 서양식은 섬유질을 1일 평균 8~15그램밖에 함유하지 않으며, 섬유질 1일 권장량(약 30그램)을 챙겨 먹는 미국인은 5퍼센트도 채 되지 않는다.[21] 그 당시는 마이크로바이옴이라는 개념이 아직 알려지기 전이었다. 하지만 식단, 대변, 만성 질환 사이에 관계가 있다는 사실은 오래전부터 알려져 있었다.

버킷은 이렇게 말했다. "저는 아프리카에서 자기가 직접 재배한 채소를 먹으면서 사는 사람들을 치료합니다. 그러다 보니 미국과 영국에서 흔한 질병도 거기서는 거의 볼 일이 없어요. 제가 치료하는 환자들은 관상 동맥 심장병, 성인 발병 당뇨병, 하지정맥류, 비만, 게실염(장기 벽의 일부가 밖으로 튀어나와 생기는 주머니 모양의 공간인 게실에 생기는 염증-옮긴이), 맹장염, 담석, 충치, 치질, 틈새 탈장, 변비 같은 병에 걸리지 않습니다. 서양식 식단은 섬유질 식품은 너무 적고 칼로리는 너무 많습니다. 그래서 건강을 유지할 수 있을 만큼 대변을 많이 보지 못합니다."[22]

엘리 메치니코프Élie Metchnikoff는 면역학에 이바지한 공로를 인정받아 1908년에 노벨상을 받았다. 그는 장내 미생물, 건강, 장수 사이의 상관관계를 처음으로 알아냈다. 발칸 반도에 살면서 요구르트를 먹는 100세 이상의 주민들을 연구한 결과다.[23] 메치니코프는 장에 사는 박테리아가 장의 내벽을 따라 새는 현상, 염증, 만성 질환(특히 심장 질환) 사이에 상관관계가 있다고 주장했다. 그의 이론은 처음에는 사람들의 관심을 사로잡았지만 곧 주류 의학에 무시당하는 처지가 됐다. 그러나 이제 마이크로바이옴은 민간 부문뿐만 아니라 공공 부문에서도 집중적으로 연구되는 주제다. 미국 국립보건원이 '인간 마이크로바이옴 프로젝트'를 진행하고 있을 정도다. 오늘날 프로바이오틱스는 수십억 달러가 움직이는 산업으로 성장했다. 메치니코프의 선견지명 있는 연구가 마이크로바이옴 혁명과 분변 미생물군 이식fecal microbiota transplantation; FMT을 위한 기반을 다졌다.

의학계는 장내 생태계를 오랫동안 외면했다. 하지만 이제 장내 생태계의 불균형은 암, 심장 질환, 비만, 제2형 당뇨병, 파킨슨병, 치매 등 거의 모든 만성 질환뿐만 아니라 자가면역질환, 알레르기, 기분 장애, 자폐증과도 관련이 있다는 사실이 밝혀졌다.

그렇다면 대변이 왜 그렇게 중요할까? 인간의 장에 있는 박테리아 세포의 수는 인체에 있는 인간 세포의 수만큼이나 많다. 게다가 1,000종이 넘는 박테리아가 우리 DNA의 100배나 되는 양의 DNA를 보유하고 있다. 다시 말하면, 우리는 1퍼센트만 인간이다! 평균적으로 인간의 혈액 샘플에서 볼 수 있는 대사산물의 3분의 1에서 2분의 1 정도가 장내 박테리아에서 비롯됐다고 추정된다. 유익균은 건강에 이롭고, 유해균은 병을 부른다.[24] 장이 균형을 잃으면 건강과 장수를 얻기 힘들다.

현대인이 배출하는 대변의 상태는 끔찍할 만큼 위태롭다. 사냥과 채집을 하는 사람들의 대변을 분석해보면 현대적인 삶을 사는 사람들보다 대변에 있는 미생물의 수가 훨씬 다양하다. 그렇다면 현대인의 대변은 왜 퇴비가 아니라 오물이 됐을까? 우리가 장에 부담을 주는 세상에서 살아가기 때문이다. 우리의 식단은 섬유질은 적게 들어 있고, 가공식품, 설탕, 식품 첨가물은 많이 들어 있다. 심지어 살충제와 제초제의 잔여물도 들어 있다. 전 세계적으로 농작물의 70퍼센트에 쓰이는 제초제 글리포세이트도 큰 문제다. 우리가 아플 때 먹는 위산 분비 억제제, (이부프로펜이나 아스피린 같은) 소염제, 항생제도 장에 부담을 준다. 서양식 식단과 독한 약은 마이크로바이옴의 구성을 근본적으로 바꿔버렸다. 그래서 공생 관계가 이루어지지 않고 장내 박테리아의 불균형dysbiosis이 일어난다. 그 결과 질병을 유발하고 노화를 촉진할 만큼 마이크로바이옴이 유독해졌다.

모유에 들어 있는 칼로리의 25퍼센트는 아기가 소화할 수 없는 물질이다.[25] 그 물질은 바로 올리고당이라고 불리는 특별한 당이다. 그렇다면 올리고당은 왜 거기 있을까? 바로 갓난아기의 마이크로바이옴에 먹이를 공급하기 위해서다. 특히 아기의 면역계가 발달하는 데 중요한 역할을 하는 미생물인 비피도박테리움 인판티스Bifidobacterium infantis를 먹이기 위함이다. 올리고당이 없으면 아기가 배앓이를 하거나 알레르기, 천식, 습진, 자가면역질환에 걸릴 수 있다. 몸에 전반적으로 염증이 생길 가능성도 있다. 이런 상태를 가리키는 병명도 있다. 바로 신생아 장 결손newborn gut deficiency이다. 그런데 산모가 출산하기 며칠 전에 먹는 항생제와 출산 과정 때문에 이 핵심적인 미생물이 사라져버린다. 제왕절개를 하지 않아도 결과는 마찬가지다.[26] 다행히도 한 회사에서 '에비보Evivo'라고 불리는 프로바이오틱스를 개발했다. 이 프로바이오틱스는 B. 인판티스 중에서도 특수한 균류를 함유하고 있어서 아이가 태어났을 때부터 먹여도 괜찮다. 에비보는 아기의 장에 대량으로 서식해서 B. 인판티스가 없을 때 나타날 수 있는 위험을 사전에 차단한다.

건강하지 않은 장은 어떻게 만성 질환을 부르고 노화를 촉진할까? 그리고 그런 사태를 막으려면 어떻게 해야 할까?[27] 관련 연구가 기하급수적으로 늘면서 더 밝혀내야 할 내용도 많지만,

지금도 우리는 충분히 알고 있다. 장내 유해균은 잡초처럼 쑥쑥 자란다. 우리가 설탕, 밀가루, 가공식품을 계속 먹어서 유해균에 에너지를 공급하기 때문이다. 유익균을 키우려면 섬유질과 폴리페놀이 풍부한 식품을 먹어야 하지만, 우리는 그런 식품은 잘 먹지 않는다. 장내 유해균은 장의 투과성과 관련된 장누수증후군에 걸릴 확률을 높일 우려가 있다.

인간의 장은 입에서 항문까지 길게 이어지는 하나의 관이며, 음식과 박테리아 같은 이물질로 가득 찬 폐쇄적인 시스템이다. 건강한 장은 음식을 아미노산, 지방산, 당으로 분해한다. 이렇게 분해된 물질은 장내 세포에 흡수된다. 장내 세포들은 밀착 연접tight junction이라고 불리는 연결 물질에 의해서 하나의 막 안에 꽉 묶여 있다. 인간과 하수관을 구분 짓는, 단세포로 구성된 막 바로 아래에 면역계의 약 70퍼센트가 자리 잡고 있다. 맞서 싸워야 할 외부 항원을 가장 많이 마주치는 곳이 장이기 때문이다.

그 장벽이 손상되면 소화되지 못한 음식물 속의 단백질, 박테리아 독소, 박테리아 단백질이 세포들 사이로 새어나간다. 그러면 면역계는 해야 할 일을 정확하게 한다. 면역 반응을 활성화하는 것이다. 전신에 염증을 일으키고 질병과 노화가 나타나는 속도를 높인다.

마이크로바이옴 연구에 수십억 달러가 투입되고 있다. 이제는 여러 기업이 마이크로바이옴 검사와 대변 검사를 받을 기회를 제공한다. 새로운 프로바이오틱스와 프리바이오틱스뿐만 아니라 분변 이식 알약을 선보이는 기업도 있다. 이 분야에서 연구자들이 해야 할 일은 아직 많다. 하지만 마이크로바이옴 복구의 근본적인 원칙은 기능의학에 오랫동안 적용되어왔다. 이 원칙은 3부에서 소개하는 영 포에버 프로그램의 핵심이기도 하다.

징후 9: 줄기세포 소진으로 인한 체내 회춘 시스템의 쇠퇴

우리는 누구나 줄기세포가 작용하는 방식을 잘 안다. 스스로는 그런 줄도 모르고 있지만 말이다. 피부에 상처가 나면 어떤 과정을 거쳐서 아물까? 줄기세포가 소환돼서 치유 인자와 성장 인자를 분비하면 몸이 복구와 재생을 시작한다. 정말 놀라운 과정이다. 불가사리와 도롱뇽은 신체의 말단 부위를 새로 만들어내기도 한다. 사실 인간에게도 이런 능력이 있다. 우리의 간도 90퍼센트를 제거하더라도 다시 재생된다.

인간의 기반이 되는 단세포는 배아 줄기세포라고 불린다. 놀랍게도 그 안에 우리의 게놈 전체가 들어 있다. 조직 어디에든 성체 줄기세포가 있으며, 이런 줄기세포는 조직 어디서든 생산된다. 바로 중간엽 줄기세포라고 불리는 세포들이다. 골수에 들어있는 성체 줄기세포 중에서 적혈구, 백혈구, 혈소판을 만들어내는 세포는 조혈모세포라고 불린다. 하지만 우리가 나이를 먹으면 줄기세포도 나이가 든다. 그래서 세포, 조직, 장기를 복구하고 재생하는 능력이 떨어진다.

　노화의 다른 징후들과 마찬가지로 줄기세포의 기능이 떨어지는 것도 대체로 엑스포좀과 관련이 있다. 엑스포좀은 식단, 운동, 수면, 스트레스, 환경 독소, 알레르기 유발 항원, 미생물 등 우리가 통제할 수 있는 모든 요소를 말한다. 재생의학계에서 일어나는 혁신은 줄기세포의 노화를 막는 데 도움이 될 수 있다(11장 참고). 하지만 엑스포좀에 변화를 주는 것만으로도 효과가 충분하다면 새로운 치료법의 도움을 받을 필요가 없을지도 모른다.

징후 10: 만성 질환을 일으키는 염증성 노화

　마지막으로 살펴볼 노화의 징후는 바로 염증성 노화다. 노화의 다른 모든 징후가 이 마지막 징후에 영향을 미친다. 염증성 노화는 면역계의 기능에 장애가 나타나는 현상이다.[28] 나이가 들면 체내에서 상충하는 두 가지 일이 일어난다. 우선, 면역계가 나이를 먹고 감염과 암에 대항해서 싸우는 능력이 떨어진다. 이를 면역 노화라고 부른다. 이런 이유로 나이가 들수록 감염과 암으로 사망할 확률이 높아진다. 한편 면역계가 감염 부위를 찾아내서 문제를 해결하고 암세포를 제거하는 능력이 떨어지는 중에도 면역계의 다른 부분들은 활성화된다. 그래서 무균 염증이 발생한다. 무균 염증은 감염이 아닌 이유로 생긴 염증을 말하는데, 대표적인 원인으로는 조직 손상, 독소, 항원 등이 있다. 코로나바이러스-19 때문에 사이토카인 폭풍이라는 개념이 널리 알려졌는데, 이는 체내에 염증 전달 물질이 넘쳐나서 몸이 압도되는 현상이다. 잘못하면 사망에 이를 수도 있다. 비정상적인 노화는 천천히 일어나는 무균성 사이토카인 폭풍이나 마찬가지다.

앞에서 살펴본 것처럼 사이토카인은 면역계가 감염과 암을 이겨내기 위해서 만들어내는 물질이다. 하지만 제대로 통제되지 않으면 오히려 면역계가 과열되어 알레르기나 자가면역질환이 생긴다. 그렇다면 우리는 왜 감염과 암에 맞서 싸우는 능력을 잃으면서도 사이토카인 홍수를 일으키는 것일까? 노화와 관련된 모든 만성 질환은 염증에 의해 생기고 또 염증을 일으킨다. 계속 반복되는 사이클이다.

이런 일은 왜 일어날까? 진화론적인 관점에서 보면 과거에 인간의 생존은 젊을 때 감염에 맞서 싸우고 암세포를 죽이는 면역계의 능력에 달려 있었다. 하지만 나이가 들어서 번식할 일이 없어지면 이런 능력이 덜 중요해진다. 감염과 암으로부터 스스로를 보호하는 능력은 우리가 아기를 더 낳지 못하면 중요도가 낮아진다. 면역계의 중심에는 흉선이 있다. 나이가 들면 흉선이 작아지다가 나중에는 거의 사라지다시피 한다. 살아가면서 입는 상해(부실한 식단, 스트레스, 신체 활동 부족, 낮은 수면의 질, 환경 독소, 마이크로바이옴의 변화, 사회적 고립 등)는 전부 염증을 유발하는데, 암세포나 감염을 겨냥하는 염증은 아니다. 면역계가 똑같은 상황에서 젊었을 때는 강하다가 나이가 들면 약해지는 이런 역설적인 현상은 길항적 다면 발현antagonistic pleiotropy이라고 불린다. 간단히 말하면, 젊을 때 우리에게 이로웠던 것이 나이가 들면서 문제가 된다. 몸은 번식과 장수 중에서 하나를 선택해야 한다.

나는 기능의학을 실천하는 의사로서 스스로를 '염증학자'라고 생각할 때가 많다. 핵심은 염증이나 염증 반응을 억제하는 것이 아니라 염증의 근본 원인을 제거해서 염증의 균형을 맞추는 것이다(약한 염증 반응은 건강에 오히려 좋다). 염증을 일으키는 주범은 우리의 현대식 식단이다. 현대인은 염증을 유발하기 쉬운 음식 위주로 먹는다. 우리가 먹는 음식은 설탕과 녹말은 많이 들어 있고 섬유질은 적게 들어 있다. 현대인의 식단은 정제유로 가득하고, 영양소는 부족하며, 식물영양소는 거의 없다. 다시 말하면, 질병, 염증, 노화를 촉진하기에 완벽한 식단이다. 이런 식단은 우리의 마이크로바이옴을 해친다. 그래서 염증을 일으키는 유해균은 많아지고 항염 작용을 하는 유익균은 부족해져서 장누수증후군을 유발한다. 면역계 대부분이 장에 있기 때문에 이런 현상은 감염을 일으키는 데 큰 역할을 한다. 8만 4,000가지나 되는 일상 속 화학물질도 문제다. 안전 검사를 거친 화학물질은 그중 1퍼센트도 채 되지 않는다.[29] 이런 화학물질은 우리의 음식, 물, 공기, 청소용품, 생활용품에 들어 있다. 우리는 생선과 치아 충전재에 있는 수은, 납이 함유된 휘발유(여전히 토양 속에 남아 있음)와 페인트에 있는 납, 석탄을 태우는 공장에서 나오는 중금속과 미립자로 된 오염 물질, 음식과 물에 있는 비소에 노출되기도 한다. 이 모든 것을 합치면 염증이 일어나기에 완벽한 조건이 갖춰진다. 과로와 애정이 부족한 문화에서 비롯된 심리적인 스트레스와 수면 부족도 염증을 유발한다.

노화의 모든 징후는 염증을 일으킨다. 그러면 DNA 손상, 미토콘드리아의 상해, 유리기의 축적, 영양소 신호전달의 변화가 나타난다. 자가포식과 세포 청소가 충분히 일어나지 않으며, 좀비 세포, 망가진 단백질, 후성유전체의 변화는 너무 많아진다. 이런 요소가 전부 더해지면 사이토카인이 넘쳐나서 몸에 손상이 생기고 조기 노화가 일어난다.

다행히 염증을 억제하고 항염 경로를 활성화하는 일은 어렵지 않다. 영 포에버 프로그램에 감염과 암에 대항하는 능력을 향상하면서도 염증성 노화를 줄이는 방법을 담았다. 항염 작용을 하는 음식을 먹고, 시간을 제한해서 식사하고, 파이토케미컬을 충분히 섭취해서 장수 스위치를 활성화하면 된다. 호르메시스(10장 참고)를 이용해서 타고난 체내의 치유 시스템을 활성화하는 방법도 있다. 운동하기, 스트레스 줄이기, 잠 잘 자기, 환경 독소 멀리하고 없애기, 마이크로바이옴 최적화하기 등을 실천해보자. 파이토케미컬, 영양 보충제, 새로운 치료법을 통해 염증을 멀리하고, 건강을 부르고, 수명 연장을 실현할 수 있다.

최첨단 연구 덕택에 우리는 인체의 심오한 미스터리와 복잡한 특징들을 엿볼 기회를 얻었다. 아인슈타인은 이렇게 말했다. "나는 이런저런 원소의 스펙트럼에는 관심이 없다. 나는 신의 생각이 궁금하다. 나머지는 세부사항일 뿐이다." 과학사를 놓고 보면 우리는 신의 생각이 밝혀지고 있는 시대에 살고 있다. 과거에 물리 법칙이 발견될 때처럼 흥미진진한 순간이다. 물리학은 얼마 안 되는 법칙으로 관찰한 현상을 거의 다 설명할 수 있다. 하지만 생물학의 법칙은 이제야 등장하고 있다.

18세기의 물리학자 피에르 라플라스는 이런 말을 남겼다. "자연의 단순함을 우리의 이해도를 바탕으로 측정해서는 안 된다. 자연은 원인만 간단할 뿐 그 결과는 무수히 많은 형태로 나타난다. 자연의 경제학은 보편적인 법칙 몇 가지를 이용해서 수많은 현상을 설명하는 것이다." 우리가 살펴본 노화의 징후는 새로 발견된 생물학의 법칙에 속한다. 그저 몇 가지 일이 잘못됐을 뿐인데 결과적으로 온갖 질병이 나타나고 노화가 일어난다.

이제 노화의 징후가 무엇인지 알게 된 만큼 그 기저에 깔린 원인에 초점을 맞출 수 있다. 인체의 기본적인 생물학적 네트워크에 생기는 불균형이 문제다. 기능의학에서는 만성 질환, 조기 노화, 통증, 허약함으로 이어지는 이런 불균형에 직접 맞서 싸운다. 노화의 징후가 나타나는 근본 원인을 이해하면 그런 징후를 예방하거나 치료하는 데서 그치지 않고 새로운 시대를 향해 나아갈 수도 있다.

Chapter
5

너무 많거나
너무 적으면 죽는다

• • •

하늘과 땅의 순리를 거역하면 평생 재앙에 시달린다.
하지만 순리를 따르면 치명적인 질병에서 자유로울 수 있다.

중국에서 가장 오래된 의학서 《황제내경》

인체에서 매초 일어나는 화학 작용은 몇 가지나 될까? 100만 가지? 1조 가지? 둘 다 아니다. 답은 37이라는 숫자 뒤에 0을 27개나 붙여야 얻을 수 있다. 이처럼 우리의 머리로는 인체의 복잡함을 다 이해할 수 없다. 다양한 물질과 화학 작용의 마법 같은 춤이 건강, 질병, 노화의 바탕에 깔려 있다. 기능의학은 이런 화학 작용을 미세하게 조정하는 방법을 비롯하여 인체의 치유, 복구, 재생 기능을 원활하게 만드는 방법을 연구한다.

노화의 징후는 우리 몸이 균형을 '어떻게' 잃어가는지 보여준다. 하지만 주류 의학에서는 과정보다 결과에 초점을 맞춘다. 우리가 결과적으로 어떤 병에 걸렸는지, 어떤 경로에 기능 장애가 발생했는지, 어떤 약을 먹어야 하는지에 집중한다. 반면 기능의학 모델은 우리를 질병과 노화의 근본 원인으로 이끌어준다. 장수 연구 대부분은 노화의 징후를 치료하는 방법만을 다루지만, 기능의학은 무엇이 그런 징후를 유발하는지 살펴본다. 정답은 불균형이다. 몸 안에 나쁜 요소는 너무 많고 좋은 요소는 부족하기 때문이다.

건강하게 살기 위해 유전자, 단백질, 대사산물, 미생물 등을 일일이 알 필요가 없다는 점에서 우리 인체는 매우 아름답게 설계됐다. 그저 무엇이 체내에서 불균형을 일으키거나 균형을 잡아주는지만 알면 된다. 다행히도 그런 요소가 수백만 가지나 되지는 않는다. 몇 가지만 알아두면 충분하다.

기능의학에서는 체내 생태계에 기능 장애를 유발하는 요인을 알아내기 위해서 딱 두 가지 질문만 던진다. 첫 번째 질문은 '체내에 불균형을 일으키기 때문에 제거해야 하는 요소는 무엇인가?'이다. 두 번째 질문은 '체내의 균형을 되찾기 위해서 투입해야 하는 요소는 무엇인가?'이다. 다시 말해, 기능의학에서는 '우리의 엑스포좀이 우리 몸에 해로운가 아니면 이로운가?'하는 질문을 던진다.

유전자는 건강, 질병에 걸릴 확률, 장수할 가능성에 영향을 미친다. 하지만 생각만큼 영향력이 막강하지는 않다. 질병과 노화 문제는 유전자가 아닌 엑스포좀이 무려 90퍼센트를 결정한다. 우리의 유전자뿐만 아니라 체내의 모든 측면이 우리의 엑스포좀에 실시간으로 반응한다. 블루존에서 장수하면서 살다가 다른 곳으로 간 주민들을 보면 명확하게 알 수 있다. 그들이 블루존을 떠나서 현대적인 식단과 생활방식을 실천하자 질병에 걸릴 확률은 높아지고 장수할 확률은 눈에 띄게 낮아졌기 때문이다. 블루존은 세계 각지에 흩어져 있지만 한 가지 공통점이 있다. 몸에 좋은 것은 많고 몸에 나쁜 것은 거의 없다는 점이다. 블루존에는 자연식품이 풍부하다. 주민들도 활동적이고, 지역사회도 활성화되어 있다. 가공식품, 주로 앉아서 지내는 생활방식, 만성 스트레스, 환경 독소는 찾아보기 어렵다. 이는 우리 모두에게 희소식이다. 우리가 건강 수명과 실제 수명에 엄청난 영향력을 행사할 수 있다는 뜻이기 때문이다.

인체는 진화하면서 매우 특수한 방식으로 기능하게 됐다. 미국인의 무려 93퍼센트는 신진대사가 원활하지 않고 당뇨병 전 단계나 제2형 당뇨병을 앓고 있다(이는 조기 노화와 심장 질환, 암, 치매로 이어진다). 이런 현상이 나타나는 이유는 우리가 감당할 수 없는 요소는 너무 많고 우리가 번성하도록 도울 요소는 너무 적기 때문이다.[1]

건강하게 살기 위해서 줄이거나 없애야 할 요소는 다음과 같다.

- 설탕과 밀가루가 많이 들어 있는[3] 초가공식품으로 구성된 현대적인 식단[2], 경화유와 너무 많은 정제유
- 환경 독소(1900년 이후 새로 생긴 독소만 8만 4,000가지에 달함)

- 특정 유형의 감염병(잠복기가 있는 바이러스, 박테리아, 진드기 때문에 생기는 질병)과 마이크로바이옴의 불균형
- 장을 망가뜨리는 약: 항생제, 소염제, 위산 억제제 등
- 알레르기 유발 항원과 식품에 대한 민감성
- 신체 활동 부족
- 현대적인 생활의 만성 스트레스 유발 요인(신체적, 심리적 요인)
- 사회적 고립과 외로움

그렇다면 건강을 위해서 무엇을 늘리거나 더해야 할까? 건강에 꼭 필요한 요소는 무엇일까?

- 가공되지 않은 자연식품
- 재생 농업으로 생산한 고기, 목초지에서 키운 닭이 낳은 달걀, 지방이 많은 생선
- 섬유질
- 식물영양소
- 미량 영양소: 비타민 D, 아연, 마그네슘, 비타민 B군, 오메가3 지방산 등
- 건강한 생활방식이나 생동일성bioidentical 호르몬 대체 요법으로 최적의 호르몬 수치 유지
- 적절한 시간대에 적합한 빛에 충분히 노출되기
- 적절한 수분 섭취

- 깨끗한 공기
- 운동과 활동
- 요가, 명상, 호흡법 등 원기를 회복하는 활동
- 수면과 건강한 생체 리듬
- 공동체 의식, 사랑, 소속감
- 삶의 의미와 목적

좋은 요소를 더하고 나쁜 요소는 없애면 체내의 자연적인 치유 시스템이 활성화된다. 이 시스템은 우리가 건강을 증진할 목적으로 타고나는 지능이다. 우리는 생각보다 우리 몸에 훨씬 큰 영향을 미친다. 그렇다고 해서 몸에 좋은 것을 전부 활용하거나 몸에 나쁜 것을 매번 다 없앨 수는 없다. 자동으로 습관화할 수 있는, 간단하고 건강에 좋은 생활방식을 도입하자.

그렇다면 무엇이 인체에 불균형을 불러오며 노화의 징후를 유발하는지 알아보자.

염증과 노화를 부르는 식단

질병에 가장 큰 영향을 미치는 요인은 식단이다. 음식은 약이지만 독이 될 수도 있다. 오늘날 가공식품으로 구성된 서양식 식단은 1년에 어림잡아 1,100만 명을 죽음으로 몰아간다.[4] 하지만 전 세계적으로 1년에 4,100만 명이 만성 질환으로 사망한다는 사실을 생각하면 1,100만 명은 너무 낮게 책정됐을 가능성이 크다(4,100만 명은 세계 각지에서 일어나는 모든 사망 건수의 71퍼센트에 해당하는 수치다).[5] 흡연은 매년 700만 명의 목숨을 앗아간다. 환경 독소에는 자가면역질환을 유발하는 오토겐autogen과 오비소겐obesogen이 있다. 이런 독소는 부실한 식단과 맞물려서 노화의 징후를 촉진하며 매년 900만 명의 사망자를 추가로 양산한다. 몸에 안 좋은 식단은 심장 질환, 암, 당뇨병, 치매에 걸릴 확률을 높이는 데 큰 역할을 한다. 150년 전만 하더라도 이런 질병은 보기 드물거나 아예 찾아볼 수 없었다. 1800년대 초 병원 기록을 살펴보면 그 당시에 제2형 당뇨병과 심장 질환이 얼마나 희귀한 병이었는지 분명하게 알 수 있다. 이런 만성 질환이 불가피한 결과가 아니라, 인체가 나쁜 상황에 적응한 결과라는 점이 기록으로 입증된 셈이다.[6]

미국은 세상에서 가장 나쁜 식단을 만들어서 지구상에 있는 거의 모든 국가에 수출했다. 이로 인해 만성 질환으로 인한 사망자 중 3,100만 명이 저소득 국가나 중간 소득 국가에서 나온다. 이는 전염병으로 인한 사망자의 두 배나 되는 수치다.

산업화된 식품은 시장으로 밀려 들어와서 인류와 지구에 큰 해를 끼쳤다. 내가 쓴 책《음식 치료Food Fix》에서는 산업화된 식품의 해로움과 해결책을 자세히 다룬다. 오늘날 우리가 먹는 식품의 60퍼센트가 초가공식품이다. 식단의 10퍼센트를 초가공식품으로 채울 때마다 사망률이 14퍼센트 올라간다.[7] 계산해보면 암울한 그림이 그려진다. 아이들의 경우는 상황이 더 심각하다. 아이들이 먹는 식품의 67퍼센트가 초가공식품이기 때문이다.[8] 믿기 어려울 만큼 많은 양의 설탕과 밀가루는 인체에 치명적이다. 매년 한 사람이 설탕을 69킬로그램, 밀가루를 60킬로그램씩 소비한다. 문제는 거기서 끝나지 않는다. 1900년 이후에 가공 기름과 정제유의 생산량이 1,000배나 증가했고, 미국인은 평균적으로 식품 첨가물과 보존제를 매년 2킬로그램씩 먹기 때문이다. 게다가, 미국인의 90퍼센트는 과일과 채소처럼 몸을 보호해주는 식품을 최소 권장량만큼도 섭취하지 않는다. 이 모든 요인을 합치면 노화의 징후를 악화시키기에 완벽한 조건이 갖춰진다.[9] 소금, 설탕, 지방, 전분을 넣어 좋은 맛을 지나치게 강조한 초기호성 식품hyperpalatable food과 초가공식품은 과식을 부르기도 한다. 그래서 이런 식품을 자주 먹는 사람들은 매일 500칼로리 정도를 더 먹는다. 초기호성 식품과 초가공식품은 자가포식, 염증, DNA 복구를 통제하는 우리의 영양소 감지 시스템에 해를 끼친다. 미토콘드리아와 단백질의 손상을 유발하기도 한다. 손상된 단백질은 이미 염증이 있는 체내에 염증을 추가로 일으키며, 그렇게 염증성 노화가 일어나는 염증의 악순환이 발생한다.[10]

우리의 마이크로바이옴에 일어나는 해로운 변화를 주도하는 요인은 식단이다. 몸에 나쁜 음식을 먹으면 장 누수가 일어날 우려가 있다. 식단은 면역계에도 변화를 준다. 그래서 대사성 내독소혈증^{metabolic endotoxemia}이 약하게 나타날 수도 있다. 쉽게 설명하면, 음식을 엉망으로 먹으면 독소를 방출하고 염증을 일으키는 유해 박테리아에 에너지가 공급돼서 비만이 된다는 뜻이다. 음식을 지나치게 가공하거나 튀기면 산화 작용이 더 많이 일어나고 유리기의 생산량이 늘어난다. 그러면 염증이 더 많이 생긴다. 당연한 이야기지만, 우리의 식단에서 큰 비중을 차지하는 설탕과 정제된 곡물도 다른 식품보다 산화 스트레스와 염증을 더 많이 유발한다.

안 좋은 음식을 너무 많이 먹는 습관도 문제지만 좋은 음식을 너무 적게 먹는 점도 문제다. 체내에 비타민 D, 아연, 마그네슘, 오메가3 지방산과 같이 면역을 조절하고 항염 작용을 하는 미량 영양소가 부족하면 염증이 많이 생긴다. 오메가3 지방산과 레졸빈(인체가 오메가3 지방산을 이용하여 분비하는 화합물-옮긴이)처럼[11] 지방산을 보호하면서 염증에 제동을 거는 화합물은 염증을 줄이는 데 도움이 된다. 정제된 오메가6 기름은 많이 먹고 자연식품과 오메가3 지방산이 풍부한 생선은 적게 먹으면 염증이 더 촉진된다. 가공식품에 너무 많이 들어 있는 소금과 (과일과 채소에 있는) 칼륨이 부족한 식단 역시 염증을 악화시킨다.[12] 만일 온갖 종류의 만성 질환을 부르고 수명을 단축하는 식단을 짜야 한다면 우리가 요새 먹는 유독하고 산업화된 식단을 내밀면 된다.

앉아서 지내는 생활방식이 병을 부른다

엑스포좀에는 식단뿐만 아니라 운동, 스트레스, 수면, 생체 리듬, 밤에 빛에 노출되는 정도, 사회적 고립도 포함된다. 진화론적인 관점에서 보면 우리의 현재 생활방식 및 환경과 우리가 타고난 유전자 및 인체의 생리는 전혀 어울리지 않는다. 우리 선조가 살던 고대 세계에는 환경 독소가 별로 없었다. 어쩌다가 마주치는 독버섯이 전부였다. 고대에는 생체 리듬을 해와 달에 맞췄고 인공조명은 사용하지 않았다. 만성 스트레스를 유발하는 요인도 없었고, 밤마다 잠을 8~9시간씩 잤다. 신체 활동도 규칙적으로 많이 했으며 부족 사회와 집안에서 다른 사람들과 긴밀한 관계를 유지했다.[13] 한마디로 우리가 오늘날 사는 세상과는 완전히 다른 세상이었다. 오늘날에는 자연식품, 활동, 수면, 자연광[14], 깨끗한 공기와 물이 몸에 자동으로 투입되지 않는다. 그러다 보니 체내에서 일어나는 화학 반응 수십억 개에서 생물학적인 기능 장애가 줄줄이 발생한다. 그러면 질병과 사망을 유발하는 노화의 징후가 나타난다.[15] 우리 선조는 끊임없이 움직였다. 식량을 구하러 돌아다니고, 사냥하고, 포식자를 피해 다니고, 피신처를 찾아다녔다. 책상 앞에 앉아 있거나 자동차를 타고 놀러 다니지 않았다. 넷플릭스에서 드라마를 정주행하거나 가만히 앉아서 나쁜 뉴스만 강박적으로 확인하지도 않았다. 자연적으로 많이 움직이지 않는 생활 습관은 인체의 생리와 맞지 않아서 건강에 해롭다.

우리 먼 조상들은 헬스장에 다닐 필요가 없었다. 트레이너를 구하거나 런닝화를 살 필요도 없었다. 인체가 만들어진 방식대로 평소에 많이 움직였기 때문이다. 하지만 오늘날에는 미국인의 23퍼센트만이 1일 신체 활동 권장량을 채운다.[16] 설상가상으로 미국인의 절반은 신체 활동을 전혀 하지 않는다. 이는 치명적이다. 심장이 열심히 펌프질하도록 밀어붙이거나 근육을 강화하지 않으면 몸이 말랑말랑해지고 얼굴이 푸석푸석해진다. 그뿐만 아니라 근육에 염증이 많이 생기고, 호르몬에 변화가 일어나며, 근육 감소로 인한 질병에 걸릴 수도 있다. 신체 활동이 부족하면 인슐린 저항성이 더 커지고 혈압도 올라간다. 호르몬에도 문제가 생겨서 스트레스 호르몬은 많이, 성호르몬은 적게 분비된다. 뼈는 점점 약해지고, 심장 질환, 암, 당뇨병, 지방간, 치매에 걸릴 확률은 높아진다. 운동을 하지 않으면 복부 지방, 즉 내장 지방이 더 많아지고 뱃속에 거의 불이 붙는 것 같은 상황이 펼쳐진다. 사이토카인이 쏟아져 나오면서 호르몬과 신진대사를 무너뜨린다. 그러면 체중이 증가하고, 내장 지방이 더 많이 생기며, 염증성 노화가 일어난다. 과거에는 체중이 증가하는 이유를 음식은 너무 많이 먹고 활동은 너무 적게 하는 데서 찾았다. 태우는 칼로리보다 먹는 칼로리가 더 많아서 살이 찐다고 여긴 것이다. 하지만 연구 결과 잘못된 음식을 많이 먹어서 내장 지방이 쌓이면 과식과 운동 부족을 부른다는 사실이 밝혀졌다.[17] 내장 지방은 '배고픔을 유발하는 지방'이다. 이런 지방은 신진대사와 지방의 연소 속도를 늦추고, 허기지게 하고, 가만히 앉아서 TV만 보게 만든다.

운동 부족은 노화의 모든 징후를 촉진한다. 운동을 충분히 하지 않으면 미토콘드리아의 기능 장애, 영양소 감지 시스템의 오작동, 염증성 노화, 비정상적인 단백질, DNA 손상, 텔로미어의 단축, 좀비 세포, 후성유전체의 변화, 줄기세포의 소진 등이 더 빠른 속도로 나타난다. 운동은 노화의 거의 모든 징후를 되돌릴 수 있는 간단한 비법이다.[18]

만일 운동 효과를 약으로 먹을 수 있다면 그 약은 건강하게 오래 사는 데 가장 강력한 처방일 것이다. 매일 20분만 걸어도 심장 질환, 당뇨병, 암, 치매에 걸릴 확률을 40퍼센트나 낮출 수 있다.[19] 기대 수명을 정확하게 예측하려면 최대산소섭취량$^{VO_2\,max}$을 이용해서 체력 수준을 측정하면 되는데, 이는 신진대사와 체력의 효율을 간접적으로 측정하는 방법이다.[20] 체력이 좋을수록 건강하고 오래 살 수 있다. 그러니 당장 일어나서 움직여라! 하지만 운동이 아무리 건강과 장수에 중요하다고 해도 몸에 안 좋은 음식을 많이 먹으면 소용이 없다.[21]

사회 환경이 우리의 건강을 결정한다

2010년에 아이티 대지진이 발생한 직후에 나는 의료팀을 꾸려서 아이티로 향했다. 우리는 재앙의 중심에 있었던 수도 포르토

프랭스의 종합병원 현장에 처음 도착한 의료팀 중 하나였다. 지금은 고인이 됐지만, 비영리 의료 단체인 '파트너스인헬스Partners in Health'의 폴 파머Paul Farmer도 우리 팀에 있었다. 파머는 생전에 서반구의 가장 가난한 국가에서 여러 약에 내성이 있는 결핵 환자와 에이즈 환자들의 치료를 도왔다. 치료하기에는 너무 가난하고 어렵다는 이유로 글로벌 공공 의료 사회로부터 버림받은 환자들이었다. 파머는 '동반의 힘'을 이용해 이웃끼리 서로 돕는 치료 모델을 도입했다. 사람들은 건강해지도록 서로 도왔고 지역사회의 의료계 종사자로 훈련받았다. 파머 박사는 질병이 사회적인 요인에 뿌리를 두고 있다고 말했다. 그는 질병을 부르는 사회적·경제적·정치적 상황을 구조적인 폭력structural violence이라고 불렀다.

오늘날 우리는 이를 건강의 사회적 결정 요인social determinants of health이라고 부른다. 이런 용어를 보면 사회적 스트레스가 건강에 어떤 영향을 미치는지 알 수 있다. 우리가 알다시피 외로움은 질병을 유발하는 커다란 위험 요인 중 하나다. 무력감 역시 흡연이나 부실한 식단만큼이나 큰 위험 요인이다.[22] 거의 모든 만성 질환은 전염성이 대단히 높다. 우리의 사회적인 관계는 실제로 건강에 영향을 미친다. 같이 어울리는 친구들이 비만이면 우리도 비만이 될 확률이 171퍼센트나 높아진다. 하지만 형제자매가 비만이면 우리가 비만이 될 확률이 40퍼센트 높아진다. 비만은 수명을 크게 단축시킨다.[23] 비만인 아이는 체중이 정상인 아이보다 수명이 13년이나 짧다. 그런데 안타깝게도 오늘날 우리 아이들의 무려 40퍼센트가 과체중이다.

오늘날 우리는 부족 문화로부터 너무 멀어졌다. 100년 전의 대가족 문화와 풍요로운 사회 체제로부터도 너무 멀어졌다. 우리 어머니는 1930년대에 브루클린에서 자랐다. 그때만 하더라도 조부모, 삼촌, 이모, 고모, 사촌들이 전부 같은 동네에서 살았다고 한다. 하지만 나는 먼 친척들까지 합치면 수백 명이나 되는 사촌 중에 아는 사람이 고작 두세 명뿐이다. 블루존은 자연식품으로 구성된 식단과 주민들의 엄청난 활동량, 긴밀한 사회적 유대감으로 유명하다. 일본의 오키나와에는 '모아이'라는 모임이 있다. 오키나와 주민들은 태어날 때부터 모아이에서 만난 사람들과 함께 살고, 즐기고, 죽음을 맞는다.

사회적 고립에서 비롯된 만성 스트레스는 노화의 징후를 촉진하는 생물학적인 신호로 나타난다. 염증, 미토콘드리아의 기능 장애, 후성유전체의 손상, 텔로미어의 단축, 영양소 감지 경로의 변화 등이 그 신호다.[24] 이제는 '정신신경면역학'이라는 새로운 과학 분야가 생겼다. 이 분야에서는 스트레스 때문에 우리가 더 빨리 아프고 늙는 과정을 연구한다. 우리의 유전자, 면역계, 마이크로바이옴, 호르몬 등은 우리의 생각, 감정, 믿음에 귀를 기울이고 거기에서 지시를 받는다. 따라서 스트레스를 줄이면 건강하게 늙을 수 있다.

지역사회를 구축하고, 소속감을 느끼고, 인간관계를 돌보고,

서로를 지지해주는 공동체에 참여하면 건강하게 살 수 있다. 심지어 뜨개질이나 볼링 동호회에 들어가는 것도 그렇다. 나는 2011년에 릭 워런Rick Warren 목사, 대니얼 에이멘Daniel Amen 박사와 함께 신앙을 바탕으로 한 건강 프로그램을 만들었다. '대니얼 플랜Daniel Plan'의 모토는 건강 회복이 팀 스포츠라는 것이었다. 우리는 새들백교회Saddleback Church에 속한 자발적인 소규모 지원 그룹을 대상으로 건강한 생활에 관해서 가르쳤다. 그랬더니 신도 1만 5,000명이 1년 만에 체중을 총 113톤이나 줄였다. 그들은 지역사회의 힘 덕분에 건강도 크게 좋아졌다.

심리적·사회적·신체적 스트레스는 모두 생물학적인 노화로 이어질 수 있다. 신체적 스트레스에는 수면 부족이나 불충분한 신체 접촉도 포함된다. 사회유전체학sociogenomics이라고 불리는 새로운 연구 분야에서는 사회적·심리적 환경이 우리의 유전자 발현에 어떻게 영향을 미치는지 설명한다.[25] 이는 추상적인 개념이나 이론이 아니다. 우리의 생각, 믿음, 인간관계 또는 전부 유전자의 발현에 측정 가능한 변화를 일으킨다. 이런 요인들은 염증과 스트레스 호르몬을 통제하는 유전자에 영향을 미친다. 주체성의 부재, 거절, 외로움, 사회적 고립, 트라우마는 우리의 면역계, 호르몬, 장에 영향을 끼친다.[26]

트라우마는 삶의 어느 단계에서 생기든 건강에 해롭다. 하지만 어린 시절에 생긴 트라우마는 특히 우리를 질병과 죽음에 더 취약하게 만든다. 아동기 부정적 경험Adverse Childhood Experiences; ACE

설문 결과는 사망률과 큰 상관관계가 있다.[27] 하지만 환경만이 문제는 아니다. 우리가 그런 환경에서 만들어내는 이야기도 문제다. 가보 마테 박사는 트라우마가 우리의 신체적·정신적 건강에 미치는 영향을 연구하는 전문가다. 그는 트라우마란 우리에게 일어난 일 그 자체가 아니라 우리에게 일어난 일에 대한 스스로의 해석을 뜻한다고 주장한다. 트라우마를 극복하기란 대단히 어렵다. 따라서 가능한 한 전문적으로 훈련받은 심리 치료사를 찾아가길 권한다. 트라우마 극복은 단기적·장기적 건강을 위해서도 대단히 중요하다. 3부에서는 새로운 트라우마 치료법을 살펴보려 한다. 그중에는 케타민, 메틸렌디옥시메스암페타민methylenedioxymethamphetamine; MDMA, 실로시빈psilocybin 버섯을 이용한 환각 요법도 있다.

건강의 사회적 결정 요인은 식단과 운동만큼이나 건강에 중요하다. 이런 요인에는 공동체 의식, 인간관계, 스트레스, 트라우마, 목적의식, 소속감 등이 있다. 우리가 외로움, 고립감, 무력감을 느끼거나 스트레스를 받으면 우리의 생리, 세포, 마이크로바이옴이 우리의 생각과 감정을 '듣고' 염증과 질병을 유발한다. 트라우마, 살면서 겪은 심각한 사건, 만성적인 우울증과 같은 어려움을 이겨내기 위해서 훈련받은 심리 전문가와 상담하는 방법도 있다. 하지만 우리가 일상에서 사회적·감정적으로 잘 지낼 수 있도록 도와주는 간단한 실천법도 있다. 감사하는 마음을 갖고, 자신을 최우선으로 돌보고, 다른 사람을 돕고, 지역사회에 합류하고, 명상을 하면 된다. 건강과 장수를 위해서 어떤 전략을 선택하든 소속감, 의미, 목적이 있는 자신만의 사회적인 조직을 돌보고 발전시켜야 한다.

수면 부족은 조기 사망을 부른다

현대인의 신체적인 스트레스를 유발하는 주요 요인 중 하나는 전기의 발견에서 비롯됐다. 전구는 유용하기는 하지만 생각보다 사망자를 많이 양산한다. 오늘날에는 밤에도 주변이 깜깜하지 않고 불이 켜져 있어서 생체 리듬이 쉽게 깨진다. TV나 스마트폰을 들여다보는 시간도 점점 늘어나서 옛날보다 수면 시간이 2시간이나 줄었다. 이는 건강에 아주 해롭다. 인슐린 저항성, 비만, 제2형 당뇨병, 심장 질환 등으로 인한 사망의 위험성도 높이기 때문이다.[28] 수면 부족은 노화의 거의 모든 징후를 주도한다. 특히 염증,[29] 미토콘드리아의 손상, 호르몬의 변화, 영양소 감지 경로의 변경 등을 유발한다.[30] 수면 부족은 우리가 당과 탄수화물을 갈망하게 만든다. 몸이 치유, 복구, 재생 작업을 하지 못하게 막기도 한다. 예를 들면, 뇌는 글림프 시스템glymphatic system이라는 자체적인 해독 시스템을 갖추고 있다. 글림프 시스템은 하루 동안 체내에 쌓인 대사 노폐물과 찌꺼기를 전부 치운다. 그런데 잠이 부족하면 이 시스템이 제대로 작동하지 못하고 우울증, 치매 등에 걸릴 확률이 높아진다.

우리의 생체 리듬은 부분적으로는 빛에 노출되는 정도에 의해 조절된다. 사람은 아침에는 햇빛을 받고 밤에는 어두운 곳에서 자야 한다. (잠들기 전처럼) 생물학적으로 이례적인 시간에 블루라이트에 노출되면 경계심이 강해지고 쉽게 흥분한다. 생체 리듬이 깨지고, 염증이 생기며, 미토콘드리아의 기능이 떨어지기도 한다.[31] 잠을 충분히 자더라도 밤낮이 바뀐 생활은 여전히 건강에 해롭다. 교대 근무를 하는 사람은 비만이 되거나 심장 질환이나 암에 걸릴 확률이 높다. 조기 사망에 이를 위험도 더 크다. 성경의 "빛이 있으라."라는 말은 "낮에 빛에 있으라!"라고 해석해야 한다. 다행히도 밤에 블루라이트에 덜 노출되는 방법이 여러 가지 있다. 블루라이트 차단 안경을 쓰거나 휴대전화, 태블릿, 컴퓨터에서 블루라이트 차단 설정을 하면 된다. 블루라이트를 제거한 특수 전구를 사용하는 방법도 있다.

수면 패턴과 생체 리듬을 리셋하면 건강하게 오래 사는 첫 걸음을 뗄 수 있다.

장내 미생물 균형이 깨지면 노화가 촉진된다

체내에 있는 나쁜 무엇인가가 우리를 아프게 만들고 일찍 늙게 만든다. 장에서 나타나는 노화와 관련된 변화는 장에 좋지 않은 여러 습관이 평생에 걸쳐서 쌓인 결과다. 이런 변화는 염증, 인슐린 저항성, 비만을 촉발해서 노화의 모든 징후를 악화시킨다.[32] 고생대에 살던 사람들의 대변과 현대인의 대변은 차이가 크다. 우리 선조는 장내 유익균의 도움을 받아서 면역계가 원활하게 작용했다. 그래서 알레르기, 자가면역질환, 심장 질환, 암, 당뇨병, 비만에 시달릴 필요가 없었다. 그들은 현대인처럼 극도로 깨끗한 환경이 아니라 먼지 구덩이에서 살고 놀았다. 그러나 현대인은 식단의 변화, 항생제의 남용, 위산 억제제와 소염제의 사용, 불필요한 제왕절개술 등으로 장내 박테리아의 불균형이 나타나기에 완벽한 환경에서 생활한다.[33] 모이세스 벨라스케스맨오프Moises Velasquez-Manoff의 《결핍의 확산An Epidemic of Absence》과 마틴 블레이저Martin J. Blaser의 《사라진 미생물Missing Microbes》은 우리의 마이크로바이옴에서 일어나는 변화가 건강과 수명에 어떤 영향을 끼치는지 생생하게 다룬다.[34]

장에 유해균이 너무 많으면 조눌린zonulin이라고 불리는 물질이 많이 생긴다. 조눌린은 장벽腸壁에 있는 밀착 연접을 느슨하게 만들어서 장누수증후군에 걸릴 위험을 높인다. 조눌린은 비만인 어른과 아이,[35] 제2형 당뇨병, 지방간, 심장 질환, 불임, 자가면역질환, 암에 걸린 환자에게서 볼 수 있으며, 조눌린의 양을 보고 전신에 염증이 나타나는 정도와 몸이 허약한 정도를 파악할 수 있다.[36] 조눌린은 알레시오 파사노Alessio Fasano 박사에 의해 처음으로 발견됐다. 파사노는 콜레라를 연구하다가 조눌린을 발견했다. 콜레라균과 다른 유해 박테리아가 조눌린의 생성을 촉발하기 때문이다. 하지만 유해균만 조눌린을 촉발하지는 않는다. 오늘날 조눌린의 생성을 유도하는 가장 큰 위험 요인은 글루텐이다. 현대인이 먹는 난쟁이 밀에는 글리아딘gliadin, 즉 글루텐 단백질이 옛날 밀보다 훨씬 많이 들어 있다.[37] 셀리악병(글루텐으로 인해 소장에 생기는 유전적 자가면역질환-옮긴이) 환자가 지난 50년 동안 400퍼센트나 증가한 이유가 여기에 있는지도 모른다. 비셀리악 글루텐 민감증non-celiac gluten sensitivity 환자도 눈에 띄게 많아졌다. 글루텐은 염증, 장 손상, 자가면역질환, 심장 질환, 암, 치매, 노화를 촉발하는 커다란 위험 요인이다.

최근에 마이크로바이옴 연구가 폭발적으로 늘어나 장을 리셋할 수 있는 새로운 방법이 많이 등장했다. 프리바이오틱스, 프로바이오틱스, 포스트바이오틱스, 심바이오틱스symbiotics, 폴리페놀 혼합물 등이 건강한 미생물 생태계를 재정립하는 데 도움이 된다. 심지어 분변 이식도 된다. 지금은 상상하기 어렵지만, 머지않은 미래에 장을 재시동하려고 건강한 기증자에게서 얻은 얼린 대변 알약을 삼키는 날이 올지도 모른다. 여러 연구 결과를 보면, 분변 미생물군 이식으로 비만, 제2형 당뇨병, 자폐증, 자가면역질환 등을 치료할 수 있다고 한다.

앞에서 살펴본 것처럼 나이가 들면 감염도 염증을 유발한다. 면역계가 늙는 면역 노화immunosenescence가 일어나면 젊었을 때는 쉽게 감당했던 병원균에 대처하는 능력이 떨어진다. 예를 들면,

어릴 때 수두에 걸리면 조금 아프고 만다. 하지만 수두는 사라지지 않고 수십 년 동안 체내에 잠복한다. 그러다가 나이가 들어서 스트레스 유발 요인이 수두를 다시 활성화하면 훨씬 고생스러운 대상포진에 걸린다. 거대세포 바이러스cytomegalovirus; CMV, 엡스타인바Epstein-Barr 바이러스, C형 간염과 같은 바이러스와 다른 감염원도 급속한 노화와 관련이 있다.[38] 우리의 현대적인 생활방식은 염증을 부르고 면역계를 파괴한다. 그래서 선조들은 제법 수월하게 감당했던 바이러스와 기생충에 현대인이 취약해진 것일지도 모른다.[39] 그사이에 새로운 감염도 많이 생겼다. 라임병처럼 진드기에서 비롯된 감염, 코로나바이러스-19, 만성 코로나19 증후군long COVID syndrome 등이 새로 등장했다. 이런 감염은 쉽게 낫지 않으며 심신을 약해지게 한다. 치료하기도 어렵고 전신에 염증을 유발하기도 한다. 우리는 장내 박테리아와 조화롭게 살아가는 방법에 관해서 아직 배울 것이 많다. 장내 박테리아가 면역계를 악화시키거나 노화를 촉진하지 못하게 막아야 한다.

환경 독소가 생물학적인 네트워크를 공격한다

의대에서는 영양소와 독소(급속 중독 제외)가 인간의 건강에 미치는 영향을 거의 가르치지 않는다. 지난 200년 동안 인간은 석유화학 화합물과 중금속에 역사상 유례가 없을 정도로 많이 노출됐다. 그래서 만성 질환에 대한 부담이 커지고 노화 속도가 빨라졌다. 환경 독소는 만성 질환에 걸릴 확률을 높이는 위험 요인으로 점점 더 주목받고 있다. 심장 질환, 당뇨병, 비만, 암, 불임이나 정자 과소증과 같은 호르몬 질환, 자가면역질환, 신경변성 질환, 자폐증 등을 유발하기 때문이다.

1900년 이후에 상품에 들어가거나 우리의 물, 공기, 음식에 들어온 새 화학물질은 8만 4,000가지가 넘는다. 살충제, 제초제, 플라스틱, 난연제, 프탈레이트, 과불화 화합물, 비스페놀, 다환 방향족 탄화수소 등이 대표적이다. 비소, 납, 수은과 같은 중금속도 문제다.[40] 이런 화학물질과 중금속은 청소용품, 생활용품, 처방약, 잔디 관리 용품 등에 들어 있으며 대부분 인체 테스트를 제대로 거치지 않았다. 설령 테스트했더라도 다른 화학물질과 동시에 노출될 때 일어나는 상승효과는 고려하지 않았다. 인간의 지방을 생체 검사해보면 사람 한 명 한 명이 얼마나 해로운 쓰레기 덩어리인지 알 수 있다. 우리 몸에는 살충제인 DDT, 폴리염화비페닐polychlorinated biphenyl; PCB, 다이옥신처럼 사용이 금지된 화합물도 가득하다. 신생아의 탯줄 혈액 속에는 인간에게 알려진 독소만 평균 287가지나 들어 있다. 아기가 첫 숨을 들이마시기 전부터 체내에 독소가 이렇게나 많다.[41] 만일 인간이 음식이었다면 안전하게 먹을 수 없는 음식이었을 것이다.

독소는 다양한 경로를 통해서 우리 몸을 무너뜨린다. 오비소겐이라고 불리는 독소들은 우리의 신진대사와 인슐린 저항성에 영향을 미치며 비만, 제2형 당뇨병, 심장 질환을 일으킨다고 알려져 있다. 오토겐이라고 불리는 독소들은 자가면역질환에 영향을 미치며 체내에 전체적으로 염증을 유발한다. 이 두 종류의 독소 말고도 내분비계 장애 물질 또는 비생체성분이라고 알려진 독소들도 있다. 이런 독소들은 성호르몬과 갑상샘호르몬을 혼돈에 빠뜨린다. 당연한 말이지만, 독소 중에는 발암물질이 많다.

이런 화합물은 인체의 모든 생물학적인 네트워크를 바꾸고 상해를 입힌다. 독소는 장, 면역계, 에너지 생산 시스템, 해독 시스템, 림프계와 순환계, 호르몬과 신경전달물질뿐만 아니라 세포와 세포의 구성 물질을 망가뜨려서 세포의 구조도 손상시킨다. 독소는 우리의 DNA와 미토콘드리아를 손상시키고, 영양소 감지 경로를 방해하며, 텔로미어의 길이를 단축시킨다. 독소 때문에 단백질과 단백질의 기능이 달라지고, 세포가 노화하며, 줄기세포가 소진된다. 독소는 후성유전체에도 부정적인 영향을 미친다. 우리의 마이크로바이옴을 손상시키고 장누수증후군을 유발하기도 한다.

따라서 환경 독소에 노출되는 빈도를 줄이고 체내에 있는 해독 시스템을 최적화해야 한다. 영 포에버 프로그램에서 소개하는 과정이 만성 질환을 예방하고 치료하고 되돌리는 데 중요한 역할을 할 수 있다.

인체의 정원을 아름답게 가꾸자

기능의학의 핵심 원리를 짚고 넘어가자. 우리가 아픈 이유는 우리를 아프게 하는 무엇인가가 체내에 너무 많거나 우리가 번성하고 최적의 상태로 기능하는 데 도움을 주는 좋은 요소가 체내에 부족하기 때문이다. 좋든 싫든 인간은 생물학적인 유기체이며 자연의 법칙을 따라야 한다. 정원을 아름답게 가꾼다고 생각해보자. 그러면 흙을 준비하고, 퇴비, 영양분, 물, 햇빛, 온도에도 신경 써야 한다. 식물을 키우는 데 꼭 필요한 이런 요소들이 부족하면 정원은 번성하지 못한다. 인체도 마찬가지다. 다행히도 인체의 정원에 필요한 요소들의 목록은 짧은 편이다. 건강과 장수라는 두 마리 토끼를 잡기 위해서 최고의 요소들을 체내에 투입하는 방법도 비교적 간단하다.

그렇다면 건강에 중요한 요소들은 무엇일까? 우리가 이미 알고 있는 뻔한 것들이다. 영양이 풍부한 자연식품, 적당량의 영양소, 비타민, 미네랄, 식물영양소, 호르몬의 균형, 적절한 운동, 최적의 수면 시간과 질, 명상이나 호흡법처럼 원기를 회복시키는 활동, 적절한 시간에 쬐는 적당한 햇빛, 생체 리듬 맞추기, 깨끗한 물과 공기, 좋은 마음가짐과 부정적인 내면의 목소리를 잠재우는 마인드 컨트롤(실제로 세포에 영향을 미침), 의미와 목적, 공동체 의식과 유대감, 사랑 등이다. 이는 인간의 건강을 구성하는 기본 요소들이다. 하지만 현대 문화는 이런 요소들을 크게 중요시하지 않는다.

기능의학은 우리의 모든 생물학적인 시스템을 최적화하기 위해서 체내에 무엇이 넘치고 무엇이 부족한지 진단하고 치료한다. 이제 2부에서 일곱 가지 생물학적인 시스템을 최적화하고 시스템 간의 균형을 유지하는 방법을 알아보자. 영 포에버 프로그램이 도움이 될 것이다. 이 로드맵을 이용해서 식단, 운동, 스트레스 관리, 수면, 사회적 안정감을 최적화하는 데 필요한 기본적인 실천법을 살펴볼 것이다. 그리고 나서 호르메시스라는 강력한 실천법을 알아보려고 한다. 호르메시스는 우리가 질병을 이겨내고 건강을 극대화하고 장수를 위한 경로를 활성화하는 데 도움이 되는 좋은 스트레스다. 마지막으로는 새롭게 떠오르고 있는 혁신 기술을 살펴볼 것이다. 최고의 건강 상태를 유지하고, 노화의 작용을 되돌리고, 활기차고 건강하게 살 수 있는 시간을 늘려주는 방법을 알아보자.

Part 2

우리 몸의
작동 방식을 이해하라

Chapter
6

일곱 가지 핵심 시스템의
균형을 맞춰라

• • •

과학에서는 그 무엇도 이론 없이는 말이 되지 않는다.
인생도 마찬가지다. 인간에게는 이처럼 모든 지식을 맥락에 넣어서
이야기를 만들고 세상을 재창조하려는 본능이 있다.

생물학자 에드워드 윌슨

장수 연구자들이 밝혀낸 노화의 징후에는 미토콘드리아의 기능 장애, 마이크로바이옴의 불균형, 염증, 영양소 감지 시스템의 기능 장애, 호르몬 변화 등이 있다. 이런 징후들은 기능의학에서 말하는 인체의 근본적인 생물학적 시스템에 문제가 생겼다는 의미다. 질병을 예방하고 건강하게 오래 살기 위해서는 이런 시스템을 잘 돌보고 최적화해야 한다.

지금부터 질병과 노화의 바탕에 깔린 일곱 가지 체내 핵심 시스템을 살펴보자. 건강하게 지내려면 마이크로바이옴, 면역계, 미토콘드리아, 해독 시스템, 순환계와 운반 시스템, 전달 시스템, 구조적인 시스템이 전부 균형을 유지해야 한다.

핵심 시스템 1: 마이크로바이옴과 소화 시스템

의학계에서는 오랫동안 장에 관해 평면적인 시각을 고수했다. 장은 단순히 입에서 항문까지 연결된 하나의 관이며 영양소와 액체를 흡수하는 정도의 역할만 한다는 시각이었다. 그래서 의사들은 역류성 식도염, 과민대장증후군, 염증성 장 질환처럼 장과 직접적인 관계가 있는 병에 걸리지 않은 이상 환자의 전반적인 건강 상태를 파악할 때 장의 건강은 고려하지 않았다. 하지만 장은 우리의 건강에서 중심적인 역할을 한다.

우리는 4장에서 노화의 징후들을 살펴봤다. 마이크로바이옴이 건강과 장수에 결정적인 역할을 한다는 사실, 마이크로바이옴의 불균형을 일으키는 원인도 알아봤다. 최근에 실시한 한 연구에 따르면 젊은 쥐의 대변을 늙은 쥐에 이식했더니 늙은 쥐가 젊어졌다고 한다.[1] 뇌, 눈, 장을 포함한 늙은 쥐의 신체 곳곳에서 염증이 전체적으로 줄어들기도 했다. 같은 원리로 늙은 쥐의 대변을 젊은 쥐에 이식했더니 젊은 쥐가 늙고 말았다. 젊은 쥐의 뇌, 눈, 장에 염증이 더 많아졌고 장 누수 증상도 나타났다. 우리는 아직 젊은 사람의 대변을 채취해서 노인에게 이식하는 단계에 도달하지는 않았다. 하지만 그렇게 먼 미래의 일은 아닐 것이다. 이 연구는 평생에 걸쳐서 체내의 정원을 가꾸는 일의 중요성을 보여준다. 질병을 되돌리고 수명을 연장하는 핵심 전략으로서 장을 치유하는 일의 중요성도 알려준다.

장은 어쩌면 체내에서 가장 중요하고 정교한 장기일지도 모른다. 장은 음식을 분해하고 소화한다. 우리가 먹는 음식을 아미노산, 당과 지방, 섬유질, 비타민, 미네랄, 식물영양소로 분해해서 흡수하는 것이다. 그러면서도 질병을 유발하는 해로운 미생물과 소화가 덜 된 음식은 흡수되지 않게 막는다. 건강하게 지내려면 우리의 마이크로바이옴도 건강해야 한다. 장내 생태계를 최적화하는 유익균이 적절히 존재해야 한다. 이런 유익균은 우리 건강에 꼭 필요한 대사산물을 제공한다. 장에 염증을 일으키는 유해균과 독성이 있는 대사산물이 너무 많으면 안 된다. 유독한 대사산물은 체내에 흡수되어 건강의 모든 측면에 부정적인 영향을 미치며, 거의 모든 만성 질환의 원인으로 지목된다.[2]

건강하게 오래 살기 위해서는 체내의 정원을 가꾸어야 한다. 우리는 정원에 매일 음식을 제공한다. 우리가 음식을 한 입 먹을 때마다 장내 유익균이나 유해균에 먹이를 제공하고 장의 내벽을 복구하거나 손상시키는 셈이다. 장 내벽이 손상되면 장누수증후군이 생기고, 이 질병은 염증을 유발한다. 노화의 거의 모든 징후에 부정적인 영향을 끼치는 가장 위험한 요인 중 하나이기도 하다. 장을 건강하게 유지하려면 자연식품 위주로 식단을 짜야 한다. 프리바이오틱스(섬유질), 프로바이오틱스가 풍부한 식품과 파이토케미컬이 들어 있는 다양한 색의 식물을 많이 먹어야 한다. 장내 유익균은 형형색색의 채소와 과일에 들어 있는 폴리페놀과 같은 파이토케미컬을 좋아한다. 이런 발견은 장내 유익균에 먹이를 공급할 때 유용하게 쓸 수 있는 귀중한 정보다.

핵심 시스템 2: 면역계와 염증계로 구성된 방어와 복구 시스템

몸이 아파서 나타나는 증상은 한정되어 있지만, 몸을 아프게 하는 요인은 많다. 코로나바이러스-19 환자들을 보면 알 수 있 듯이 감염병은 모두에게 똑같은 영향을 미치지 않는다. 비만, 제 2형 당뇨병, 심장 질환, 염증성 노화 때문에 염증에 취약한 사람 들은 코로나바이러스-19에 걸리면 심각한 질병, 입원, 사망에 이를 확률이 보통 사람보다 훨씬 높다. 똑같은 바이러스의 공격 을 받아도 결과가 크게 달라지는 것이다. 현대인이 경험하는 여 러 상해는 염증이라는 공통 경로로 이어진다. 독소, 알레르기 유 발 항원, 미생물, 염증성 유해균, 부실한 식단, 스트레스는 전부 염증을 일으킨다. 스트레스는 신체적인 트라우마(사고, 자외선, 전 자기장 등)와 심리적인 트라우마(현대적인 세상에 살면서 겪는 미세 외 상과 심각한 질병, 학대, 방임과 같은 거대 외상)를 전부 포함한다. 체내 에 무언가가 너무 많을 때뿐만 아니라 무언가가 너무 적을 때도 염증이 생긴다. 항염 작용을 하는 식물영양소가 풍부한 자연식 품, 비타민과 미네랄, 운동, 적절한 수면, 원기를 회복시켜주는 활동(명상, 요가, 기도, 호흡법), 유대감, 사랑, 공동체 의식, 삶의 의 미와 목적이 부족해도 염증이 생긴다.

염증은 피드 포워드 주기feed-forward cycle라고 불리는 사이클 안에서 가속화된다. 마치 몸 안에서 들불이 번지는 것처럼 모든 세포와 장기가 염증의 공격을 받는다. 일반적으로 나이가 들면 염증이 많아지는데, 가장 큰 원인이 좀비 세포다. 핵심은 불을 끄는 데 있다. 현대의 의사는 염증학자, 즉 불이 시작된 곳을 찾아내는 형사가 되어야 한다. 염증은 일곱 가지 핵심 생물학적 시스템 전부에 부정적인 영향을 미친다. 그렇다면 어떻게 해야 치유, 복구, 원기 회복, 재생의 선순환을 만들어낼 수 있을까?

건강하게 늙으려면 감염과 암에 맞서 싸우는 면역계의 능력을 향상하고 몸이 만성적인 염증에 시달리지 않게 주의해야 한다. 염증을 없애고 면역계를 강화하려면 독소, 알레르기 유발 항원, 장내 박테리아의 불균형, 만성 스트레스, 앉아서 지내는 생활방식을 멀리해야 한다. 항염 작용을 하는 음식을 먹고, 영양소를 충분히 섭취하고, 적절하게 운동하고, 잠을 잘 자고, 스트레스를 줄이고, 공동체 의식과 유대감을 느끼는 것도 중요하다.

핵심 시스템 3: 미토콘드리아의 에너지 생산 시스템

노화의 일곱 번째 징후에서 살펴봤듯이 에너지가 없으면 어떤 세포든 기능이 떨어진다. 따라서 건강하게 늙으려면 미토콘드리아를 청소하고, 복구하고, 보호하고, 수를 늘리고, 기능을 최적화해야 한다. 세포마다 수없이 많은 미토콘드리아가 딸려 있다. 특히 에너지가 가장 많이 필요한 뇌와 심장 같은 조직에 미토콘드리아가 집중적으로 모여 있다. 미토콘드리아는 우리가 먹는 음식과 들이마시는 산소를 ATP라고 불리는 에너지로 전환한다. 우리 몸은 거의 모든 생화학적인 과정에 이 에너지를 이용한다. 이런 반응의 부작용으로 소량의 유리기, 즉 활성산소가 생긴다.

활성산소가 어느 정도 생기는 현상은 정상이며 세포의 항상성을 위해서도 필요하다. 하지만 나이가 들면 자연스럽게 미토콘드리아의 양도 줄고 질도 떨어진다. 결국, 미토콘드리아가 생산하는 ATP는 줄어들고 활성산소는 많아진다. 그러면 상해와 염증이 눈덩이처럼 불어나서 체내 곳곳을 공격할 우려가 있다. 이상적인 상황에서는 기존의 미토콘드리아가 새롭고 젊은 미토콘드리아로 대체될 때까지 최적의 기능을 유지한다. 하지만 몸이 생물학적으로 늙고 특정한 병에 걸리면 미토콘드리아의 기능이 서서히 떨어져서 세포가 망가질 수 있다. 미토콘드리아의 작동에 문제가 생기면 우리 몸에 탑재된 엔진 역시 느리게 돌아간다. 따라서 미토콘드리아를 깨끗이 청소하고 조정해야 건강한 노화와 장수를 기대할 수 있다.

칼로리 제한, 식사 시간 제한, 단식, 운동, NAD+ 요법, 라파마이신, 메트포르민, 파이토케미컬, 한랭 요법, 적색광 요법, 고압산소 치료, 오존 치료, 저산소 요법(10장 참고) 등을 통해 미토콘드리아의 수를 늘리고 기능을 향상할 수 있다. 미토콘드리아의 나이가 많아도 상관없다.

핵심 시스템 4: 노폐물과 독소를 제거하는 해독 시스템

'해독^{detox}'이라는 말을 들으면 요즘 유행하는 다이어트를 떠올리는 사람이 많다. 하지만 우리가 여기서 다루는 해독 작용은 인체의 생물학적인 해독 시스템이다. 이 정교한 시스템은 체내의 노폐물과 환경 독소를 처리하고 제거한다. 하수관이 막혔는데도 화장실을 계속 이용한다고 생각해보자. 결과가 썩 좋지 않을 것이다. 이와 비슷한 일이 우리 몸속에서도 일어날 수 있다. 만일 간이 노폐물을 처리하지 못하면 황달에 걸려서 몸이 노랗게 변하고, 간 이식을 받지 않고서는 살아남을 수 없다. 신장이 제 역할을 하지 않으면 많이 아파지고 투석 없이는 일주일도 못 버틴다. 결장이 계속 막힌 상태로 있으면 어떤 일이 벌어질지 생각하고 싶지도 않을 것이다!

다행히도 우리 몸에는 정교한 해독 및 청소 시스템이 있다. 간, 신장, 폐, 피부, 소화계, 림프계가 바로 그런 시스템이다. 간은 독소를 분해하고 변형시켜서 담즙의 형태로 분비한다. 그러면 담즙이 장으로 들어가서 몸 밖으로 배출된다. 신장은 혈액에서 노폐물을 거르고 이를 소변으로 바꾼다. 폐는 이산화탄소, 즉 미토콘드리아가 음식과 산소를 처리하면서 생긴 대사 노폐물을 배출한다. 피부는 독소를 땀으로 내보내주고, 소화계는 음식과 음료를 소화하고 남은 찌꺼기를 제거해 결장을 통해 몸 밖으로 배출한다. 림프계는 세포가 분비하는 대사 노폐물과 우리가 살면서 생기는 독소를 전부 청소한다.

안타깝게도 21세기에는 우리가 감당해야 하는 독소가 너무 많아서 체내의 해독 시스템이 압도당하는 경우가 많다. 그래서 병에 걸린다. 독소는 질병으로 이어지고, 건강 수명을 단축하며, 실제 수명도 줄어들게 한다. 그런데 의사 대부분이 인체가 미미한 수준의 환경 독소에 만성적으로 노출될 때의 영향을 고려하지 않는다. 문헌에는 독소와 거의 모든 만성 질환의 상관관계가 분명하게 나와 있는데도 의사들은 독소를 심각하게 여기지 않는다. 예를 들면, 파킨슨병은 환경 독소와 분명한 연관이 있다. 그래서 살충제에 자주 노출되는 농부들이 파킨슨병에 가장 많이 걸린다. 비소, 살충제, 비스페놀 A는 당뇨병을 유발한다.[3] 한 연구에서는 체내에 있는 납의 양이 2mcg/dL을 넘긴 사람들을 대상으로 실험한 결과 그들이 심장 질환, 뇌졸중, 사망에 이를 확률이 보통 사람들보다 훨씬 높다고 밝혀졌다. 심지어 콜레스테롤 수치가 높은 사람들보다도 중병과 사망에 이를 확률이 더 높았다(납의 양이 10mcg/dL 미만이면 '정상'으로 분류하지만, 학계에 따르면 금속의 양이 아주 적어도 독성이 강할 수 있다고 한다). 문제는 인구의 약 40퍼센트가 체내에 있는 납의 양이 2mcg/dL을 넘는다는 점이다.[4] 그런데 병원에서는 콜레스테롤 수치는 검사하면서 납의 양은 검사하지 않는다. 납 과잉 축적은 쉽게 치료할 수 있다. 약이 필요할 때도 있지만, 대부분 적절한 음식과 영양소만 섭취하면 된다.

나는 30대에 수은 중독으로 고생했다. 그 결과 몸이 많이 약해져서 만성피로증후군이 생겼고, 체내의 모든 시스템이 무너졌다. 장이 망가지는 바람에 몇 년 동안 복부 팽창과 설사에 시달리기도 했다. 내 면역계는 음식과 환경에 있는 알레르기 유발 항원을 포함한 모든 요소에 반응했다. 그래서 여기저기 발진이 생기고 입안이 헐었다. 미토콘드리아가 손상돼서 근육이 흐물흐물해졌고, 갑상샘호르몬과 부신호르몬을 비롯한 여러 호르몬이 제대로 분비되지 않았다. 뇌도 망가진 것처럼 느껴졌다. 브레인 포그 증세가 심하게 나타났고, 불면증도 생겼다. 그래서 체내에 있는 해독 시스템을 전부 활성화하고 지원했다. 약을 이용해 금속을 결합하는 킬레이션 요법chelation therapy을 받아서 과잉 독소를 제거하기도 했다. 그렇게 가까스로 회복할 수 있었다.

다행히 기능의학을 통해 몸에 쌓인 독소의 양을 파악하고 해독 시스템을 상향 조절할 수 있다. 나는 기억하기 쉽게 4-P 시스템을 활성화한다고 말한다. 4-P는 간의 독소 처리process, 대변poop, 소변pee, 땀 흘리기perspire를 뜻한다. 3부의 영 포에버 프로그램에서 독소의 양을 테스트하고 파악하는 방법, 독소에 노출되는 빈도를 줄이는 방법, 체내의 해독 시스템을 확실하게 충전하는 방법을 소개할 것이다.

우리 몸에는 정교하게 조직된 전달 시스템과 피드백 루프 feedback loop가 있다. 이런 시스템 덕택에 우리 몸은 생물학적으로 최적의 상태를 유지할 수 있다. 인체에는 (음식에 있는 수천 개의 분자 외에도) 체내의 거의 모든 기능을 제어하는 무수히 많은 인체 전령 분자human messenger molecule가 있다. 호르몬, 신경전달물질, 펩타이드(우리의 생물학적인 기능 여러 가지를 통제하는 전달 단백질)뿐만 아니라 다른 세포 신호전달 분자들도 있다. 나이가 들면서 몸에 해로운 요소가 너무 많아지거나 살아가는 데 필요한 필수 요소가 부족해지면 전달 시스템이 오작동을 일으킨다. 하지만 전달 시스템의 기능 장애 대부분은 부실한 식단, 영양 결핍, 스트레스, 환경 독소, 장내 박테리아 불균형, 알레르기 유발 항원, 감염과 같은 위험 요인만큼 심각한 문제는 아니다. 이런 요인에 신경 쓰고 건강에 필요한 요소들을 체내에 투입하면 호르몬, 신경전달물질, 세포 신호전달 시스템을 리셋할 수 있다.

나이가 들면 몸에 다양한 변화가 찾아온다. 다행히 대부분은 피할 수 있고 되돌릴 수도 있다. 나이가 들수록 인슐린 저항성이 생기거나 당뇨병 전 단계로 진입하기 쉬우며 갑상샘의 기능도 떨어진다. 코르티솔과 같은 스트레스 호르몬의 수치는 높아지고, DHEA와 같은 부신호르몬 수치는 낮아진다. 성장호르몬 수치도 낮아진다. 남자는 테스토스테론 수치가 떨어지고, 여자는 에스트로겐과 프로게스테론 수치가 떨어진다. 신경전달물질에도 변화가 생긴다. 나이가 들면 호르몬 시스템의 상태가 나빠지지만, 피할 수 없는 문제는 아니다. 여성 갱년기와 남성 갱년기는 실제로 존재하는 현상이다. 하지만 우리의 생활방식과 환경 때문에 갱년기의 영향이 예전보다 더 커졌다. 호르몬이 균형을 잃으면 생활이 고통스러워지고 노화도 급격하게 진행된다.

인체의 호르몬 시스템은 한 편의 교향곡과 같다. 각각의 호르몬은 오케스트라에서 저마다 다른 악기의 역할을 한다. 지휘자가 보내는 신호를 해석하고 적절하게 반응한다. 호르몬은 다 함께 작용한다. 호르몬이 제대로 분비되지 않으면 몸이 불편하고, 병이 생기고, 더 빨리 늙는다.

노화의 4대 재앙은 인슐린 수치의 상승, 갑상샘의 기능 저하, 코르티솔 수치의 상승, 성호르몬(테스토스테론, 에스트로겐, 프로게스테론)의 분비 저하다. 호르몬의 균형을 잘 잡으려면 생물학적인 상해를 줄이고 호르몬의 기능을 최적화하기 위해 다양한 방법을 활용해야 한다. 좋은 음식 먹기, 운동하기, 스트레스 줄이기, 파이토케미컬과 약초 먹기 등을 실천해보자. 남자든 여자든 필요할 때는 생동일성 호르몬 대체 요법을 받을 수도 있다. 생동일성 갑상샘 대체 요법이나 DHEA를 이용한 부신호르몬 치료를 받아야 하는 사람도 있을지 모른다. 노화의 핵심적인 부분인 호르몬의 변화를 이제부터 조금 더 자세히 살펴보자.

혈당을 조절하는 인슐린

생물학적인 노화 때문에 생기는 인슐린 저항성은 이제 미국인 열 명 중 아홉 명에게 영향을 미친다. 인슐린 저항성이 생긴 사람들은 당뇨병 전 단계부터 제2형 당뇨병에 이르는 스펙트럼의 어딘가에 자리 잡고 있다(4장의 '징후 1'에서 살펴본 '인슐린 신호전달 경로' 참고).[5] 인슐린 저항성은 우리가 가장 자주 맞닥뜨리는 호르몬 장애로, 주요 원인은 설탕과 녹말이 많이 들어간 식단과 앉아서 지내는 생활방식이다. 인슐린 저항성이 높아져서 인슐린이 너무 많이 분비되면 도미노 현상이 일어난다. 우선, 체내에 남는 칼로리가 전부 복부 지방 세포로 바뀐다. 이런 세포는 정상적인 지방 세포가 아니라 염증을 일으키는 위험한 세포다. 복부 지방 세포는 우리 몸에 해로운 전령 분자를 생성한다. 그래서 허기가 더 많이 느껴지고, 신진대사가 느려진다. 지방을 태우기가 어려워지고, 염증이 치솟기도 한다. 남자는 테스토스테론 수치가 떨어지고 에스트로겐 수치가 높아지며, 여자는 에스트로겐과 테스토스테론 수치가 둘 다 높아진다. 코르티솔과 같은 스트레스 호르몬 수치 역시 높아진다. 복부 지방 세포는 모든 장수 스위치(인슐린 신호전달, mTOR, 시르투인, AMPK)에 부정적인 영향을 끼쳐서 노화를 촉진한다. 복부 지방이 생기면 단순히 배에 살이 붙는 데서 그치지 않는다. 몸에 해로운 호르몬과 신경전달물질, 사이토카인이 대량으로 분비돼서 급속도로 늙어버린다. 현대적인 식단과 운동 부족은 근육에 지방이 잔뜩 끼게 만든다. 그 결과 혈당과 혈압이 높아지고, 남자는 성 기능 장애가 나타나며, 여자는 탈모에 시달린다. 코르티솔 수치가 높아져서 혈당과 혈압이 더 나빠지고 근육 손실이 더 심해지기도 한다. 성장호르몬이 덜 분비돼서 수면, 치유, 복구에도 지장이 생기고 전신에 염증이 일어나서 노화가 급격하게 진행되기도 한다.

스트레스를 견디게 해주는 코르티솔

우리 몸은 극심한 스트레스를 감당할 수 있는 훌륭한 시스템을 갖추고 있다. 위험이 닥치거나 스트레스 요인이 발생하면 우리 몸은 투쟁 또는 도피를 준비할 수 있도록 다양한 화합물을 생성한다(위험이나 스트레스 요인이 실제로 존재하든 그저 상상이든 몸은 똑같이 반응한다). 스트레스가 심하면 부신이 코르티솔과 아드레날린을 분비한다. 심장이 더 빨리 뛰고, 혈액이 더 쉽게 응고된다. 정신이 더 날카로워지고, 우리가 위험으로부터 탈출할 수 있도록 글루코스가 혈액에 대량으로 공급되기도 한다. 극심한 스트레스를 견디기에 더없이 좋은 시스템이다. 하지만 현대 사회는 만성 스트레스를 유발하는 요인으로 가득하다. 가공식품, 설탕과 녹말, 독소, 스트레스를 부르는 문화, 소셜미디어, 빈부격차, 어린 시절의 트라우마, 사회적인 고립은 전부 인체에 극심한 스트레스와 똑같은 영향을 미친다. 코르티솔 수치가 높은 상태가 장기간 계속되면 비만, 당뇨병, 암, 심장 질환, 치매, 자가면역질환, 우울증, 근육감소증 등이 나타난다. 스트레스를 줄이는 훈련을 매일 하면 건강하고 활기차게 오래 살 수 있다.

체내의 대사를 조절하는 갑상샘호르몬

갑상샘은 신진대사의 핵심이다. 갑상샘의 기능이 떨어지면 체내의 모든 대사가 느려진다. 그 결과 피로, 체중 증가, 우울증, 기억 상실, 성욕 감퇴, 피부·머리·손톱·발톱 건조, 변비, 콜레스테롤 수치 증가, 근육 경련이 나타나고 심장마비가 올 위험성이 증가한다. 반대로, 갑상샘이 지나치게 활성화되면 체내의 모든 대사가 빨라진다. 그 결과 심박수 증가, 혈압 상승, 체중 감소, 불면증, 불안감 등이 나타난다. 여자는 다섯 명 중 한 명꼴로, 남자는 열 명 중 한 명꼴로 갑상샘 기능 저하로 고생한다. 환경 독소, 글루텐, 스트레스, 영양 결핍이 갑상샘의 기능을 떨어뜨리는 주범이다. 갑상샘호르몬은 갑상샘에서 분비되며, 제대로 기능하려면 적절한 영양소가 필요하다. 갑상샘에 좋은 대표적인 영양소에는 아미노산(티로신), 셀레늄, 비타민 D, 아이오딘이 있다.

활동성과 수면에 영향을 미치는 성호르몬

나이가 들면 성호르몬에 변화가 생긴다. 이는 자연스러운 현상이다. 하지만 오늘날에는 현대적인 식단, 생활방식, 호르몬을 방해하는 독소 때문에 그 변화가 더 극단적으로 나타난다. 나이가 들면 성호르몬을 최적의 상태로 유지해야 한다. 그래야만 활동적으로 지낼 수 있다. 평생 활발한 성생활을 누릴 수도 있다.

에스트로겐은 여자가 더 많이 분비하지만, 남자도 에스트로겐을 생성한다. 이 호르몬은 주로 난소와 고환에서 만들어지며 여자의 생리 주기, 뼈의 형성과 건강, 혈액 응고, 피부와 머리카락, 기분, 성욕, 생식 기능에 중요한 역할을 한다. 에스트로겐 수치는 사춘기에 접어들면서 높아졌다가 나이가 들면서 낮아진다.

프로게스테론을 여자는 난소와 부신에서, 남자는 고환과 부신에서 만들어낸다. 프로게스테론은 여자에게서 수치가 훨씬 높게 나타나지만, 남자에게도 중요하다. 생식, 배란, 임신, 정자의 수와 질에 영향을 끼치는 호르몬이기 때문이다. 이 호르몬이 있어야 진정되고 차분해지면서 잠을 청할 수 있다. 프로게스테론은 테스토스테론을 만들 때 필요한 호르몬이기도 하다.

테스토스테론 역시 남자와 여자 둘 다 만들어낸다. 하지만 남자의 테스토스테론 수치가 훨씬 높다. 테스토스테론은 정자 생산, 의욕, 성욕, 근육량, 뼈 건강, 운동 후 회복, 부신 강화(코르티솔 조절에 중요함)에 중요하다. 이 호르몬은 신경을 보호하는 역할도 한다. 테스토스테론 수치가 낮으면 성별과 관계없이 폐쇄성 수면 무호흡증을 앓을 수 있다. 나이가 들고 갱년기가 찾아오면 테스토스테론의 생산량이 감소한다. 하지만 근육 손실을 가속화하고 성 기능을 제한할 만큼 수치가 떨어져서는 안 된다.

여러 호르몬의 균형을 잘 잡으려면 그런 균형을 방해하는 생물학적인 상해를 줄이고 호르몬의 기능을 최적화하는 생활 습관과 치료법을 도입해야 한다. 좋은 음식 먹기, 운동하기, 스트레스 줄이기, 파이토케미컬과 약초 섭취하기 등이 좋은 습관이다. 필요할 경우 생동일성 호르몬 요법을 시도할 수도 있다.

핵심 시스템 6: 순환계와 림프계로 구성된 운반 시스템

면역계와 호르몬에도 영향을 미치는 혈관

몸이 최적의 상태로 기능하려면 체내에서 모든 메시지가 저마다 가야 할 곳에 무사히 도착해야 한다. 그런데 우리가 먹는 음식에 들어 있는 영양소는 어떻게 적합한 수용체를 찾아갈까? 우리 몸은 어떻게 노폐물을 제거할까? 이 모든 질문의 답을 인체의 운반 시스템이 쥐고 있다. 순환계(혈관과 심장)와 림프계는 조직에서 대사 노폐물을 분리한다. 그러고는 노폐물이 몸 밖으로 빠져나갈 수 있도록 간과 신장으로 보낸다.

우리 몸에 있는 혈관을 다 합치면 길이가 16만 킬로미터나 된다. 지구를 약 두 바퀴 반이나 돌 수 있는 길이다. 혈관은 단순히 혈액을 운반하는 역할만 하지 않는다. 면역계와 호르몬에 영향을 미치기도 한다. 혈관이 최적의 상태로 기능하려면 적절한 식단을 따라야 한다. 혈관의 내벽은 '내피'라고 불리는데, 내피의 기능이 떨어지면 혈관이 딱딱해지고 혈압이 높아진다. 나쁜 콜레스테롤을 혈관에 쌓아 동맥을 딱딱하게 만드는 동맥경화가 일어날 수도 있다. 그러면 심혈관 질환이 찾아온다. 심혈관 질환은 전 세계적으로 사망 원인 1위를 차지하는 무서운 병이다.

노화의 핵심적인 징후(염증성 노화, 단백질 손상, 영양소 감지 시스템의 변화 등)는 혈관에 손상을 입히고 심장 질환의 근본적인 원인이 된다. 혈관의 상태가 좋지 않으면 심장과 뇌뿐만 아니라 체내의 다른 모든 장기와 시스템의 상태도 나쁠 수밖에 없다. 심장 질환은 주로 인슐린 저항성에 의해서 생긴다. 인슐린 저항성은 심장마비, 고혈압, 뇌졸중, 당뇨발 절단, 치매로 이어진다. 그동안 우리는 문제를 우회하는 접근법을 애용했다. 심장 혈관 우회 수술, 혈관 형성술, 스텐트 시술 등이 대표적이다. 하지만 이런 시술은 문제의 근본적인 원인을 치료하지는 못한다. 콜레스테롤이 문제가 아니다. 심장 질환은 염증과 호르몬의 변화 때문에 콜레스테롤이 동맥을 얇은 막처럼 덮어버릴 때 촉발된다.

심장 질환의 90퍼센트는 건강한 식단, 운동, 금연으로 예방할 수 있다.[6] 연구 결과 심장 질환은 염증과 호르몬과 관계된 질병이라는 사실이 밝혀졌다. 그렇다면 무엇이 염증을 가장 많이 일으킬까? 무엇이 호르몬을 가장 엉망으로 만들까(인슐린 저항성이 생기면 염증이 일어나고 호르몬 장애가 나타난다)? 정답은 바로 현대적인 식단이다. 환경 독소, 스트레스, 마이크로바이옴, 유전 모두 심혈관 질환을 일으키는 데 일조한다. 하지만 가장 큰 위험 요인은 우리가 먹는 음식이다. 설탕과 녹말은 많고 섬유질, 영양소, 식물영양소는 부족한 식단, 초가공식품과 손상된 지방으로 가득한 식단이 주범이다. 따라서 항염 작용을 하는 자연식품 위주로 식단을 짜야 한다. 혈당 지수가 낮고 섬유질, 식물영양소, 오메가 3 지방산이 풍부한 음식을 먹으면 심장 질환을 피할 수 있다.

조직에서 노폐물을 제거하는 림프 순환

우리의 건강에서 잘 다루어지지 않는 영역이 바로 림프계다. 림프계는 보이지도 않고, 만져지지도 않고, 엑스레이에 나타나지도 않는다. 하지만 세포의 작용에서 비롯된 부산물인 대사 노폐물을 조직으로부터 제거하기 위해서 항상 열심히 일한다. 림프계는 장으로부터 지방을 흡수해서 지방이 체내에서 순환되도록 운반한다. 몸이 감염과 암에 맞서 싸울 수 있게 백혈구를 림프절로 운반하거나 림프절에서 다른 곳으로 운반하기도 한다. 림프계는 면역계와 체내의 순환 시스템을 연결하는 기능도 한다. 림프관이 심장으로 가는 정맥으로 흐르기 때문이다. 가공식품을 많이 먹고, 영양소를 적게 섭취하고, 신체 활동이 부족하면 림프계가 균형을 잃는다. 그러면 관절염, 두통, 소화 장애, 피부 문제, 과체중, 피로가 나타난다. 림프계가 제대로 기능하지 않으면 체액이 몸 밖으로 배출되지 않아서 몸이 붓고 기운이 없어진다.

심장은 혈관을 통해 혈액을 체내 곳곳으로 보낸다. 하지만 림프관이 해독을 위해 노폐물을 간과 신장으로 보내려면 운동이 필요하다. 다시 말해, 근육이 움직이고 호흡이 이루어져야 한다. 림프 순환을 개선하는 방법은 여러 가지다. 운동, 림프 마사지, 온수 샤워와 냉수 샤워, 찜질과 사우나 후의 냉수욕, 건조한 피부를 빗질해서 림프계에 자극을 주는 드라이 브러싱^{dry brushing}, 충분한 수분 섭취, 심호흡 등의 방법이 있다. 음식도 당연히 중요하다.

핵심 시스템 7: 세포부터 근골격계까지 구조적인 시스템

건강하게 오래 살 수 있는 집을 지으려면 지푸라기 대신 벽돌로 지어야 한다. 집과 마찬가지로 인체도 근골격계가 삶의 질을 결정한다. 근골격계가 약하고 관절염에 시달리면 우리가 좋아하는 일을 하면서 지내기 어렵다. 동이 틀 때 춤추거나 손주들과 놀아주기도 어려워진다. 쓰레기 같은 음식을 먹으면 우리의 뼈, 근육, 조직도 쓰레기처럼 변해버린다. 인체가 고안된 대로 몸을 움직이지 않으면 몸이 점점 약해지다가 무너지기 시작한다. 그래서 뛰고, 무게가 있는 것을 들고, 스트레칭해야 한다. 오늘날 대부분의 미국인처럼 몸이라는 집을 액상과당(고과당 콘시럽), 흰 밀가루, 산패된 기름으로 짓고 싶지는 않을 것이다. 질 좋은 단백질, 지방, 비타민, 미네랄 등 최고의 원료로 몸을 지어야 한다.

근골격계는 우리가 연체동물처럼 흘러내리지 않고 똑바로 서 있게 하는 역할만 하지는 않는다. 우리 몸의 모든 부분에는 구조뿐만 아니라 저마다 기능도 있다. 따라서 품질이 떨어지는 부품으로 만들어진 몸은 기능도 떨어진다. 근육의 손실(근육감소증)과 뼈의 손실(골감소증, 골다공증)은 노화와 그로 인한 질병을 유발하는 큰 위험 요인이다. 신진대사는 근육에서 일어난다. 따라서 근육량이 적으면 신진대사가 느리다. 근육량이 부족하면 당뇨병, 심장 질환, 암, 치매, 염증, 노화가 나타날 확률이 높다.

근육을 생성하고 몸의 필수 시스템을 가동하기 위해서는 질 좋은 단백질이 필요하다. 하지만 모든 단백질이 똑같지는 않다. 근육을 만들기에 가장 좋은 단백질은 동물 단백질이다. 식물성 식품을 통해서도 단백질을 얻을 수는 있지만 질이 떨어진다. 식물성 식품에는 새로운 근육을 합성하는 데 필요한 핵심 아미노산의 함량이 적다. 특히 류신, 아이소류신, 발린, 라이신, 황을 함유한 아미노산과 같은 가지사슬 아미노산(branched-chain amino acid; BCAA)이 부족하다.[7] 식물성 식품에는 단백질 흡수를 방해하는 화합물도 있다. 콩, 견과 등에 들어 있는 피트산염이 대표적이다. 우리 몸은 식물 단백질을 근육으로 변환하는 대신 칼로리로 태우는 경우가 많다. 따라서 채식을 하는 사람들은 나이가 들수록 단백질 섭취에 주의해야 한다. 단백질이 풍부한 식물성 식품의 섭취량을 늘리고 단백질 파우더와 BCAA 보충제를 먹으면 된다.[8] 고기를 덜 먹고 식물 단백질을 더 섭취하고 싶을 때는 약간의 고기와 식물 단백질을 함께 먹으면 좋다. 그러면 몸이 식물 단백질을 태우는 대신 유용하게 이용한다. 칠리 콘 카르네(소고기, 콩, 양파, 마늘, 칠리, 토마토 등을 넣고 끓인 스튜의 일종-옮긴이)를 생각해라!

근력 운동을 하면서 질 좋은 단백질을 먹으면 나이와 상관없이 근육량을 유지하거나 늘릴 수 있다. 나이가 들면 근육량 유지는 필수다. 그래야만 100세가 넘어서도 날렵하고, 강하고, 몸이 제대로 기능하며, 활동적인 삶을 살 수 있다.

조직, 근육, 뼈를 생성하는 데 필요한 비타민과 미네랄의 섭취도 잊지 말아야 한다. 비타민 D, 비타민 K, 칼슘, 마그네슘 등을 챙겨 먹어야 한다. 나처럼 부상에 시달린 사람들은 재생의학(11장 참고)이 큰 도움이 된다. 줄기세포, 엑소좀, (치유 능력이 있는 화합물로 가득한) 태반 추출물, 오존, 펩타이드를 활용한 치료법은 손상된 관절과 조직을 재생하고 재건하는 데 도움이 된다.

하지만 노화에 영향을 미치는 요소는 근육과 뼈만이 아니다. 세포의 건강도 중요하다. 세포는 우리가 먹는 음식으로 만들어졌다. 각각의 세포막은 세포와 메시지를 주고받는 수천 가지 화학적 전달 물질을 위한 도킹 스테이션이다. 세포막은 지방으로 만들어진다. 세포막이 빵이나 과자를 만들 때 쓰는 기름으로 만들어지면 뻣뻣하고, 딱딱하고, 기능에 장애가 생긴다. 하지만 세포막이 정어리로 만든 오메가3 지방산으로 만들어지면 부드럽고, 유연하고, 세포의 전달 물질을 전부 수용할 수 있다.

썩은 나무와 산산조각 난 벽돌로 집을 지을 수는 없다. 결함이 있는 원료로 몸이라는 집을 지어서는 안 된다. 몸에 질 좋은 지방을 투입해야 한다. 뇌의 60퍼센트가 지방이며, 신경 외피도 전부 지방으로 만들어진다. 인체에 있는 30조 개의 세포는 지방으로 만들어진 세포막에 일일이 둘러싸여 있다. 이런 필수 요소들을 감자튀김에 들어 있는 산화되고 손상되고 정제된 기름으로 만들고 싶은가? 패스트푸드를 먹을 때 그런 끔찍한 재료가 우리 몸의 일부가 되어도 좋은지 생각해보자. 괜찮지 않다면 그런 음식을 먹지 마라. 할 수 있는 한 최고의 재료를 먹어라. 우리가 건강하게 사는 데 도움이 될 재료를 찾아야 한다.

우리는 지금까지 인체의 세계를 둘러봤다. 인체가 어떻게 돌아가는지, 몸이 제대로 기능하기 위해서 무엇이 필요한지, 어떻게 해야 건강하고 활기차게 오래 살 수 있는지 살펴봤다. 인체의 생물학적인 시스템을 살펴보면서 모든 요소가 서로 정교하게 연결되어 있다는 사실을 알아차렸을 것이다. 지금까지 이 책을 읽으면서 인체의 신비를 조금이라도 느꼈기를 바란다. 음식, 활동, 생활방식이 인체에 어떤 영향을 미치는지도 배웠길 바란다. 이런 시스템들을 최적화하는 방법을 이해해야 노화의 징후를 다루고, 질병의 작용을 되돌리고, 나이를 거꾸로 먹을 수 있다. 이것이 3부에서 살펴볼 영 포에버 프로그램의 초석이다.

Chapter
7

우리 몸의 핵심 시스템을
지키는 식사 전략

• • •

음식이 약이 되게 하고, 약이 음식이 되게 하라.

히포크라테스의 명언으로 추정

우리가 먹는 음식은 가장 안전하고 강력한 약이 될 수도 있고
가장 느리게 작용하는 독이 될 수도 있다.

앤 위그모어

건강을 유지하는 방법은 수천 년 동안 바뀌지 않았다. 그런데
도 우리는 이런 기본 원칙을 무시한다. 언제든 이 기본 원칙을 실
천하면 질병의 작용을 되돌리고 건강 수명과 실제 수명을 늘릴
수 있다. 사르데냐나 이카리아와 같은 지역에서 실천하는 오래
된 장수의 원칙은 우리가 건강하고 긴 삶을 사는 데 필요한 틀을
제공해준다. 새로운 장수 과학은 우리가 노화를 더 깊이 이해하
게 도와준다. 나이가 들더라도 생물학적으로는 더 젊어지는 방
법을 알려주기도 한다. 장수의 원칙을 따르면 질병을 예방하고
수명을 연장할 수 있으며, 지금 바로 더 젊고 활기차고 살아 있는
것처럼 느껴지기도 한다.

엑스포좀의 최적화는 곧 기본적인 생활방식을 재정비한다는 의미다. 건강한 생활방식은 인체의 모든 핵심적인 생물학적 시스템이 균형을 이루도록 돕는다. 노화의 여러 징후를 예방하고 되돌리는 데도 도움이 된다. 그렇다면 건강한 생활방식이란 무엇일까?

건강하게 지내려면 적절한 영양소 섭취, 운동과 활동, 수면과 긴장 이완, 스트레스 관리, 인간관계와 공동체 의식이 중요하다. 3부에서 소개할 영 포에버 프로그램은 이런 강력한 도구들로 시작되며 이런 도구들만 활용해도 목적을 충분히 달성할 수 있다. 하지만 추가적인 도구가 필요할 때도 있다. 장내 박테리아의 심각한 불균형, 독소의 과잉 축적, 호르몬의 불균형, 감염, 트라우마가 나타나면 기능 장애가 발생하는 원인을 더 깊이 파고들어 치료해야 한다. 일단 우리가 당장 이용할 수 있는 가장 강력한 도구, 즉 어떤 음식을 어떻게 먹어야 하는지 알아보자.

건강한 식단의 기본 원칙

장수에 최적화된 식단은 무엇일까? 우리도 블루존인 로마 린다Loma Linda에 사는 제7일 안식일 예수 재림파 신도들처럼 채식주의자가 되어야 할까? 아니면 들소 고기를 많이 먹는 육식주의자가 되어야 할까? 북미 대초원에서 생활한 인디언들은 1900년대

초 100세가 넘는 주민이 가장 많았는데, 당시 이들은 들소 고기를 주로 먹었다. 혹은 콩과 곡물을 먹어야 할까? 아니면 고기와 유제품을 먹어야 할까? 비건 식단과 팔레오 식단 중에서는 무엇을 고를까? 익히지 않은 음식 위주로 먹어야 할까, 아니면 렉틴(탄수화물과 결합하는 식물성 단백질-옮긴이)이 들어 있지 않은 음식을 먹어야 할까? 과일만 먹는 프루테리언fruitarian이 되어야 할까, 아니면 음식은 안 먹고 숨만 쉬는 호흡식가breatharian가 되어야 할까? 탄수화물을 적게 먹을까 많이 먹을까? 지방을 적게 먹을까 많이 먹을까?

영양 과학은 이해하기 어렵고, 관념적인 식단은 넘쳐난다. 그러다 보니 모든 것을 포기하고 그냥 도넛을 먹는 사람들도 있다. 나는 영양 과학을 쉽게 설명하는 책을 몇 권 썼다. 우리가 무엇을 알고 무엇을 모르는지 명확하게 알리기 위해서다. 독자들이 자신의 몸, 문화, 믿음에 꼭 맞는 식단을 찾을 수 있도록 도우려고도 노력했다. 따라서 어떤 음식을 먹어야 하는지 더 자세히 알고 싶다면 《페건 식단The Pegan Diet》과 《음식: 도대체 뭘 먹어야 하는 거야Food: What the Heck Should I Eat》를 읽어보기 바란다.

건강과 장수를 위한 식단의 기본적인 원칙은 논란의 여지가 없다. 저널리스트 마이클 폴란Michael Pollan의 간결하고 함축적인 말에 이런 원칙이 요약되어 있다. '음식을 먹어라. 너무 많이는 말고. 식물 위주로.' 이 말을 더 자세히 살펴보자.

- 진짜 식품을 먹어라. 초가공식품이나 음식 비슷한 물질이 아니라 제대로 된 음식을 먹어야 한다. 현대적인 농업에 의해서 변형되지 않은 식품을 먹자.
- 과식하지 마라. 영양가가 많은 음식을 먹으면 과식하지 않고 적당량을 먹을 수 있다. 몸에 필요한 단백질, 지방, 섬유질, 비타민, 미네랄, 식물영양소를 전부 섭취해라.
- 식물성 식품 위주로 식단을 짜라. 약효가 있고 우리의 수명을 연장해주는 수천 가지 식물영양소가 들어 있기 때문이다.

여기까지는 간단하다. 하지만 더 나아가면 이야기가 복잡하고 모호해진다. 무엇을 언제 얼마나 자주 먹어야 할까? 나이가 들면 식습관을 바꿔야 할까?

일곱 가지 핵심 시스템을 위한 식사 전략

질병을 예방하거나 치료하기 위해서는 음식이 가장 중요하다. 건강을 회복할 때 가장 신경 써야 할 요소도 음식이다. 음식을 약이라고 생각하자. 음식은 '약과 비슷한' 것이 아니라 약 그 자체이며 경이롭고 복잡한 방식으로 인체에 영향을 미친다. 약보다 효과가 훨씬 좋을 때도 많다. 한 가지 약으로 모든 질병이나 증상을 치료할 수 없듯이, 한 가지 음식만으로 전부 좋아지게 할 수는 없다. 음식은 우리 몸의 모든 기능을 제어하는 정보이며, 6장에서 살펴본 모든 핵심적인 생물학적 시스템이 음식에 의해 조절된다. 조절은 실시간으로 이루어지며, 결과도 빠르게 나타난다. 그러므로 어떤 음식이 어떤 생물학적 시스템에 이로운지 또는 해로운지 알아야 한다. 이제부터 일곱 가지 핵심 시스템을 재건하고 여러 시스템 간의 균형을 잡는 데 필요한 식사 전략을 알아보자.

핵심 시스템의 최적화 1: 마이크로바이옴과 장 건강을 위한 식사법

마이크로바이옴은 어쩌면 체내에서 가장 중요한 기관일 것이다. 체내에 있는 미생물 왕국이 인체의 모든 기능을 조화롭게 유지한다. 좋은 음식이 체내의 정원을 건강하게 유지해주듯이 나쁜 음식은 몸을 엉망으로 만든다. 나쁜 음식을 먹으면 우리가 원하지 않는 장내 유해균에게 먹이를 주게 된다. 유해균은 염증을 일으키고 장누수증후군을 유발한다.

장에 유해균이 생기는 이유는 두 가지다. 유익균을 먹이는 음식이 충분하지 않거나 유해균을 먹이는 음식이 너무 많아서다. 글루텐이 가장 큰 골칫거리다. 교배종인 오늘날의 난쟁이 밀에는 옛날 밀보다 염증을 일으키는 단백질이 훨씬 많이 들어 있어, 장누수증후군이 발생할 위험이 있다. 글루텐에 민감하지 않은 사람들도 글루텐을 너무 많이 섭취하면 장 기능에 장애가 생긴다. 심지어 현대적인 밀은 수확할 때 제초제인 글리포세이트를 잔뜩 뿌린다.[1] 글리포세이트는 발암물질일 뿐만 아니라 우리의 마이크로바이옴을 망가뜨리기도 한다. 미국 질병통제예방센터는 국가 전체를 대상으로 시행한 대규모 연구에서 80퍼센트가 넘는 미국인의 소변에서 글리포세이트를 검출했다.[2]

녹말과 설탕도 우리의 장을 파괴한다. 장내 유해균도 우리만큼이나 녹말과 설탕을 좋아한다. 녹말과 설탕은 유독한 박테리아와 효모균의 과도한 증식을 촉진한다. 그러면 식사하고 나서 임신이라도 한 것처럼 배가 부풀고 몸 상태가 매우 안 좋아진다.

질이 나쁜 지방도 문제를 일으킨다. 정제된 기름(우리가 섭취하는 칼로리의 약 10퍼센트)은 대사성 내독소혈증이라고 불리는 증상을 촉발한다. 다시 말해서, 유해균의 유독한 부산물이 신진대사를 해친다. 이런 증상은 비만과 제2형 당뇨병으로 이어진다.[3] 오메가3 지방산은 정반대 역할을 한다. 따라서 음식 안에 들어 있는 정보가 가장 중요하다.

식물 첨가물도 장에 해롭다. 거의 모든 가공식품에 들어 있는 카라기난과 검gum 같은 증점제와 유화제는 해로운 첨가물이다. 이런 첨가물은 장누수증후군과 자가면역질환을 유발할 위험이 있다.[4]

약도 장에 해로운 영향을 끼친다. 속 쓰림과 역류성 식도염에 쓰이는 약이 최악이다. 이런 증상은 주로 음식 때문에 나타나지만 헬리코박터 파일로리균H. pylori 때문에 나타날 때도 있다. 위산억제제는 위산을 억제하는 데 그치지 않고 비타민 B_{12}, 아연, 마그네슘 등 여러 영양소의 흡수도 억제한다. 위산 억제제를 먹었다가 소장에서 세균이 과잉 증식하거나 과민대장증후군에 걸릴 수 있다. 한 가지 문제를 해결하는 대신에 또 다른 문제가 생기는 것이다! 항생제, 스테로이드, 호르몬제, 피임약, 아스피린 같은 소염제도 유해균, 효모균, 장누수증후군을 유발한다.

그렇다면 유익균에게 어떻게 먹이를 주어야 할까? 유익균의 먹이는 프리바이오틱스, 즉 음식에 들어 있는 섬유질이다. 섬유질이 풍부한 식품은 체내의 정원을 건강하게 유지하는 데 도움이 된다. 채소, 과일, 견과, 씨앗류, 통밀, 콩에 섬유질이 많다. 프리바이오틱스 섬유질이 풍부한 식품에는 아보카도, 아티초크, 아스파라거스, 베리류 과일, 완두류, 치아시드, 피스타치오 등이 있다. 사우어크라우트, 피클, 템페tempeh, 된장, 낫토, 김치 등 전통적인 발효 식품도 장 건강에 도움이 된다. 색이 다채로운 식물영양소인 폴리페놀 역시 우리의 마이크로바이옴에 도움이 된다. 장내 유익균은 폴리페놀을 좋아해 이 영양소를 먹고 살면서 우리 몸을 보호해준다. 예를 들면, 아커만시아 무시니필라Akkermansia muciniphila라는 박테리아는 크랜베리, 석류, 녹차를 좋아한다. 이 박테리아가 많으면 장에 점액질의 보호막이 생긴다. 그래서 장누수증후군, 자가면역질환, 심지어 심장 질환과 당뇨병도 예방할 수 있다. 이 박테리아가 있어야 면역 치료와 같은 일부 암 치료도 효과를 발휘한다.[5] 어쩌면 암을 정복하는 전략에 아커만시아에 먹이를 제공하는 방법도 포함되어야 할지도 모른다.

장이 회복하고 제대로 기능하려면 아연, 오메가3 지방산, 비타민 A, 글루타민 같은 다른 영양소는 필요하다. 사골국이나 칡처럼 콜라겐이 들어 있는 식품도 도움이 된다.

핵심 시스템의 최적화 2: 면역력을 기르기 위한 식사법

우리의 면역계는 완벽한 균형을 유지하려고 노력한다. 면역이 적당히 활성화되면 좋지만 너무 많이 활성화되어서도 안 된다. 체내에 염증을 일으키는 요인에는 독소, 알레르기 유발 항원, 감염, 스트레스 등이 있지만, 대부분은 음식 때문이다.

지금까지 배운 내용을 다시 한번 짚어보자. 설탕과 녹말 때문에 혈당이 치솟으면 인슐린 분비량도 치솟는다. 인슐린은 설탕과 녹말을 복부와 장기 주위의 함지방 세포adipocyte라는 지방 세포에 저장하고, 이런 지방 세포는 신진대사와 호르몬을 엉망으로 만들면서 염증도 많이 일으킨다. 설탕과 녹말을 많이 섭취할수록 인슐린도 점점 더 많이 분비되어야 한다. 그래야만 설탕과 녹말의 영향에 대한 저항을 이겨낼 수 있기 때문이다. 알코올 중독자가 술에 취하려면 술이 점점 더 많이 필요해지는 것과 같은 이치다. 설탕은 염증을 유발하는 데서 그치지 않고 감염에 대한 면역 반응을 억제한다. 마이크로바이옴에서 유해균이 활발하게 활동하도록 돕기도 한다. 그러면 장누수증후군이 발생하고 염증이 더 많아질 우려가 있다.

지방도 염증을 촉발할 가능성이 있다. 이 문제는 학계에서 여전히 논란을 일으키고 있다. 현대인은 가공식품을 많이 먹다 보니 오메가6 지방산이 많이 들어 있는 정제된 기름도 많이 먹는다. 건강을 위해서 오메가6 지방산이 필요하기는 하지만, 좋은 요소라도 너무 많아져서는 안 된다. 사냥과 채집을 하던 우리 선조들은 견과, 씨앗류, 다른 식물을 통해서 오메가6 지방산을 섭취했다. 하지만 오늘날 우리가 먹는 기름은 용매 추출법을 이용해서 산업적으로 생산하고 열처리한 산화된 기름이다. 게다가 이제는 해산물을 먹을 때 말고는 오메가3 지방산을 먹을 기회도 거의 없다. 핵심은 오메가3 지방산과 오메가6 지방산의 균형이다. 오메가6 지방산을 너무 많이 먹으면 오메가3 지방산의 항염 작용이 방해를 받아서 염증이 생길 위험이 있다.[6] 따라서 견과, 씨앗류, 정제되지 않은 식물성 기름과 같은 자연식품을 통해서 오메가6 지방산을 섭취해야 한다. 작은 자연산 생선을 통해서 오메가3 지방산도 충분히 섭취해야 한다. 인구 연구에 따르면 자연 식품을 통해서 오메가6 지방산을 얻는 사람들이 전반적으로 건강 상태가 더 좋다고 한다. 사르데냐와 이카리아에 사는 사람들은 콩, 견과, 씨앗류를 먹고 기름은 엑스트라 버진 올리브유만 먹는다. 다른 정제된 기름은 전혀 먹지 않는다.

식품에 대한 민감도가 높거나 식품 유해 반응이 나타날 때도 염증이 촉발되는데, 이런 경우에는 땅콩 알레르기 환자처럼 몸에 두드러기가 나는 것이 아니라 전반적으로 미묘한 염증이 광범위하게 생긴다. 증상을 보고 제대로 진단하기도 쉽지 않다. 식품 유해 반응을 촉발하는 가장 흔한 식품은 글루텐, 유제품, 곡물, 콩, 대두, 달걀, 견과, 씨앗류, 가지속의 식물이다. 장을 치유하면 식품 유해 반응이 줄어들거나 없어진다. 그래서 제거 식이요법elimination diet이 염증이 있는 사람에게 강력한 도구가 된다. 이런 이유로 나는 《혈당 관리법: 10일간의 디톡스 다이어트The Blood Sugar Solution 10-Day Detox Diet》라는 책을 쓰기도 했다. 이 책에 소개한 프로그램을 바탕으로 나는 환자 수천 명을 도울 수 있었다. 염증에 시달리고 있다면(염증이 많은 편인지 알고 싶다면 13장을 참고하자) 이 프로그램을 열흘에서 석 달 동안 따라 해보자. 염증의 정도에 따라 차이는 있겠지만, 건강이 많이 좋아질 것이다. 1,000명이 넘는 환자를 대상으로 한 임상시험 결과 단 열흘 만에 모든 질병의 모든 증상이 평균적으로 70퍼센트 가까이 줄어들었다.

좋은 소식은 식물성 식품에 들어 있는 폴리페놀이 자연에서 구할 수 있는 최고의 항염 물질이라는 점이다. 이런 화합물이 들어 있는 식품을 찾고 싶다면 무지개를 떠올리면 된다. 빨간색, 초록색, 노란색, 주황색, 보라색이 나는 식물성 식품에 폴리페놀이 많다. 초록색이 나는 엑스트라 버진 올리브유에는 올레오칸탈oleocanthal이 들어 있다. 올레오칸탈은 흔한 소염진통제인 이부프로펜과 비슷한 항염 작용을 하면서도 부작용은 하나도 없다.

강황, 생강, 로즈메리 같은 향신료는 항염 효과가 엄청나다. 고기를 구울 때 향신료를 곁들이면 잠재적인 염증이 전부 사라진다.[7] 버섯은 면역계를 제어하고 항암 작용을 하는 물질을 함유한다. 비타민 C, 아연, 셀레늄, 비타민 D가 풍부한 식품은 면역을 강화하며 염증의 속도를 늦춘다. 따라서 저녁으로 새우와 아마 씨(아연), 라임 주스와 고수 잎(비타민 C), 달걀(셀레늄과 비타민 D), 포르치니버섯(비타민 D)을 먹으면 면역력을 확실하게 챙길 수 있다.

핵심 시스템의 최적화 3: 미토콘드리아를 위한 식사법

우리의 미토콘드리아는 하이브리드 엔진과 같다. 지방과 탄수화물이라는 두 가지 연료로 돌아가기 때문이다. 거의 모든 사람이 신진대사라는 엔진에 탄수화물을 투입한다. 하지만 탄수화물은 깨끗하게 연소되지 않는 비효율적인 연료다. 연료로 쓰기에는 깨끗하게 연소하는 지방이 더 좋다. 트랜스 지방이나 (특히 음식을 튀길 때 쓰는) 산화된 기름과 같은 나쁜 지방은 미토콘드리아에 해를 끼친다. 케톤이나 중간사슬 중성지방Medium-chain triglycerides; MCT 오일과 같은 지방이 미토콘드리아를 복구하고, 재생하고, 재건하는 데 도움을 줄 수 있는 연료로 선호된다. MCT 오일은 미토콘드리아를 위한 훌륭한 연료다. 정제되지 않은 코코넛 기름에 MCT가 들어 있다. MCT를 따로 구매할 수도 있다. MCT는 깨끗하게 연소하며 운동 전에 먹으면 운동 능력이 향상되기도 한다.

미토콘드리아에 투입하는 연료의 질도 문제지만, 연료를 투입하는 시간 역시 중요하다. 그러나 우리는 온종일 먹는 것도 모자라서 야식까지 챙겨 먹는다. 그러면 몸이 충분히 쉬지 못해서 세포가 쓰레기와 노폐물을 치우지 못하고 오래된 세포를 재활용하여 새로운 세포를 만들어내지도 못한다. 세포가 항산화 시스템과 항염 시스템을 활성화하고, 유독한 복부 지방을 없애고, 근육량과 뼈가 많아지고, 뇌의 기능을 향상하려면(그래야 다음 끼니를 구할 수 있다!) 몸이 쉴 시간이 필요하다. 최고의 음식을 최고의 시간대에 섭취하면(14장 참고) 체내의 모든 치유 메커니즘을 활성화할 수 있다. 우리의 미토콘드리아와 인생을 충전할 수도 있다.

에너지를 생산하려면 미토콘드리아에 특정한 영양소를 투입해야 한다. 비타민 B군, 코엔자임 Q10, 카르니틴, 아연, 마그네슘, 셀레늄, 오메가3 지방산, 리포산, N-아세틸시스테인, 비타민 E, 비타민 K, 황 등의 영양소가 필요하다. 블루베리, 석류 씨, 목초를 먹고 자란 소의 고기와 버터, 브로콜리, 정어리, 엑스트라 버진 올리브유, 아보카도, 아몬드 같은 식품에 미토콘드리아를 강력하게 충전할 수 있는 지방과 식물영양소가 들어 있다.

미토콘드리아를 잘 먹이는 방법을 이해하고, 깨끗하게 연소하는 연료를 이용하고, 설탕과 녹말을 멀리하고, 좋은 지방의 양을 늘리고, 핵심 영양소를 적절하게 섭취하면[8] 신진대사가 눈에 띄게 좋아진다.[9] 시간을 제한해서 식사하거나 간헐적 단식(14장 참고)까지 곁들이면 활력 넘치고 건강하게 생활할 수 있다.

핵심 시스템의 최적화 4: 노폐물을 제거하기 위한 식사법

가공식품, 설탕, 녹말을 너무 많이 먹거나 환경 독소에 너무 많이 노출되면 체내에서 해독이 제대로 이루어지지 않는다(가공식품, 설탕, 녹말은 몸의 모든 시스템을 망가뜨리는 주범이다). 해독이 원활하게 진행되려면 좋은 식품, 파이토케미컬, 단백질, 비타민과 미네랄, 섬유질, 물도 있어야 한다.

안타깝게도 현대인의 몸은 유독한 쓰레기장이나 마찬가지다. 산업 혁명 이후에 새롭게 도입된 화학물질이 무려 8만 4,000가지나 되지만, 그중에서 안전 검사를 거친 물질은 1퍼센트도 채 되지 않는다. 이런 화학물질은 염증과 산화 스트레스를 유발하고, 미토콘드리아를 손상시키며, 장 기능에 해를 끼친다. 이런 물질 때문에 호르몬 불균형이 나타나고 체내 해독 시스템에 과부하가 걸리기도 한다. 우리는 매년 식품 첨가물을 2.3킬로그램씩 먹는다.[10] 우리가 먹는 음식에는 살충제와 제초제가 있고, 생선에는 수은이 있으며, 물에는 독소가 있다. 거기에 술, 타이레놀(우리 몸의 주요 해독 물질인 글루타티온을 고갈시킴)과 다른 약까지 더하면 몸이 견디지 못하고 독소 과잉 상태가 된다.

다행히 우리 몸이 노폐물을 없애는 데 필요한 거의 모든 재료가 음식에 들어 있다. 물을 많이 마시면 신장과 장이 노폐물을 효과적으로 제거할 수 있다. 섬유질은 노폐물이 결장을 빨리 통과하게 하며, 간은 음식을 통해서 섭취하는 식물영양소의 도움이 필요하다. 간의 해독 경로를 활성화하는 데 가장 큰 도움이 되는 식품군은 십자화과 채소다. 브로콜리, 쌈케일, 케일, 양배추, 방울양배추가 이에 속한다. 이런 채소에는 체내의 가장 강력한 항산화물인 글루타티온의 생산성을 끌어올리는 황 화합물이 들어 있다. 마늘과 양파에도 해독 작용에 필요한 황이 들어 있다. 동물 단백질, 해산물, 견과, 씨앗류, 녹색 채소에 있는 비타민 B_1, B_2, B_3, B_6, B_{12}, 엽산, 망간, 마그네슘, 아연, 셀레늄은 간이 해독하는 데 필요한 화학 작용을 돕는다. 약초와 향신료에 들어 있는 파이토케미컬도 해독에 도움이 된다. 강황에 있는 커큐민은 해독을 돕고 염증을 줄여준다.[11]

해독을 위해서는 단백질을 구성하는 아미노산이 충분해야 한다. 녹차는 강력한 해독 작용을 하는 식품이다. 일본인들이 초밥을 그렇게 많이 먹으면서도 다량의 수은을 해독하는 비결이 어쩌면 녹차일지도 모른다. 녹차의 카테킨 성분은 중금속과 결합해서 중금속의 체내 흡수를 막는다. 로즈메리, 생강, 고수 잎, 민들레 잎, 파슬리, 레몬 껍질, 물냉이, 우엉, 아티초크 역시 전부 강력한 해독 작용을 한다. 따라서 이런 식품을 정기적으로 섭취하는 것이 좋다.

질 좋은 단백질, 식물영양소, 비타민과 미네랄이 풍부한 식품, 다량의 섬유질과 깨끗한 물은 체내의 해독 시스템이 원활하게 돌아가게 하고 독소의 양도 줄여준다.

핵심 시스템의 최적화 5: 호르몬 등 전달 시스템을 위한 식사법

노화의 가속화와 노화로 인한 질병이 나타나는 원인을 하나만 꼽자면 설탕과 녹말(특히 밀가루)이다. 설탕과 녹말을 많이 먹으면 신진대사가 혼란에 빠지고 인슐린 저항성이 생긴다. 이 이야기를 계속 듣는 것도 지겹겠지만, 설탕과 밀가루를 끊어야 건강하게 오래 살 수 있다. 호르몬과 신경전달물질뿐만 아니라 다른 여러 핵심 시스템을 위해서도 좋은 방법이다.

여성이라면 호르몬의 균형을 유지하는 데 특별히 신경 써야 한다. 우리가 호르몬을 방해하는 세상에서 살고 있기 때문이다. 현대 세계는 월경 전 증후군이나 여성암을 유발하고 갱년기를 악화시키는 등 몸을 에스트로겐 과잉 상태로 몰아간다. 과도한 설탕, 섬유질이 적은 식단, 영양 결핍, 술, 제노에스트로겐(에스트로겐과 비슷한 작용을 하는 살충제, 플라스틱, 환경 속 화학물질), 스트레스, 운동 부족은 전부 호르몬의 불균형을 유발한다. 여성은 식단에 된장, 낫토, 템페, 두부와 같은 전통적인 콩 식품, 아마 씨, 십자화과 채소, 다량의 섬유질을 넣으면 건강에 도움이 많이 된다.

음식은 갑상샘의 기능에도 영향을 미친다. 익히지 않은 케일로 만든 스무디를 너무 많이 먹으면 갑상샘의 기능이 떨어질 수 있다(십자화과 채소를 날것으로 먹으면 갑상샘의 기능이 저하될 수 있다). 글루텐뿐만 아니라 아연, 셀레늄, 비타민 D, 아이오딘이 부족한 식단도 갑상샘의 기능에 해를 끼친다. 따라서 아연(고기, 씨앗류, 견과), 셀레늄(정어리와 브라질너트), 비타민 D(달걀노른자, 포르치니 버섯, 청어), 아이오딘(해초와 생선)이 풍부한 식품을 식단에 추가하면 갑상샘의 기능을 최적화할 수 있다.

우리의 뇌와 신경전달물질도 식단의 영향을 많이 받는다. 식품이 뇌의 기능에 강력한 영향을 미친다는 사실을 바탕으로 새로운 정신의학 분야가 생겼을 정도다. 스탠퍼드대학교에는 신진 대사 정신의학과가 있고, 하버드대학교에는 영양·생활방식 정신의학과가 있다. 식단의 변화가 치매에 미치는 영향을 보여주는 연구도 많다.[12] 키토제닉 식단은 알츠하이머 환자의 인지 능력과 뇌 기능을 향상하는 것으로 밝혀졌다.[13] 하버드의 정신과 의사들이 조현병을 앓는 환자들에게 키토제닉 식단을 처방했더니 환자들이 차도를 보이기도 했다.[14] 여러 연구 결과 설탕과 녹말이 많이 들어 있는 가공식품 대신 자연식품을 먹기만 해도 우울증을 치료하는 데 효과적인 것으로 드러났다. 자연식품은 대조군이 먹은 미국 표준 식단standard American diet; SAD보다 우울증 치료 효과가 400퍼센트나 더 뛰어났다.[15]

빌 클린턴 대통령이 했던 말과 비슷한 표현을 써보자면 이렇게 말할 수 있겠다. "문제는 설탕이야, 바보야."

핵심 시스템의 최적화 6: 순환계와 림프계를 위한 식사법

체내의 운반 시스템(순환계와 림프계)은 조직으로부터 대사 노폐물을 제거해서 심장으로 돌려보낸다. 그래야 간과 신장이 걸러낼 수 있기 때문이다. 그렇다면 무엇이 혈관과 림프 순환의 기능 장애를 유발하고 심장 질환을 촉진할까? 답은 바로 우리의 현대적인 식단이다. 녹말, 설탕, 정제된 지방이 많이 들어 있고 염증을 일으키는 가공식품으로 가득한 식단이 문제다. 패스트푸드를 한 끼만 먹어도 혈관에 타격이 생긴다.[16] 하지만 다행히 식물영양소[17]와 산화 방지제를 섭취하면 거의 모든 부작용을 상쇄할 수 있다.[18] 처음부터 영양소와 식물영양소가 풍부한 자연식품을 먹으면 혈관을 안전하게 보호할 수 있다.[19]

혈관 건강에 좋은 식품은 혈류량을 증가시키는 일산화질소의 양을 늘린다. 우리 몸은 아미노산인 아르기닌이 있어야 일산화질소를 생산할 수 있다. 아르기닌이 풍부한 식품에는 호박씨, 참깨, 호두, 아몬드, 칠면조 가슴살, 대두, 해초 등이 있다. 자연산 생선에 들어 있는 오메가3 지방산도 혈관 내피의 기능을 향상하고, 혈액의 위험한 응고를 막는다.[20] 올리브유는 심장에 좋은데, 폴리페놀을 함유하고 있기 때문이다. 폴리페놀은 혈관 내피의 기능을 향상하고 혈관의 염증을 줄여준다.[21]

고혈압은 심장마비, 심장 질환, 뇌졸중, 신장 질환으로 이어진다. 그런데 애초에 무엇이 고혈압을 유발할까? 유전, 소금 민감성, 환경 오염, 중금속이 고혈압을 일으키는 위험 요인이기는 하다. 하지만 가장 큰 요인은 인슐린 저항성이다. 복부 지방이 있다면 배에 쌓인 내장 지방이 고혈압을 일으키는 원인일 확률이 높다. 미국인의 약 40퍼센트는 마그네슘 결핍에 시달리는데,[22] 마그네슘이 부족하면 고혈압이 생긴다. 마그네슘이 혈관을 이완시키기 때문이다. 스트레스, 술, 카페인, 설탕은 전부 마그네슘을 고갈시킨다. 견과, 씨앗류, 콩, 녹색 채소에 마그네슘이 많이 들어 있다.

심장은 알아서 혈관으로 피를 펌프질한다. 하지만 림프관은 움직임, 근육의 활동, 호흡이 있어야 노폐물을 심장으로 돌려보낼 힘을 얻는다. 림프 순환을 개선하는 방법은 많다(17장 참고). 하지만 우리가 먹는 음식도 중요하다. 림프계의 기능을 떨어뜨리는 주범은 가공식품, 유제품, 설탕, 감미료, 과한 소금이다. 다행히 림프계의 기능을 끌어올리는 식품도 많다. 녹색 잎채소, 간아마 씨, 치아시드, 아보카도, 마늘, 견과, 해초, 감귤류 과일, 크랜베리가 림프계에 도움이 된다. 국화과의 에키나세아^{echinacea}, 황기, 고수 잎, 파슬리처럼 파이토케미컬이 풍부한 약초도 도움이 된다.

핵심 시스템의 최적화 7: 세포, 근육, 뼈를 위한 식사법

우리는 무無에서 새로운 세포, 장기, 조직, 피부, 근육, 뼈, 뇌세포를 만들어내지 못한다. 원료는 음식에서 나온다. 따라서 우리 몸이 얼마나 강하고 잘 기능하는지는 섭취하는 단백질, 지방, 미네랄에 달렸다. 탄수화물은 몸에 꼭 필요한 영양소가 아닌데도 가공식품으로 구성된 서양 식단의 50~60퍼센트가 탄수화물이다. 질이 좋은 탄수화물도 아니고, 정제되고 질이 낮은 녹말과 설탕에 들어 있는 탄수화물이다. 탄수화물이 우리 몸에 필수적인 물질이 아니라면 인체는 탄수화물을 어떻게 처리할까? 일부는 칼로리로 태우지만, 대부분은 질병을 부르는 위험한 내장 지방으로 변한다. 그러면 노화의 징후가 촉발된다.

질이 낮은 부품으로 몸을 만들면 몸의 기능이 떨어진다. 근육과 뼈의 손실은 노화와 질병을 일으키는 커다란 위험 요인이다. 신진대사는 근육에서 일어난다. 따라서 근육량이 적으면 신진대사가 느리거나 대사 장애가 생긴다. 근육의 질이 낮고 근육에 지방이 끼어 있으면 당뇨병, 염증, 노화가 나타난다.

우리 몸은 단백질을 이용해서 중요한 물질 대부분을 만들어 낸다. 하지만 모든 단백질이 똑같지는 않다. 앞에서도 이야기했지만 근육을 만들기에 가장 좋은 단백질은 동물 단백질이다. 식물성 식품에도 단백질이 들어 있지만 질이 떨어진다. 식물성 식품에는 새로운 근육을 만드는 데 필요한 핵심 아미노산이 더 적다. 특히 류신, 아이소류신, 발린, 라이신, 황을 함유한 아미노산과 같은 BCAA가 부족하다.[23] 식물성 식품에는 단백질의 흡수를 방해하는 화합물도 있다. 콩, 견과 등에 들어 있는 피트산염이 대표적이다(그렇다고 콩과 견과를 멀리하라는 뜻은 아니다. 적당량을 먹으면 문제가 없다). 따라서 채식을 하는 사람들은 나이가 들수록 단백질을 충분히 섭취하도록 신경 써야 한다. 단백질이 풍부한 식물성 식품의 섭취량을 전체적으로 늘리고 단백질 파우더와 BCAA 보충제를 먹으면 된다. 육식을 하는 사람들은 염소 유장과 같은 단백질 파우더를 활용해서 단백질의 양을 늘리면 된다.[24]

조직, 근육, 뼈를 만드는 데 필요한 각종 비타민과 미네랄도 잊어서는 안 된다. 비타민 D, 비타민 K, 칼슘, 마그네슘, 붕소도 꼭 챙겨 먹자.

스트레스를 받은 식물을 섭취하라

록펠러재단은 식물의 세계에 있는 수만 개의 잠재적으로 이로운 약용 물질, 즉 파이토케미컬에 관한 주기율표를 작성하는 데 2억 달러를 투자했다(foodperiodictable.org 참고). 파이토케미컬에는 질병을 예방하고 이미 진행된 질병을 되돌리며 수명을 연장할 잠재력이 있다. 식물이 왜 인간의 건강을 위한 물질을 지니고 있느냐는 의문을 가질 수도 있지만 파이토케미컬은 식물의 방어, 보호, 전달 시스템의 일부다. 파이토케미컬 중에는 포식자를 저지하고 가혹한 환경과 자외선 같은 위험으로부터 스트레스 저항성을 키우기 위해 고안된 독이 많다. 이런 화합물은 야생 식물에 가장 많이 들어 있고, 그다음으로는 재생 농업으로 재배한 식품, 그다음으로는 유기농 식품에 많이 들어 있다. 산업형 채소, 곡물, 콩에는 파이토케미컬이 극소량 들어 있다(산업형 식품은 녹말 식품의 수확량이 늘어나고 가뭄, 살충제, 제초제에 저항성이 생기도록 교배됐다). 그 결과 우리가 먹는 음식은 맛도 없고, 설탕은 많이 들어 있으며, 단백질, 비타민, 미네랄, 파이토케미컬은 적게 들어 있다.

물론 식물에 함유된 알칼로이드, 폴리페놀, 테르펜 같은 화합물도 너무 많이 먹으면 해롭다. 하지만 조금만 먹으면 인체의 시스템에 이로운 스트레스로 작용한다. 그런 스트레스를 호르메시스라고 부른다. 이런 현상은 우리가 단식, 사우나, 찬물에 들어가기, 운동 등의 활동을 할 때도 나타난다. 우리를 죽이지 않는 것은 우리를 강하게 만든다. 호르메시스는 우리가 타고난 치유 시스템을 활성화하는 데 꼭 필요하다(10장 참고). 스트레스를 받은 식물을 먹으면 건강하게 오래 사는 데 도움이 된다.

파이토케미컬이 풍부한 식물로 만든 음식은 맛으로 구분할 수 있다(식품 산업의 조미료로 낸 인공적인 맛이 아니라 자연적인 맛을 비교해야 한다). 크기가 작은 자연산 딸기는 입에 넣는 순간 풍미가 확 퍼지고 나이를 되돌려주는 파이토케미컬인 피세틴을 함유한다. 하지만 크기가 더 크고 뻣뻣한 산업형 딸기는 잘 뭉개지지 않고 보기 좋은 대신 맛이 없다. 유기농 농산물에는 일반 농산물보다 파이토케미컬이 10~50퍼센트 더 많이 들어 있다.[25]

댄 바버Dan Barber는 스톤 반즈Stone Barns에 있는 '블루 힐Blue Hill'의 유명 요리사다. 그는 풍미가 좋은 채소를 찾아 나섰다가 채소 대부분이 현대적인 방식으로 생산됐다는 사실을 알게 됐다. 그래서 새로운 채소를 만들기 위해서 '로우 세븐 시즈Row 7 Seeds'를 창립했다. 그는 맛이 좋은 변종을 생산하기 위해서 채소를 거의 역설계하다시피 했다. 채소를 자연적인 상태 또는 옛날의 상태로 되돌린 것이다. 바버는 그저 더 맛있는 채소를 원했을 뿐이지만, 그가 재배한 채소에는 파이토케미컬도 풍부하다.

인간은 생물학적으로 게으르기 그지없다. 우리는 진화를 거치면서 파이토케미컬과 같은 화합물을 빌려다가 우리의 생화학과 생리적인 결함을 메웠다. 소량의 파이토케미컬은 인체의 시스템에 적절한 수준의 시련을 제공한다. 우리 몸이 복구, 치유, 장수를 위해 노력하도록 유도하고, 삶의 스트레스로부터 회복하는 능력을 기르게 해준다.

과일과 채소에 들어 있는 파이토케미컬이 몸에 부족하다고 해서 당장 괴혈병이나 구루병 같은 결핍증이 나타나지는 않는다. 하지만 장기적으로 보면 만성 질환이 생기고 수명이 짧아진다. 우리가 번성하고 치유와 장수를 위한 경로를 활성화하기 위해서는 파이토케미컬이 필요하다. 나는 식물과 인간의 이런 관계를 '공생 적응'이라고 부른다. 다른 사람들은 제노호르메시스xenohormesis나 파이토호르메시스phytohormesis라고 부른다. 영양 과학자들은 우리가 섭취하는 과일과 채소의 양이 우리의 건강 상태 및 수명과 직접적인 연관이 있다고 입 모아 말한다(감자튀김과 케첩은 해당되지 않는다!).

칼로리 제한, 단식, 운동을 할 때와 마찬가지로 파이토케미컬은 노화로부터 우리를 보호해주는 체내 반응을 끌어낸다. 자가포식, DNA 복구, 강력한 항산화 효소 분비와 같은 과정을 적절하게 활성화하거나 억제하는 것이다. 파이토케미컬은 몸에 약간의 스트레스를 줘서 몸을 자극한다. 그러면 몸이 스트레스 저항성을 키우려고 여러 시스템을 활성화한다. 파이토케미컬(알칼로이드, 폴리페놀, 테르페노이드)과 균류에 있는 파이토케미컬(다당류)은 우리가 앞에서 살펴본 경로들을 통해서 작용한다. 영양소 감지 메커니즘, mTOR, 인슐린 신호전달 경로, 시르투인, AMPK, 체내에 있는 항산화 방어 시스템이 바로 그런 경로다. 파이토케미컬은 장 건강을 개선해서 장누수증후군을 예방하고 장내 유익균에 먹이를 제공한다. 장 세포를 위한 주요 에너지원인 짧은사슬지방산의 생산량을 늘리기도 한다. 이런 짧은사슬지방은 체내에 흡수되기도 하며 전신 염증을 줄여준다.[26] 브로콜리[27]에 있는 설포라판sulforaphane이나 녹차에 있는 폴리페놀의 일종인 에피갈로카테킨 갈레이트Epigallocatechin gallate; EGCG[28]와 같은 파이토케미컬은 산화 스트레스를 줄여주는 대표적인 예다. 전사 인자의 일종인 Nrf2라는 경로를 활성화하여 항산화 효소의 생산을 촉진하는 원리다. 실험 결과 스페르미딘spermidine이라는 폴리아민이 쥐와 사람의 수명을 연장한다는 사실이 밝혀졌다.[29] 이 물질은 인간의 정자 세포에도 있지만 버섯, 숙성된 치즈, 대두(특히 대두를 발효한 낫토)에도 들어 있다. 영양 보충제로도 섭취할 수 있다.

　지금까지는 과일이나 채소를 먹어야 하는 이유가 식물에 있는 항산화 물질을 얻기 위해서라고 생각해왔다. 하지만 항산화 물질보다 파이토케미컬이 더 중요하다. 산화는 체내에서 적당히 일어나야 한다. 여러 중요한 세포 과정을 제어하기 위해서 산화 작용이 약간은 일어나야 하지만 너무 많이 일어나서는 안 된다. 따라서 항산화 물질을 과하게 섭취하면 몸에 해로울지도 모른다. 파이토케미컬이 풍부한 식단을 먹으면 전반적인 사망률이 감소하고 심장 질환, 치매, 암에 걸릴 확률도 낮아진다. 현대적인 식품 중에서는 커피에 폴리페놀이 가장 많이 들어 있다(우리가 채소를 충분히 먹지 않기 때문이다). 커피는 사망률의 감소와 연관이 있으며,[30] 자연적으로 파이토케미컬이 풍부한 지중해 식단과 비슷한 효과가 있다.[31] 또한 식물과 균류에 있는 여러 화합물이 효모균, 선충, 초파리, 설치류 같은 모델 유기체의 실제 수명과 건강 수명을 연장할 수 있다. 베르베린, 커큐민, 피세틴, 케르세틴, 레스베라트롤, 밀크시슬에 있는 실리비닌이 그런 작용을 한다.

이런 식물 화합물은 우리가 건강하게 오래 사는 데 강력한 효과를 발휘한다.

면역계의 활력을 증진하는 파이토케미컬의 힘

히말라야 타타리Himalayan Tartary 메밀은 글루텐이 함유되지 않은 오래된 곡물(사실은 꽃)이다. 요새 새롭게 주목받고 있는 이 메밀은 히말라야의 가혹하고 추운 기후에서 자라며 토양의 질이 나쁘고 물이 적은 환경에서도 잘 견딘다. 생존 비결은 파이토케미컬을 엄청나게 많이 생산하는 것이다.[32] 이 메밀은 어쩌면 세상에서 가장 강력한 슈퍼푸드일지 모른다. 식물영양소가 132가지 이상 들어 있으며, 그 어떤 곡물보다도 단백질, 비타민, 미네랄은 많고 녹말은 적다. 이 메밀에는 케르세틴, 루테올린, 호바민hobamine(2-하이드록시벤질아민)도 풍부하게 들어 있다. 호바민은 자연의 다른 어느 곳에서도 찾을 수 없는 희귀한 파이토케미컬이다. 호바민을 섭취하면 신체 나이가 어려지는 효과를 볼 수 있다. 파이토케미컬은 면역계와 미토콘드리아의 활력을 증진하는 과정을 통해서 독특한 방식으로 작용한다.[33] 히말라야 타타리 메밀에 들어 있는 파이토케미컬을 영양 보충제, 메밀 팬케이크, 메밀국수를 통해서 섭취하면 좋다. 이 메밀은 면역계를 리셋하고 미토콘드리아의 기능을 향상하는 데 도움을 준다.

장의 마이크로바이옴을 지원하는 파이토케미컬

나는 2016년에 치아 근관이 세균에 감염돼서 항생제를 복용했다가 장이 망가졌다. 항생제 부작용으로 클로스트리디움 디피실이라고 불리는 치명적인 감염에 시달린 것이다. 증세가 호전되지 않아 결국 대장염에 걸렸고, 정상적인 장 복구 기능이 제대로 작동하지 않았다. 바로 그때 폴리페놀이 마이크로바이옴에 얼마나 큰 영향을 미치는지 알게 됐다. 인간뿐만 아니라 우리 장에 사는 수조 개의 유익균도 적합한 파이토케미컬을 먹어야 잘 자랄 수 있다. 나는 심각한 장누수증후군에 걸렸고, 아커만시아 무시니필라라고 불리는 중요한 박테리아의 수도 너무 적었다. 이 박테리아가 충분히 있어야 장에 점액질의 보호막이 생겨서 장누수증후군을 예방할 수 있다. 이 박테리아는 크랜베리, 석류, 올리브, 선인장 열매, 녹차를 좋아한다! 이 박테리아의 성장만 자극해도 체중, 산화 스트레스, 장과 간의 염증이 감소하고 인슐린 저항성이 증가한다고 알려져 있다.[34] 워낙 중요한 유익균이다 보니 체내에 이 박테리아가 부족하면 효과가 좋은 암 치료법인 면역 치료가 제대로 이루어지지 않을 수도 있다.

장을 건강하게 해주는 다른 화합물들도 있다. 레스베라트롤은 장누수증후군을 예방하고 장내 박테리아 불균형을 복구한다. 케르세틴과 생강도 똑같은 작용을 한다. 마이크로바이옴에 파이토케미컬을 투입하면 아름다운 공생 관계가 형성된다. 그러면 장이 튼튼해지고 유익균이 유로리틴 A 같은 화합물을 생산한다. 유로리틴 A는 건강을 증진하고 몸을 치유하는 능력이 있다.

근육을 만들고 에너지를 끌어올리는 유로리틴 A

유로리틴 A는 촉망받는 '장수 물질'로, (현대인의 장에는 거의 살지 않는) 특정한 장내 박테리아가 석류, 베리류 과일, 호두에 있는 파이토케미컬에 노출됐을 때 생산된다. 안타깝게도 우리의 현대적인 마이크로바이옴은 이런 대사산물을 생산하지 못한다. 유로리틴 A는 장내 박테리아가 생산하고 체내에서 흡수되기 때문에 포스트바이오틱 물질이라고 불리며 노화의 두 가지 핵심 징후에 관여한다. 미토콘드리아의 기능이 떨어지거나 수가 감소하는 현상을 막고, 염증도 줄여준다. 유로리틴 A는 오래된 미토콘드리아를 치우는 작업, 즉 미토파지mitophagy가 일어나도록 유도한다. 몸이 미토콘드리아를 더 많이 생산하도록 유도하기도 한다. 전신 염증을 줄여주는 효과도 있는 것 같다. 급성 염증이나 조직 손상이 일어났을 때 혈액 속에 증가하는 급성 반응물질인 C-반응성 단백질C-reactive protein의 양이 줄어드는 것으로 나타났기 때문이다.

최근에 과체중인 중년 성인을 대상으로 무작위 대조군 연구가 시행됐다. 유로리틴 A는 마치 운동 효과를 알약에 담은 것처럼 효과가 좋았다. 참가자들은 넉 달 동안 운동은 전혀 하지 않고 유로리틴 A 보충제만 먹었다. 그런데도 다리 근력이 12퍼센트 증가하고, 최대산소섭취량(유산소성 체력 측정 기준)이 10퍼센트 향상

[인간의 건강과 장수에 호르메시스와 같은 작용을 하는 식물과 균류의 물질]

화합물	식품	메커니즘	주요 발견
베르베린	중국 황련, 영양 보충제	자가포식↑	파리의 수명↑ 인간의 제2형 당뇨병 지표의 개선
커큐민	강황, 영양 보충제	자가포식↑	초파리의 수명↑ (쥐의 수명에는 영향 없음) 인간의 염증↓ 고혈압↓ 활성산소↓
카페인	커피	AMPK↑ mTOR↓ 자가포식↑	선충의 수명↑ 인간의 심혈관 질환↓ 인지 장애↓ 사망률↓
EGCG	녹차, 영양 보충제	시르투인-1↑ FOXO↑ 자가포식↑ Nrf2↑	쥐의 수명↑ 인간의 심혈관 질환↓ 암↓ 신경 보호↑
에모딘	대황, 중국 약초	시르투인-2,1↑ AMPK↑	선충의 수명↑ 쥐의 인슐린 민감도↑
피세틴	딸기, 사과, 감, 포도, 양파, 오이	DAF-16/FOXO↑ 활성산소↓ CRP↓	선충의 수명↑ 인간의 염증↓
글루코사민	영양 보충제	AMPK↑ 자가포식↑	선충과 쥐의 수명↑ 인간의 사망률↓
폴리페놀	커피	AMPK↑ mTOR↓ 자가포식↑	인간의 심혈관 질환↓ 인지 장애↓ 사망률↓
다당류	버섯(동충하초와 영지버섯)	프리바이오틱, 장내 완전성↑	고지방 식단을 먹은 쥐의 비만↓ 염증↓ 당뇨병↓

화합물	식품	메커니즘	주요 발견
케르세틴	양파 같은 채소와 사과, 영양 보충제	AMPK ↑ 자가포식 ↑ 노쇠함 ↓	쥐의 수명 ↑ 인간의 고혈압 ↓
레스베라트롤	레드 와인, 영양 보충제	IGF-1 ↓ AMPK ↑ PGC-1α ↑ 자가포식 ↑	고지방 식단을 먹은 쥐의 수명 ↑ 인간의 알츠하이머, 암, 심혈관질환, 제2형 당뇨병 지표 개선
스페르미딘	대두, 낫토, 균류	자가포식 ↑	쥐의 수명 ↑ 인간의 사망률 ↓
설포라판	브로콜리, 방울양배추, 다른 십자화과 채소	Nrf2 ↑ 항산화 효소 ↑	쥐의 신경 보호 ↑

출처: Martel J, Ojcius DM, Ko YF 외, '파이토케미컬이 건강과 장수에 미치는 호르메시스 효과', 2019년 6월.

약어

- CRP: C-reactive protein. C-반응성 단백질.
- FOXO: forkhead box O. 포크헤드 상자 단백질 O.
- IGF-1: insulin-like growth factor 1. 인슐린 유사 성장 인자 1.
- Nrf2: nuclear factor erythroid-derived 2-related factor 2. Nrf2 인자. 전사 인자의 일종.
- PGC-1: αperoxisome proliferator-activated receptor γ coactivator 1α. PGC-1알파. 에너지 대사 조절 인자의 일종.

됐다. 걸은 거리와 근력으로 측정한 신체 능력도 향상됐다.[35] 근육감소증은 노화의 중요한 특징이다. 따라서 영양 보충제를 먹어서 근육감소증을 막고 근육의 기능을 끌어올릴 수 있다는 사실은 엄청난 발견이다. 연구자들은 유전자의 발현을 살피는 정교한 기술, 단백질이 지닌 장수 관련 특징의 변화, 대사체학(우리 몸이나 장내 박테리아가 만들어내는 대사산물을 연구하는 학문)과 혈액 검사, 근육 조직 검사를 활용해서 이 오래된 포스트바이오틱 폴리페놀 물질이 건강과 장수에 미치는 영향을 자세히 밝혀냈다.

수명을 연장하는 체내 경로를 활성화하려면 식단에 파이토케미컬이 풍부한 식품을 많이 넣으면 된다. 특히 위의 표에서 소개한 여러 식품에 히말라야 타타리 메밀과 유로리틴 A를 추가하면 더 좋다. 이런 식품들은 우리의 오래된 치유 및 복구 시스템에 효과가 있고 입증됐다. 이런 식품을 먹으면 스트레스에 대한 세포의 회복력이 향상되고, 질병과 노화로부터 세포를 보호하기 위해 고안된 다양한 경로가 활성화된다.

단백질과 건강한 노화의 상관관계

단백질은 영양학과 노화 연구 분야에서 논란의 여지가 많다. 어떤 사람들은 오래 건강하게 살기 위해서는 식물 단백질만이 유일하게 안전한 단백질이라고 주장한다. 하지만 고기가 노화와 근육감소증 예방에 가장 좋은 단백질 공급원이라고 주장하는 이들도 있다. 책 앞부분에서 소개했던 엠마 모라노를 기억하는가? 모라노는 117세까지 살았던 이탈리아 여성이다. 의사는 당시에

90대였던 모라노에게 매일 생고기를 150그램씩 먹으라고 조언했다. 모라노는 야위어가고 있었는데, 의사의 조언이 효과를 발휘했다. 육식 혹은 채식에 대한 믿음이나 이데올로기, 개인적인 취향은 제쳐두고 과학적인 측면만 따져보자. 학계에서는 단백질과 건강한 노화의 상관관계를 어떻게 볼까? 우리는 어떤 단백질을 언제, 얼마나 먹어야 할까?[36]

핵심은 '건강한 노화의 핵심인 근육을 어떻게 만들어서 근육감소증을 예방하고 되돌릴 수 있을까?' 하는 문제다. 근육을 키우면서도 mTOR 경로를 지나치게 자극하지 않고 자가포식을 막지 않아야 한다. 자가포식은 체내에서 일어나는 재활용, 복구, 재생 과정에 필수적이다. 아미노산과 당의 수치가 낮으면 굶을 때와 비슷한 일이 벌어진다. 즉, 자가포식이 일어나고 장수 경로가 활성화된다. 이는 좋은 현상이긴 하지만, 이 상태가 계속되는 상황도 바람직하지는 않다. 체내에 단백질이 거의 또는 아예 없거나 류신과 같은 특정한 종류의 아미노산 수치가 적당히 높지 않으면 장기적으로 몸에 문제가 생기기 때문이다. mTOR의 활동이 줄어드는 것은 좋지만, 몸은 점점 더 쇠약해질 것이다. 따라서 아미노산 수치를 적절하게 유지해야 한다.

세계적인 전문가들이 이 질문에 대한 답을 찾기 위해 힘을 모았다. 그들은 'PROT-AGE 스터디 그룹'[37]을 만들어서 다음의 다섯 가지 영역에 관한 증거를 검토했다.

- 건강한 노인에게 필요한 단백질의 양
- 급성 또는 만성 질환이 있는 노인에게 필요한 단백질의 양
- 노인이 근력과 근육의 기능을 회복하거나 유지하기 위한 운동과 식이 단백질의 역할
- 식이 단백질 제공의 실질적 문제(식이 단백질의 공급원과 품질, 단백질 섭취 시간, 식이 단백질이 에너지로 쓰이지 않고 근육으로 바뀔 수 있도록 지방과 탄수화물을 충분히 섭취하는 문제)
- 노화와 질병으로 인한 근육 손실의 영향과 생활 치료(식이요법, 운동, 생활방식의 변화 등)의 효과를 평가하기 위한 기능적 결과의 활용

단백질과 노화에 관해서 알려진 사실

나이가 들면 근육과 뼈에 손실이 생기고 면역계의 기능이 떨어진다. 체내의 모든 시스템은 질 좋은 단백질에 의지한다. 그런데 나이가 들면 입맛이 없어지고 영양소의 흡수를 저해하는 약을 많이 먹게 된다. 몸이 단백질을 활용하는 기능도 떨어진다. 인슐린 저항성이 커질 확률이 높기 때문이다. 나이가 들면 동화 저항성anabolic resistance이 커져서 근육을 만들려면 젊은 사람보다 단백질이 더 많이 필요해진다. 염증과 산화 스트레스도 증가하기 때문에 단백질을 더 많이 먹어야 한다. 즉, 몸이 고장 나기 시작하면 평소보다 단백질이 훨씬 많이 필요하다.

단백질의 일반적인 일일 섭취 권장량은 체중 1킬로그램당 0.8

밀리그램이다. 이는 단백질 부족을 막는 데 필요한 최소한의 섭취량이다. 건강을 위한 최적량도 아니고, 노인이나 매우 활동적인 사람에게 적합한 양도 아니다. 나이가 들수록 근육량을 보존하고 근육감소증을 예방하는 데 힘써야 한다. 그래야 신체 기능과 신진대사가 원활해지고 활동적으로 지낼 수 있다.

근육을 만들기 위해서는 (동물의) 근육을 먹는 방법이 가장 좋다.

PROT-AGE 전문가들이 알아낸 사실

1. 60세가 넘는 사람이 근육량을 유지하고 회복하려면 젊은 사람들보다 식이 단백질을 더 많이 먹어야 한다. 일일 권장량은 체중 1킬로그램당 1.0~1.2그램이다. 운동을 하는 사람이라면(물론 누구나 운동을 해야 한다!) 단백질을 매일 체중 1킬로그램당 1.5~2.0그램씩 먹어야 한다. 체중이 70킬로그램이면 매일 단백질을 70~84그램 먹으면 된다. 근력 운동이나 유산소 운동을 하는 사람은 매일 105~140그램씩 먹어야 한다(이 장의 뒷부분에 우리가 흔히 접할 수 있는 식품에 들어 있는 단백질의 양을 표로 정리했다).

2. 나이가 들면 젊을 때보다 한 끼당 식이 단백질과 아미노산 섭취량의 동화 역치anabolic threshold가 더 높다. 즉, 근육 생성을 촉발하는 단백질의 양은 나이가 들수록 많아진다. 노인은 끼니마다 단백질을 25~40그램은 섭취해야 한다. 이 정도 양의 단백질에는 류신이 약 2.5~2.8그램 들어 있다. 이보다 단백질을 적

게 먹으면 단백질이 근육을 만드는 데 쓰이지 않고 칼로리와 에너지로 이용된다. 단백질 합성 과정을 시작하려면 류신이 필요한데, 류신은 주로 동물 단백질에 들어 있다.

3. 노인에게 필요한 식이 단백질의 양을 계산할 때는 단백질의 공급원(동물 단백질이나 식물 단백질), 단백질의 섭취 시간, 아미노산 영양 보충제 같은 요인도 고려해야 한다. 식물 단백질만 먹어서는 충분하지 않다. 근육의 합성을 활성화하려면 반드시 류신이 풍부한 BCAA를 영양 보충제로 섭취해야 한다. 아니면 근육을 만드는 데 꼭 필요한 아미노산을 충분히 얻기 위해서 가공된 식물 단백질 파우더를 대량으로 먹는 방법도 있다.

반드시 기억해야 할 핵심 지침

1. 사람들은 평균적으로 매끼 질 좋은 단백질을 25~40그램씩 먹어야 한다. 나이, 활동량, 질병에 따라서 약간의 차이는 날 수 있다. 하지만 실제로 단백질을 이렇게 잘 챙겨 먹는 사람은 드물다.

2. 운동하고 나서 1~2시간 뒤에 단백질을 먹으면 가장 좋다.

3. 근육의 합성에 가장 좋은 단백질은 동물 단백질이다. 동물 단백질은 류신과 크레아틴이 많이 들어 있는데, 이 물질은 단백질의 합성을 위해서도 꼭 필요하기 때문이다.

4. 유장 단백질은 흡수하기 쉬운 최고의 단백질이다. 근육을 만드는 데 필요한 류신과 다른 핵심 아미노산이 풍부하기 때문이다. 나는 재생 농업으로 키운 염소로 만든 유장이나 유기농 염

소 유장을 선호한다. 사람들은 대체로 이런 제품을 더 잘 소화한다. 운동하고 나서 단백질 셰이크를 먹는 습관도 매우 좋다.

5. 식물 단백질을 자주 먹는 편이라면 류신, BCAA, 크레아틴, 유로리틴 A와 같은 식물영양소를 보충해야 한다. 나는 이 모든 성분을 '건강한 노화를 위한 셰이크'에 활용한다(14장 참고).

6. 신장의 기능이 떨어진다면 단백질 섭취량을 조금 줄여야 한다. 의사와 상의해서 자신에게 알맞은 단백질의 양을 알아보자.

단백질은 필요한 양보다 많이 먹어도 괜찮다. 남는 단백질은 칼로리로 쓰이거나, 포도당 신생 합성gluconeogenesis이라고 불리는 과정을 통해서 당으로 변환된다. 콜라겐 단백질을 섭취하는 사람도 많다. 콜라겐 단백질은 결합 조직을 생성하는 데 필요한 글리신, 프롤린, 하이드록시프롤린이 풍부하다. 하지만 트립토판이 부족하므로 따로 보충해야 한다.

단백질을 얼마나 먹어야 하는지 감이 오지 않는다면 끼니마다 손바닥만 한 크기의 동물 단백질을 먹어야 한다고 기억하면 된다(유장 단백질이나 식물 단백질도 그램으로 따졌을 때 비슷한 양을 먹으면 된다). 키가 152센티미터이고 몸무게가 45킬로그램인 여성에게 필요한 단백질의 양과 키가 197센티미터이고 몸무게가 110킬로그램인 남성에게 필요한 단백질의 양은 다르다. 고기를 덜 먹으면서 단백질의 질도 포기하고 싶지 않다면 식물 단백질과 동물 단백질을 함께 섭취하는 방법이 있다.

단백질 공급원	섭취 권장량 (단백질 30그램 기준)	칼로리 (kcal)
적색육	110그램	285
닭고기	110그램	271
생선(대구)	170그램	140
유장 단백질	30그램(1~2숟갈)	120
달걀	5개	390
익힌 (검은)콩	2컵	450
(익힌) 퀴노아	4컵	888
현미	6컵	1,296
통밀빵	8.3조각	573
아몬드	1 1/8컵	942
호두	2 1/2컵	1,308
호박씨	2 1/2컵	713
치아시드	2 1/2컵	600

  식물 단백질이 최고라고 생각하는 사람들은 우리가 필요한 단백질을 콩, 곡물, 견과, 씨앗류를 통해서 전부 얻을 수 있다고 주장한다. 하지만 이 주장에는 두 가지 문제가 있다. 첫째, 식물 단백질만 먹으면 류신의 양이 너무 적어지고 아미노산의 구성이 아쉬워진다. 식물 단백질에는 단백질이 에너지로 소모되지 않게 막고 단백질을 근육으로 전환해주는 아미노산이 부족하기 때문이다. 둘째, 식물 단백질을 끼니마다 25~40그램이나 섭취하려면 음식을 너무 많이 먹어야 한다. 현미를 끼니마다 여섯 컵

씩 먹기는 현실적으로 불가능하다. 그러면 1,296칼로리나 섭취하게 된다. 하지만 닭고기는 매끼 110그램만 먹어도 충분하고, 271칼로리를 섭취하게 된다. 콩만 먹어서 단백질의 일일 권장량을 충족하려면 끼니마다 콩을 두 컵씩 먹어야 한다. 그러면 450칼로리를 섭취하게 된다. 기본적인 산수와 생화학의 문제다.

매일 질 좋은 단백질을 먹어야 한다. 자신의 나이, 건강 상태, 활동 수준에 따라서 필요한 양을 먹어야 한다. 활동적인 사람이라면 매일 체중 1킬로그램당 1.2~1.5그램을 먹으면 좋다. 식물 단백질과 동물 단백질을 골고루 먹으면 단백질의 전반적인 질을 높일 수 있다. 근육을 만들기 위해서 BCAA와 크레아틴도 챙겨 먹자. 그리고 매일 12~16시간 동안 공복 상태로 지내보자(식사 시간을 제한하는 연습을 해보자). 그러면 mTOR가 비활성화되고 자가포식을 유도할 수 있다. 거기에 유산소 운동과 근력 운동을 더하면 근육을 만들기 위한 장수 계획이 완성된다.

핵심 시스템을
최적화하는 비결, 운동

• • •

운동할 시간이 없다고 생각하는 사람들은 머지않아
병에 걸릴 시간을 마련해야 할 것이다.

더비Derby의 백작 에드워드 스탠리Edward Stanley

운동의 법칙은 간단하다. '움직여라. 그러지 않으면 움직이지 못하게 될 것이다!' 내가 강연에서 보여주는 만화에는 의사와 환자가 나오는데, 아래에 이런 설명이 달려 있다. '매일 한 시간씩 운동하고 싶으십니까? 아니면 매일 24시간 동안 죽은 상태로 있고 싶으십니까?' 만화에 나오는 문구지만 사실과 거리가 먼 이야기는 아니다. 운동을 하면 자동으로 노화의 모든 징후와 근본 원인이 개선된다.

운동은 혈당 조절과 인슐린 민감도를 개선하고 체중 조절을 돕는다. 운동을 하면 심장 질환, 고혈압, 높은 콜레스테롤 수치로 고생할 확률이 낮아진다. 기분이 나아지고, 의욕이 더 생기고,

인지 기능이 향상되기도 한다. 운동은 뇌유래 신경영양인자brain-derived neurotrophic factor; BDNF의 양을 늘려서 치매를 예방하는 효과도 있다. BDNF는 신경가소성을 증가시키고 뇌세포를 새로 생성하는 화합물이다. 그뿐만 아니라 운동을 하면 근력이 더 강해지고 뼈가 건강해져서 몸이 쇠약해지지 않는다(생물학적인 노화가 진행되고 현대인처럼 주로 앉아서 생활하는 방식을 고수하면 몸이 약해지기 마련이다). 운동은 결장암, 유방암, 자궁암, 폐암 등 여러 암에 걸릴 확률도 낮춰준다. 수면의 질도 높아진다. 혹시라도 성욕이 적거나 성 기능이 떨어진다면 운동을 열심히 하길 권한다. 성별과 관계없이 테스토스테론 수치가 올라갈 것이다. 어쩌면 이 이야기가 여러분을 움직이게 할지도 모르겠다!

운동의 놀라운 효과

운동은 모든 생물학적인 시스템을 최적화한다. 운동을 하면 마이크로바이옴의 기능이 향상되고 건강이 좋아진다. 면역계의 기능이 개선되고, 미토콘드리아의 수가 늘어나며 기능이 나아진다. 운동은 혈당과 인슐린, 부신호르몬, 갑상샘호르몬, 성호르몬의 균형을 잡아준다. 해독, 혈액 순환, 림프 순환이 더 원활하게 이루어지게 하고 노화의 여러 징후를 막는 데도 도움이 된다. 운동을 하면 텔로미어의 길이가 길어지고, 염증이 줄어들며, 미토콘드리아가 건강해진다. 그 밖에도 영양소 감지 경로에 좋은 영향을 미치고 나이가 들면서 생기는 후성유전체의 해로운 변화를 되돌리기도 한다.

예를 들면, 운동을 해서 근육과 장기의 에너지가 고갈되면 AMPK가 활성화돼서 인슐린 민감도가 높아진다(4장의 '징후 1' 참고). 그러면 mTOR가 억제돼서 자가포식이 이루어지고 세포가 청소를 시작한다. 운동은 DNA의 복구를 유도하고 염증을 줄이는 데 꼭 필요한 시르투인 경로도 활성화한다. 또한 운동은 산화 스트레스에 약한 타격을 입혀 항산화 효소를 활성화하기도 한다. 이제는 학계에서 운동이 건강과 장수에 얼마나 이로운지 명확하게 밝혀냈다.[1]

노력을 많이 할 필요도 없다.[2] 그런데도 미국인의 고작 23퍼센트 미만이 권장 운동량을 채운다고 한다(주당 권장 운동량은 중간 강도의 운동 150분 또는 격렬한 운동 75분이다). 하지만 매일 10분씩 걷는 것만으로도 수명을 몇 년이나 연장할 수 있다.[3] 걷기 운동도 좋지만, 매주 약 75~150분씩 격렬한 활동을 하면 더 좋다. 거기에 밴드와 역기를 이용한 근력 운동이나 스쿼트, 팔굽혀펴기, 숄더 프레스, 체스트 프레스, 플랭크와 같은 체중을 이용한 운동을 3~4일 추가하면 금상첨화다.

오래 살고 싶다면 운동하라

운동과 적절한 식단을 병행하면 건강하게 지내면서 수명까지 연장할 수 있다. 우리 어머니는 운동하고 싶은 생각이 들 때마다 그런 생각이 없어질 때까지 누워 계셨다고 입버릇처럼 말씀하셨다. 좋은 전략은 아니었다. 어머니는 결국 몸이 쇠약해지셨고 마지막 10년을 장애가 있는 채로 사셨다. 나는 어머니에게 《늙는 것은 만만한 일이 아니다Growing Old Is Not for Sissies》라는 책을 사드렸다. 그 책에는 70대부터 90대까지 놀라울 정도의 운동 능력을 뽐내는 사람들의 이야기가 실려 있었다. 어머니는 그 책을 그다지 좋아하지 않으셨다. 하지만 이제는 100세가 넘는 어르신들도 육상 트랙과 필드에서 경쟁에 참여한다! 나는 나이가 많이 들면 80세 이상만 참가할 수 있는 테니스 대회에 참가해 우승하고 싶다! 나에게 건강한 노화란 아침에 일어나서 그날 내가 하고 싶은 일을 할 수 있는 상태를 의미한다. 건강하게 장수한다면 산책, 등산, 스키, 스카이다이빙 같은 활동을 즐길 수 있을 것이다! 나는 이카리아에서 만났던 87세의 알케아를 뒤따라가기가 힘들었다. 그녀는 산비탈에 있는 계단식 텃밭을 산양처럼 민첩하게 오르내렸다.

운동은 체내의 재생 및 복구 시스템을 작동시키는 열쇠다. 운동은 (호르메시스를 통해서) 모든 장수 스위치와 몸의 항산화 시스템을 활성화한다. 인지 기능을 개선하고 기분이 좋아지게 하며,

마이크로바이옴이 다양한 미생물로 구성되고 건강하게 유지되도록 돕는다.[4] 만성적인 염증을 줄이고,[5] 미토콘드리아의 건강과 생물 발생biogenesis에 도움이 되기도 한다.[6] 운동을 하면 호르몬의 균형이 잡히고[7] 스트레스 호르몬인 코르티솔이 적게 분비된다. 운동을 꾸준히 하는 사람은 나이가 들어도 몸이 튼튼하다.[8] 운동은 해독, 혈액 순환, 림프 순환을 원활하게 하고 전반적인 행복감과 삶의 만족도를 높인다.[9] 또한 성생활에도 도움이 된다!

운동과 장수에 관한 연구 결과는 논란의 여지가 없다. 운동은 텔로미어를 보호하고,[10] 텔로미어의 길이를 늘이며, AMPK가 신진대사에 미치는 좋은 영향을 극대화한다.[11] 운동을 하면 시르투인이 활성화되고[12] 실제 수명과 건강 수명이 전반적으로 늘어난다.[13] 또한 심장과 심혈관의 건강을 증진하고, 심장 질환에 걸릴 위험을 낮추며, 심장 질환 환자의 예후가 더 좋아지게 한다.[14] 운동을 하면 특정한 종류의 암을 예방하고, 암 치료 효과가 더 좋아지며, 암의 재발을 방지할 수 있다고 입증됐다.[15] 당뇨병 환자에게도 좋다. 혈당을 낮추고 인슐린 저항성을 줄여주기 때문이다.[16] 무엇보다 운동을 하면 근육의 기능이 향상되고 근육량이 늘어난다. 근육이 줄어드는 현상과 근육감소증의 위험을 기억하는가? 운동을 하면서 적절한 단백질을 섭취하면 건강하게 오래 살 수 있다.[17] 나는 헬스장이나 일반적인 운동을 좋아하지 않는다. 그 대신 밖으로 놀러 나간다. 하이킹, 자전거 타기, 스포츠, 저녁 먹고 30분 동안 걷기 등을 즐긴다.

오래 살면서 잘 늙고 신체의 기능을 원활하게 유지하고 싶다면 운동을 꾸준히 해야 한다. 120년 넘게 살고 싶은가? 건강 수명을 연장하고 싶은가? 만성 질환에 걸릴 위험을 줄이고 싶은가? 더 기분 좋고 행복한 삶을 살고 싶은가? 그러면 움직여라.

Chapter
9

나를 돌보는 생활방식을
습관화하라

• • •

몸은 아무리 망가져도 균형을 회복할 줄 안다.
가장 중요한 규칙은 자연을 방해하지 않는 것이다.

내분비학자이자 작가 디팩 초프라

앞에서 이야기했다시피 유전자에 영향을 미치는 엑스포좀이
우리의 건강 상태를 결정한다. 유전자의 영향은 한정적이다. 유
전자를 장전된 총에 비유하자면 환경은 방아쇠를 당기는 행위라
고 할 수 있다. 이는 좋은 소식이다. 우리의 일상적인 행동이 건
강에 영향을 끼치는 가장 중요한 요인이라는 뜻이기 때문이다.

내가 사르데냐와 이카리아에서 만난 주민 중 나이가 지긋한
사람들도 좋은 습관을 여럿 가지고 있었다. 그런 습관이 그들의
몸을 튼튼하게 하고, 활력을 불어넣고, 그들로 하여금 살아 있다
고 느끼게 했다. 그들은 몸을 꾸준히 움직였다. 텃밭을 가꾸고,
가파른 산비탈을 오르내렸다. 그곳 주민들은 스트레스를 적게

받고, 수면과 낮잠을 우선시했다. 또한 목적의식이 뚜렷하고 삶에 큰 의미를 부여했다.

이런 습관은 우리도 당장 실천할 수 있다. 하지만 우리가 사는 환경에서는 자연스럽게 일어나는 일이 아닌 만큼 실천하겠다는 의지를 다져야 한다. 우선은 생활방식에서 초석을 마련해야 한다. 식이요법, 운동, 휴식, 수면, 스트레스 관리에 신경을 쓰고, 지역사회에 기여하며 삶의 목적도 찾아보자. 그러고 나서 호르메시스(10장 참고)와 장수 과학의 최신 혁신 기술(11장 참고)을 활용해보자. 그러면 장수 경로를 활성화하고 노화의 징후가 나타나지 않도록 막을 수 있다.

만성 스트레스에 대항해 정신, 마음, 영혼을 치유하라

'나를 돌보기' 항목을 해야 할 일을 적은 목록의 맨 끝에 두는 사람이 많다(나 역시 인생 대부분을 그렇게 보냈고, 그래서 건강이 많이 나빠졌다). 일, 가족, 친구, 다른 사람들의 요구가 목록에서 더 중요하게 여겨질 때가 많다. 우리의 정신 건강을 돌보는 일은 나중에 겨우 생각하거나 아예 생각을 못 하기도 한다. 블루존 같은 지역에서는 휴식과 지역사회의 강력한 힘이 삶에 중심적인 역할을 하지만, 빠른 속도로 돌아가는 현대 사회에서는 자신을 돌보고 정신 건강을 챙기는 것이 우선순위가 낮은 일이 되어버렸다. 우리의 일정표는 항상 꽉 차 있고, 해야 할 일도 많다. 경력도 쌓아야 하고, 육아도 해야 하며, 일을 집까지 들고 가서 해야 할 때도 있다. 하지만 자신의 정신과 영혼을 돌보지 않으면 건강하고, 행복하고, 성취감을 느끼는 긴 삶을 살 수 없다.

우리의 생각, 감정, 믿음, 비탄, 기쁨, 슬픔, 사랑, 분노는 전부 생물학적인 신호로 변환된다. 이런 신호는 유전자의 발현에 변화를 줘서 면역 기능, 호르몬, 마이크로바이옴, 신경전달물질, 신경가소성, 미토콘드리아 등에 영향을 미친다. 건강한 정신과 마음가짐은 신체 건강에 매우 중요하다. 여러 연구 결과 분노를 억누르는 사람들은 유방암 및 다른 암에 걸릴 확률이 높다는 사실이 밝혀졌다. 감정적으로 격앙되면 몸에 염증이 생기기 때문이다. 다수의 저작을 집필한 의학 전문가 캐롤라인 메이스Caroline Myss는 "우리의 일대기가 우리 몸에 고스란히 반영된다."라고 말한다. 신경과학자 캔더스 퍼트Candace Pert는 미국 국립보건원에서 진행한 획기적인 연구를 바탕으로 '감정의 분자'에 관해서 글을 썼고, 정신신경면역학이라는 분야를 확립했다.

자신의 정신, 마음, 영혼을 치유하는 방법을 찾아야 한다. 자신의 영혼을 돌보려면 긍정적인 마음가짐이 필요하다(낙관적인 사람들이 다른 사람들보다 더 오래 산다. 설령 그들의 생각이 틀렸더라도 말이다!). 영혼을 돌보는 행위는 자신을 아끼고 자존감을 끌어올리는 행위다. 자신을 돌보는 일을 우선시하고 건강한 스트레스 관리 기술을 연습한다는 뜻이기도 하다. 지역사회에 기여하고 의미 있는 인간관계를 형성해야 한다. 자신을 도와주고 지지해줄 수 있는 사람들을 찾는 것도 좋다. 종교나 영적인 영역에 관심이 있다면 종교의 교리를 실천하는 방법도 있다.

태생적으로 남을 잘 돕는 사람일수록 자신의 영혼을 돌보기가 어렵다. 하지만 남을 돕는 가장 좋은 방법은 자신의 영혼을 먼저 챙기는 일이다. 자신의 잔에 물을 먼저 채워야 다른 사람들의 잔도 채울 수 있다.

자신을 돌보고, 긍정적으로 생각하고, 공동체 의식을 느끼면 건강과 장수에 영향을 주는 요인을 모두 개선할 수 있다. 이 사실을 증명하는 경험적 증거는 산더미처럼 많다. 자기 연민을 실천하면 건강한 습관을 들이는 데 큰 도움이 된다. 건강한 습관이란 금연하기, 운동하기, 더 건강하게 먹거나 섭식장애 극복하기 등 전반적인 삶의 질의 향상을 말한다.[1] 자기 연민은 신체적인 증상 호전,[2] 정신 건강 증진, 당뇨병 환자의 혈당 조절 능력 향상[3]과도 관련이 있다. 자기 연민을 실천하면 특정 암에 대한 회복력이 좋아지고 암 환자의 정신 건강이 개선되기도 한다.[4]

사회적 유대감, 공동체 의식, 탄탄한 인간관계는 수명의 연장과 정신 건강의 증진뿐만 아니라 혈압, 허리둘레, 체질량 지수Body Mass Index, BMI, 염증과 같은 신체 지표의 개선과도 관련이 있다.[5]

과학적으로 따져보면 정신 건강의 또 다른 지표인 사고방식도 중요하다. 연구 결과에 따르면 부정적인 생각을 자꾸 되새기는 사람들은 수명이 줄어들고 신체 건강과 정신 건강이 나빠진다고 한다.[6] 반대로, 긍정적인 생각과 미래의 목표 및 보상에 집중하는 사람들은 더 행복하고 건강하게 산다.[7]

목적의식이 있으면 행복하게 지낼 수 있다. 신체적인 건강과 인지 건강이 좋아지고, 우울증 증세가 나아지며, 더 느리게 늙는다.[8] 심리적인 웰빙은 텔로미어 길이를 연장하고 텔로미어가 마모되는 속도를 늦춘다.[9] 반대로, 만성 스트레스는 텔로미어 길이의 단축, 세포 노화의 가속화, 산화 스트레스의 증가를 부른다.[10]

따라서 건강하게 오래 살기 위해서는 자신을 돌보고, 자기애와 자기 연민을 실천하고, 성장하려는 사고방식을 가지고, 탄탄한 인간관계와 공동체를 형성하고, 목적의식을 갖추어야 한다. 자신을 우선으로 돌보고 심사숙고, 휴식, 마음챙김을 위한 시간을 마련하면 호르몬 수치를 건강하게 유지할 수 있다. 여러 연구에 따르면 명상과 마음챙김이 코르티솔 수치를 크게 떨어뜨린다고 한다.[11] 그러니까 자신을 위한 시간을 꼭 마련하자.

건강한 수면 습관을 유지하라

의대를 다니고 레지던트 생활을 할 무렵 나는 거의 눈을 붙이지 못했다. 잠도 제대로 못 자면서 아기를 500명이나 받고 응급실에서 밤샘 근무를 했더니 신경이 말을 듣지 않았다. 이때 수면 부족의 위험을 몸소 경험했다. 잠이 불필요한 것처럼 여겨질 수도 있지만, 잠은 건강하게 오래 살아가는 데 필수적인 요소다. '잠은 죽고 나서 자자.'라는 마인드로 살았다가는 일찍 죽게 될지도 모른다. 잠은 우리의 신진대사, 체중, 기분, 인지 기능 등 건강의 모든 측면에 영향을 미친다.

지난 100년 동안 사람들의 평균 수면 시간은 1~2시간 줄어들었다. 안타깝게도 미국에서만 무려 7,000만 명이 수면 장애에 시달리고 있다.[12] 잠이 부족하면 집중력과 학습 능력이 떨어진다. 세세한 데 신경 쓰기가 어려워지고, 교통사고를 낼 확률이 높아지기도 한다. 연구 결과 매일 7시간도 못 자는 생활이 반복되면 심혈관계, 내분비계, 면역계, 신경계가 나빠진다고 한다. 수면 부족의 부작용에는 비만, 당뇨병, 심장 질환, 고혈압, 불안증, 우울증, 치매, 알코올 중독, 뇌졸중 등이 있다. 잠을 잘 자지 못하면 특정한 암에 걸릴 확률이 높아지기도 한다.

잠은 치유, 복구, 세포 청소, 장수를 위해서 꼭 필요하다.[13] 글림프 시스템은 새롭게 발견된 뇌의 청소 시스템으로, 사실상 뇌의 림프계나 마찬가지며 매일 쌓이는 대사 노폐물을 치운다. 우리의 근육, 장기, 뇌는 날마다 복구가 필요하다. 건강하게 오래 살기 위해서는 호르몬과 생체 리듬이 균형을 유지해야 하는데, 잠이 거기에 결정적인 역할을 한다. 매일 7시간도 못 자는 생활을 계속하면 사망률이 24퍼센트나 증가한다. 수면의 중요성에 관해서 알고 싶다면 매슈 워커Mathew Walker의 《우리는 왜 잠을 자야 할까》를 읽어보기 바란다.

삶의 의미와 목적을 찾아라

칼 구스타프 융은 일찍이 "의미는 여러 가지, 아니 어쩌면 모든 것을 견딜 수 있게 해준다. 의미를 만들어냄으로써 새로운 우주가 탄생한다."라고 말했다.

블루존 같은 곳에서 사는 사람들은 지역사회에서 자신의 자리가 어디며 자신의 목적이 무엇인지 잘 알고 있는 것처럼 보인다. 의미와 목적이 그들의 삶을 인도해준다. 한편, 급박하게 돌아가는 혼란스럽고 단절된 세상에서는 많은 이들이 자신이 가야 할 길을 찾는 데 애를 먹는다. 하지만 그 길을 찾아야 건강하게 살 수 있다.

로버트 버틀러Robert Butler 박사는 미국 국립노화연구소National Institute on Aging; NIA의 초대 소장이다. 그는 목적의식이 분명한 사람, 즉 아침에 일어나야 할 이유가 있는 사람은 그렇지 않은 사람들보다 최대 7년이나 더 산다는 사실을 밝혀냈다. 〈미국 의사협회 저널〉에 실린, 성인 7,000명을 대상으로 한다. 연구에서는 인생의 목적성이 낮은 사람이 목적성이 가장 높은 사람보다 사망에 이를 확률이 두 배나 높은 것으로 드러났다.[14]

그렇다면 삶의 목적을 어떻게 찾을 수 있을까? 《파도치는 인생에서 다시 길을 찾는 법》의 저자 리처드 라이더Richard Leider는 '재능 + 열정 + 가치 = 목적'이라고 말한다. 좋아하는 것을 찾기 위해서 최선을 다하고, 일단 목적을 찾고 나면 그 길을 쭉 따라가면 된다. 사람마다 가야 할 길은 모두 다르다. 하지만 오래 살고 싶다면 잘 먹고 운동하는 것만큼이나 자기 길을 찾는 것도 중요하다. 은퇴 후에 사망률이 증가하는 현상은 우연이 아니다. 단순히 나이가 들었기 때문이 아니다.

학계에 따르면 이타심, 즉 나보다 더 큰 무엇인가에 속해 있다고 느끼거나, 남을 돕거나, 사회적으로 필요한 사람이 되면 행복하고 의미 있는 삶을 누릴 수 있다고 한다. 나는 2010년 아이티 대지진 직후 포르토프랭스의 종합병원에서 매일 20시간씩 일하며 거의 먹지도 못한 채 다친 사람들을 부지런히 도왔다. 살면서 그때만큼 끔찍한 트라우마, 죽음, 상실을 직면한 적이 없었다. 그래도 다른 사람들에게 도움이 될 수 있어서 감사했다. 나 자신에게만 집중하지 않고 의미 있는 일을 한다는 사실이 기뻤다.

건강하게 오래 살려면 식이요법, 운동, 수면, 스트레스 관리, 신경 안정, 의미 있는 인간관계와 공동체 형성, 인생의 목적과 의미 찾기 등에 신경 써야 한다. 이 방법은 비용을 거의 또는 아예 들이지 않고 할 수 있으며, 우리가 건강하게 오래 사는 초석을 다져준다. 좋은 습관을 들이는 것만으로도 건강에 큰 도움이 되고 수명도 연장할 수 있다.

Chapter
10

치유와 복구 메커니즘을 활성화하는
호르메시스 전략

• • •

만물은 독이다. 독이 들어 있지 않은 것은 없다.
복용량을 잘 맞춰야만 독의 영향을 받지 않을 수 있다.
16세기의 스위스 화학자 파라켈수스

인체는 말로 다 표현할 수 없을 만큼 신비롭다. 우리는 건강하게 살아갈 수 있도록 정교한 치유 메커니즘을 타고난다. 하지만 현대인의 식단, 환경, 생활방식이 이런 치유 시스템의 질을 떨어뜨린다. 다행히도 과학계에서 체내 치유 시스템을 활성화하는 다양한 방법을 찾아내고 있다. 건강과 장수를 위한 핵심 중 하나는 '우리를 죽이지 않는 것은 우리를 더 강하게 만들어준다.'는 간단한 원칙이다. 체내 시스템은 약간의 스트레스를 받을 때 더 강해지고 회복력도 더 좋아진다.

운동을 예로 들어보자. 빨리 달리거나 역기를 들어서 근육이 손상되면 몸이 치유되면서 더 튼튼해진다. 그렇다고 해서 운동을 너무 많이 했다가는 다칠 위험이 있다. 체온도 마찬가지다. 적당히 추우면 몸의 치유 시스템이 활성화된다. 하지만 너무 추우면 저체온증으로 죽고 만다. 약간 더우면 몸이 손상된 단백질을 복구하고 면역력을 끌어올린다. 하지만 너무 더우면 열사병으로 죽는다. 동물 모델 연구에서 섭취하는 칼로리를 제한해서 생기는 스트레스는 수명을 꾸준히 연장한다고 밝혀졌다. 수명이 무려 3분의 1이나 늘어난다. 인간으로 따지면 120세까지 사는 셈이다. 음식을 너무 적게 먹어서 굶어 죽으면 안 되겠지만, 약간 굶는 정도는 오히려 장수 경로를 활성화한다.

이런 현상은 호르메시스라고 부른다. 몸이 스스로를 보호할 수 있도록 바짝 긴장하게 만드는 작은 역경이라고 생각하면 된다. 어쩌면 이 호르메시스가 우리가 아주 오랫동안 병에 걸리거나 허약해지지 않고 건강하게 살 수 있는 비결일지도 모른다.

흔히 비전문가들은 기능의학을 '바이오해킹biohacking'이라고 부른다. 바이오해킹의 세계에는 호르메시스를 이용한 아래의 전략들도 포함된다.

- 식사 시간의 제한과 단식
- 고강도 인터벌 트레이닝과 근력 운동
- 찬물에 들어가기, 사우나
- 호흡법, 저산소 요법
- 고압 산소 치료

- 오존 치료
- 광선 치료
- 파이토케미컬

지적인 활동도 호르메시스에 해당한다. 새로운 언어를 배우거나 십자말풀이를 하면 치유 시스템이 작동된다. 호르메시스는 다음과 같은 효과가 있다.

- DNA 복구 과정의 활성화
- 염증 진정
- 몸의 항산화 시스템 증가
- 줄기세포 생산 자극
- 뇌의 신경가소성 증가
- 단백질의 기능 향상
- 해독 작용 개선
- 미토콘드리아의 기능과 에너지 생산 자극
- 인슐린 민감도 향상
- 유전자의 발현 개선

전부 질병을 예방하고 이미 진행된 질병의 작용을 되돌리며 건강 수명을 연장하는 데 필요한 요소다. 호르메시스는 우리가 스트레스를 더 잘 이겨내게 해주고 신진대사를 더 유연하게 만들어주는 작은 스트레스 요인이다. 우리가 환경에 적응하고 살아남는 데 도움이 되기도 한다.

그럼 지금부터 장수를 위한 가장 강력한 호르메시스 전략들을 간단하게 살펴보자. 모두 생활에 도입할 수 있는 일들이다. 간단하고 비용이 거의 또는 아예 안 드는 전략도 있고, 비용이 비싸거나 치료와 병행해야 하는 전략도 있다.

칼로리를 제한해 몸을 청소하고 복구하라

우리는 1부에서 칼로리를 제한하는 식습관이 장수 스위치를 활성화한다는 사실을 배웠다. 칼로리를 제한하면 몸을 청소하고 복구할 수 있다(자가포식과 DNA 복구). 여러 연구 결과, 칼로리를 3분의 1로 줄이는 방법만이 동물 모델의 수명을 예측한 대로 연장했다.[1] 칼로리를 줄이면 인슐린 저항성을 되돌리고, 염증을 가라앉히고, 미토콘드리아의 에너지 생산을 최적화하고, 근육량을 늘리고, 지방량을 줄이고, 항산화 시스템을 활성화하고, 줄기세포 생산을 극대화할 수 있다.

노화 연구자들은 칼로리를 제한하는 식습관을 현실적으로 실천할 방법을 찾느라 바쁘다. 한번 생각해보자. 평소보다 칼로리를 3분의 1이나 덜 먹으면 배고프고, 야위고, 피곤하고, 허약해질 것이다. 더 오래 살지는 몰라도 매일 배고파서 화가 날 것이다!

일전에 칼로리제한협회Calorie Restriction Society의 한 남자 회원을 만난 적이 있다. 이 협회에는 먹는 양을 줄여서 더 오래 사는 데 전념하는 사람들이 모여 있다. 나는 그 회원에게 아침 식사로 무엇을 먹었는지 물었다. 그랬더니 셀러리를 2.3킬로그램이나 먹었다는 대답이 돌아왔다. 별로 즐거운 아침 식사는 아니었을 것 같다.

다행히 과학자들이 매일 셀러리를 2.3킬로그램씩 먹지 않아도 되는 방법을 다양하게 살펴보고 있다. 과학자들은 식이요법, 영양 보충제, 약으로 부지런히 실험한다. 고통과 괴로움 없이도 칼로리를 제한하는 효과를 얻을 방법을 찾아내기 위해서다. 연구는 아직 진행 중이지만, 굶지 않으면서도 굶었을 때와 비슷한 효과를 내는 방법은 많아 보인다.

단식은 요새 크게 유행하는 식이요법이다. 여기에는 타당한 이유가 있다. 매일 12시간, 14시간, 16시간씩 공복으로 지내면 영양소 감지 경로(인슐린 신호전달, mTOR, 시르투인, AMPK)를 통해서 자가포식을 활성화할 수 있기 때문이다. 이는 시간제한 식사법 time-restricted eating이라고 불린다. 저녁 식사와 아침 식사 사이에 12시간 동안 공복 상태로 지내는 것이 좋다. 영어로 '아침 식사'를 뜻하는 'breakfast'가 '단식fast'과 '멈춤break'을 합친 단어임을 잊지 말자. 저녁 식사를 오후 6시에 하고 아침 식사를 오전 8시에 하면 14시간 단식하는 셈이다. 만일 아침 식사를 오전 10시에 하면 단식을 16시간 하는 셈이다. 따져보면 그렇게 어려운 일은 아니다.

과학자들이 연구하는 또 다른 전략은 간헐적 단식으로, 한 달에 한 번 3일이나 7일 동안 물만 마시는 단식법이다. 당뇨병이나 비만을 치료할 목적이라면 단식 기간이 더 길어지기도 한다. 매주 24~36시간씩 단식할 수도 있다. 장수 연구가 발터 롱고가 개발한 식이요법은 단식과 비슷한 효과가 있다. 한 달 혹은 석 달에 한 번, 5일 동안 매일 800칼로리 정도를 섭취하는 방법이다. 키토제닉 식단(지방 70퍼센트 초과, 탄수화물 5퍼센트 미만)도 굶을 때와 비슷한 효과를 발휘하며 몸이 탄수화물 대신 지방을 연료로 사용하게 만든다. 인간의 진화 패턴에 맞춰서 키토제닉 식단을 주기적으로 시도해보면 좋다. 우리 선조들은 식량이 부족한 상황과 식량이 풍부한 상황을 번갈아 가며 겪었을 것이다. 정기적으로 몸에 음식으로부터의 휴식을 제공해보자.

식물 화합물 중에도 칼로리 제한과 비슷한 효과를 내고 제노호르메시스를 부르는 화합물이 있다. 이런 화합물을 먹으면 자가포식이 활성화된다. 커피에 있는 폴리페놀, 엑스트라 버진 올리브유에 있는 올레유로핀, 적포도 껍질과 호장근(마디풀과의 다년초-옮긴이)에 있는 레스베라트롤, 딸기에 있는 피세틴과 같은 시르투인 활성화 화합물, 스페르미딘, 녹차에 있는 카테킨, 강황에 있는 커큐민, 베르베린, 석류에 있는 파이토케미컬이자 장의 신진대사에 필요한 유로리틴 A 등을 섭취하면 된다. 메트포르민과 라파마이신 같은 약도 칼로리 제한과 비슷한 효과를 내서 부분적으로 도움이 될 수 있다.

온열 요법으로 손상된 단백질을 청소하라

핀란드에는 사우나가 하도 많아서 모든 핀란드인이 한꺼번에 사우나를 이용할 수 있을 정도라고 한다.[2] 과학자들은 20년에 걸쳐서 사우나를 이용하는 2,000명 이상의 핀란드인을 대상으로 이들이 사망할 확률과 심장 질환에 걸릴 확률을 자세히 살펴봤다. 실험군은 일주일에 4~7번씩 사우나를 즐기는 마니아들이었고, 대조군은 일주일에 한 번 정도 사우나를 이용하는 핀란드인이었다. 거의 모든 핀란드인이 최소 일주일에 한 번은 사우나를 이용하기 때문이다. 사우나의 평균 온도는 79도였다. 연구 결과, 사우나를 일주일에 4~7번씩 즐기는 마니아들은 사우나를 일주일에 한 번만 가는 사람들보다 사망할 확률이 40퍼센트나 낮았다.[3] 사우나에서 20분 있는 사람이 10분 있는 사람보다 심장 질환에 걸릴 확률이 52퍼센트 낮아지기도 했다.

그렇다면 사우나, 찜질방, 온수욕, 온천, 핫요가는 어떻게 수명을 연장할까?

사우나를 해본 적이 있다면 나왔을 때 어떤 느낌이 드는지 알 것이다. 사우나를 하고 나면 활기가 돌고, 민첩해지며, 머리가 맑아진다. 기분이 나아지고, 스트레스를 덜 받으며, 통증을 덜 느끼기도 한다. 사우나 안에서 땀을 흘리면 심박수와 혈압이 올라가고 숨이 가빠진다. 몸을 움직이지 않는데도 운동할 때와 비슷한 일이 벌어지는 것이다. 어떻게 이런 일이 일어날까? 온열 요법은 열 충격 단백질heat shock protein; HSP의 생산량을 늘려서 몸을 건강하게 만든다. 우리가 앞에서 살펴본 것처럼 변형되고 손상된 단백질은 노화 과정을 촉진한다. 몸이 새로운 단백질을 만들려면 손상된 단백질을 복구하거나 소화하거나 청소해야 한다. 단백질이 변형되고 손상되는 현상은 노화의 징후 중 하나다.

단백질은 제대로 기능하기 위해서 형태가 중요하다. 단백질이 망가지면 기형이 되거나 올바르게 접히지 않을 수도 있다. HSP는 단백질이 제대로 접히도록 돕는다. 만일 단백질이 너무 많이 손상되면 HSP가 단백질을 분해해 재활용한다. 그래야 손상된 단백질이 몸에 쌓이지 않기 때문이다. HSP는 체내에 있는 항산화 시스템과 복구 시스템을 활성화한다. 단백질을 산화 스트레스로부터 보호하고 최종 당화 산물을 감소시키기도 한다. 설탕을 너무 많이 먹으면 최종 당화 산물의 양이 많아지는데, 과도한 양의 설탕이 단백질과 결합하면 염증 폭탄이 만들어진다.

온열 요법을 받으면 심혈관 건강, 심박 변이도(자율신경계의 건강과 스트레스에 대한 회복력을 측정하는 방법), 인슐린 민감도, 혈당과 혈압 수치가 좋아진다. 열은 우리가 자연적으로 기분이 좋아지도록 엔도르핀의 생성을 촉진하고, 스트레스 호르몬의 분비량을 줄이며, 수면의 질을 높여준다. 온열 요법은 우울증, 체중 감소, 유독한 화학물질과 중금속의 해독에도 도움이 된다. 아밀로이드amyloid는 알츠하이머와 관련이 있는 기능 장애 단백질 중 하나인데, 사우나를 일주일에 네 번씩 이용하면 치매와 알츠하이머에 걸릴 위험이 66퍼센트나 낮아진다.[4] 온열 요법은 조직, 관절, 피부, 머리카락을 복구하고 재생하는 데 필요한 성장호르몬의 분비를 촉진하기도 한다. 건식 사우나를 하루에 15분씩 두 번 이용하면 성장호르몬 분비량이 500퍼센트나 증가한다. 면역계가 감염과 암에 맞서 싸우고 염증을 줄이는 데도 도움이 된다.

어떤 방법이라도 좋다. 사우나, 적외선 사우나, 찜질방, 온수욕, 온천, 핫요가 모두 효과가 있다. 체온을 정기적으로 끌어올리기에 좋은 방법을 찾자. 그래야 건강 수명을 늘리고 노화의 근본 원인을 해결할 수 있다. 따뜻한 물로 목욕하는 것도 좋은 방법이다. 쉽고, 저렴하고, 활기를 불어넣는 방법을 찾길 바란다.

한랭 요법으로 몸을 해독하라

지금으로부터 2,000년 전에 유명한 스토아학파 철학자인 세네카는 자신이 찬물을 정말 좋아하는 사람이라고 밝혔다. 그는 해가 바뀌는 것을 기념해서 매년 첫날에 비르고Virgo 수로에 뛰어들었다. 19세기 미국의 대통령인 토머스 제퍼슨은 60년 동안 아침마다 찬물에 발을 담갔고 83세까지 살다가 세상을 떠났다. 히포크라테스도 찬물 목욕의 효과를 극찬했다. 네덜란드의 동기부여 강연가이자 익스트림 스포츠 선수인 빔 호프는 기분과 건강을 나아지게 한다며 찬물 샤워를 대중화했다. 그는 반바지만 입고 설산을 오르라고 설파하치기도 했다. 핀란드뿐만 아니라 다른 여러 국가에도 사우나와 찬물 샤워를 하는 관습이 있다.

운동선수들은 정기적으로 얼음물에 몸을 담근다. 통증과 염증을 줄이고 회복을 앞당길 수 있기 때문이다. 얼음물에 너무 오래 들어가 있으면 저체온증에 걸리거나 사망할 위험이 있지만 시간과 온도를 적절하게 맞추면 건강에 큰 도움이 된다. 찬물에 들어가면 엔도르핀의 분비량이 많아지고, 면역계가 튼튼해지며, 염증이 줄어든다. 신진대사가 활발해지고, 체중이 감소하며, 혈액 순환이 더 원활해지기도 한다. 찬물은 미주 신경을 자극하는 효과도 있다. 미주 신경은 우리 몸의 깊은 이완deep relaxation 반응을 활성화한다. 찬물로 샤워하면 집중력이 향상되고, 머리가 맑아지며, 기쁨을 느끼게 하는 신경전달물질인 도파민이 많이 분비된다. 또한 어깨뼈 사이에는 갈색 지방이라는 특별한 지방이 있는데, 찬물에 들어가면 갈색 지방이 열과 에너지의 생산을 자극한다. 나는 겨울에 버몬트주에 있는 오두막에서 한 달 동안 지내면서 아침마다 얼음장처럼 차가운 물로 샤워를 했다. 그랬더니 굳이 모닝커피를 마실 필요가 없었다!

찬물에서 수영하기, 찬물로 샤워하기, 찬물에 몸 담그기, 냉동 요법cryotherapy의 효과는 과학적으로도 입증됐다. 미국의 경우 한랭 요법을 받을 수 있는 센터가 전국 각지에 있다.[5] 한랭 요법을 정기적으로 받으면 피로가 줄고 기분이 좋아지며 기억력이 향상된다. 관절염이나 섬유근육통과 같은 염증성 질환의 통증이 완화되기도 한다. 한랭 요법은 산소와 영양소가 장기로 향할 수 있도록 혈액을 피부로부터 멀어지게 한다. 이 요법은 해독 효과가 뛰어나다. 특히 사우나를 먼저 해서 혈액 순환이 전체적으로 이루어진 뒤에 하면 더 좋다. 사우나가 끝나면 얼른 찬물에 들어가서 림프계를 자극해야 체내에 쌓인 오래된 노폐물이 간으로 돌아가서 처리된다. 심각한 기저 질환이 없다면 위험하지 않지만, 걱정된다면 조금 높은 온도에서 시간을 줄여서 시작해보자.

아침마다 1~2분 동안 찬물로 샤워하거나 냉수욕을 해도 좋다. 목욕할 때 얼음주머니를 사용하면 효과가 더 크다. 이제는 여러 기업에서 소비자가 쉽게 이용할 수 있는 온도 조절이 가능한 냉수욕 기계를 생산한다. 아니면 동물용 물통을 구해서 안에 얼음과 물을 채워도 된다! 매일 1~4분씩 찬물에 들어가면 건강, 웰빙, 장수에 큰 도움이 될 것이다.

운동은 가장 강력한 호르메시스 전략이다

가장 이해하기 쉬운 호르메시스의 예는 바로 운동이다. 운동은 종류와 상관없이 다 건강에 좋다. 소파에 가만히 앉아서 넷플릭스를 보는 대신 격렬하게 운동하면 몸이 '좋은' 스트레스를 받는다. 과학자들은 운동이 우리가 건강하게 오래 사는 데 왜 좋은지 그 메커니즘을 심도 있게 연구했다.[6] 심혈관계와 근육이 더 열심히 일하도록 밀어붙이면 장수에 큰 도움이 된다. 다음의 두 가지 요인이 장수와 밀접한 관계가 있다.

1. **최대산소섭취량으로 측정하는 유산소 능력:** 유산소 능력이 떨어지면 질병에 걸리거나 조기 사망할 위험이 크다. 과학자들은 최대산소섭취량을 이용해서 체력이 좋은 사람들과 체력이 나쁜 사람들의 운동 효과를 비교했다. 그 결과, 체력이 좋은 그룹은 사망할 확률이 70퍼센트나 낮아졌다. 주로 앉아서 생활하다가 운동을 해서 체력이 보통 수준까지 올라간 사람들의 운동 효과가 가장 컸다.[7] 다시 말해 운동선수만큼 운동을 많이 할 필요는 없다는 뜻이다. 그저 움직이기만 하면 된다. 테니스 선수들은 보통 사람보다 7년 더 오래 사는 경향이 있다.

2. **근육량과 근육의 기능:** 앞에서 살펴봤다시피 근육감소증은 눈에 보이지 않는 킬러다. 그래서 나이가 들면서 근육의 기능이 떨어지고 근육량이 줄어드는 것에 대비해야 한다. 저항 운동이나 근력 운동을 하고 질 좋은 단백질을 적당량 먹으면 된다. 근육은 쓰지 않으면 없어진다. 나는 근력 운동의 효과를 60년 동안 무시하려고 애썼다. 달리기, 자전거 타기, 테니스, 요가만으로 충분하리라고 생각했다. 하지만 내 생각이 틀렸다. 나는 이제 63세에 아주 적은 노력(일주일에 세 번 30분씩)으로도 근육량, 민첩함, 힘, 안정성을 극적으로 끌어올리고 있다.

운동은 건강을 증진하고 수명을 연장하는 가장 강력한 호르메시스 전략이다. 누구나 쉽게 도전할 수 있는 활동이기도 하다. 건강하게 오래 살고 싶은가? 나이가 들어도 몸이 쇠약해지지 않고 장애 없이 살고 싶은가? 그렇다면 당장 움직여라!

광선 치료로 세포 재생을 촉진하라

블루라이트가 밤에 위험하다는 이야기를 한 번쯤은 들어봤을 것이다. 아니면 블루라이트가 나오는 스크린을 볼 때 블루라이트 차단 안경을 쓰는 사람을 봤을 수도 있다. 적색광을 이용해 에너지를 끌어올리고, 운동하고 나서 빠른 속도로 회복하고, 통증과 염증을 줄인다는 이야기도 들어봤을지 모른다. 그렇다면 우리가 노출되는 빛의 품질과 건강 및 수명 사이에 연관성이 있을까? 우리를 블루라이트로부터 보호하고 우리에게 적색광 치료법을 제공할 목적으로 설립된 회사가 많다. 밤에 쓸 수 있는 특수한 전구도 있어서 형광등이나 LED 조명 대신 사용하면 좋다.

인간은 빛을 감지하는 동물이다. 우리의 피부, 눈, 뇌는 전부 빛을 받아들인다. 체내로 들어온 빛은 우리의 생체 리듬과 다른 여러 생물학적인 과정을 제어한다. 우리 선조들은 빛에 노출되는 패턴이 일정했다. 그들은 아침과 낮에는 (블루라이트를 포함한) 밝은 빛에 노출됐고 해가 지고 나서는 어둠 속에서 지냈다. 하지만 전구의 발명이 그런 패턴을 바꿔버렸고, 형광등과 LED 조명은 상황을 더 악화시켰다. T.S. 와일리T.S. Wiley와 벤트 폼비Bent Formby는《불 끄기Lights Out》에서 전구의 부정적인 영향을 시대순으로 다룬다. 그들은 전구 때문에 수면 부족이 생길 뿐만 아니라 당뇨병, 심장 질환, 암, 우울증에 걸릴 확률도 높아진다고 말한다. 빛은 우리의 식욕, 생식 능력, 신체적·정신적 건강에 영향을 미치는 호르몬과 신경전달물질을 통제한다. 빛에 계속 노출되면 우리 몸은 여름이 계속 이어지고 있다고 인식한다. 인간은 진화를 거치면서 여름에는 겨울에 대비해서 지방을 축적하고 신진대사의 속도를 늦춘다.

빛이 인체에 영향을 미치는 과정은 과학적으로 복잡하다.[8] 겨울에 햇빛을 많이 못 받으면 계절성 우울증에 걸리기 쉽다는 말이나 가장 행복한 사람들은 화창한 기후에서 산다는 말을 들어봤을 것이다. 둘 다 사실로 입증된 이야기다. 블루라이트에 잠깐 노출되는 정도는 우울증과 생체 리듬에 따른 수면 장애의 치료에 도움이 될 수 있다. 하지만 블루라이트에 오래 노출되면 동물 모델의 수명이 줄어들고 암, 비만, 당뇨병, 정신 질환에 걸릴 위험이 커진다.[9]

적색광과 근적외선은 세포의 보호 메커니즘을 활성화하는 매우 가벼운 스트레스로 작용한다. 적색광은 피부에 닿아서 세포에 침투하면 미토콘드리아가 우리 몸의 연료로 쓰이는 에너지인 ATP를 더 많이 생산하도록 자극한다.[10] 그러면 자연적인 항염 물질과 항산화 물질의 생산량이 늘어나고 몸의 치유 속도가 빨라진다. 파장이 긴 적외선과 적색광을 이용한 치료는 시력, 인지 능력, 기동성, 피부 노화를 개선한다. 이런 현상을 나타내는 광생물 조절photobiomodulation이라는 용어도 있다.[11]

소비자가 이런 기술을 집에서 활용할 수 있도록 여러 기업이 제품을 개발하고 있다. 이런 기계는 피부 건강을 개선하고, 통증과 염증을 줄이고, 세포의 에너지 생산량을 늘린다.

오존 요법으로 병원균을 살균하라

'오존'이라는 단어를 들으면 대기에 있는 오존층을 떠올리기 쉽다. 오존층이 인간에게 해롭다는 사실도 같이 떠올린다. 미국 식품의약국Food and Drug Administration; FDA의 웹사이트를 보면 오존이 무서워서 견딜 수 없어질 것이다. 오존때문에 죽을 수도 있다. 오존을 들이마셔서 오존이 폐로 들어가면 목숨을 잃는다. 하지만 물도 그렇다. 폐에 물이 들어가면 익사한다. 물을 너무 많이 마셔도 문제다. 그러면 혈액이 희석돼서 발작을 일으키거나 혼수상태에 빠지거나 사망할 위험이 있다. 짧은 시간 안에 물을 너무 많이 마시는 장거리 육상 선수들에게서 볼 수 있는 현상이다. 그렇다고 해서 물을 그만 마셔야 할까? 당연히 아니다.

이 책을 쓰고 있는 시점에 미국 국립의학도서관에 오존 요법에 관한 과학 논문이 4,000편 넘게 보관되어 있다. 오존은 전 세계적으로 의료 현장에서 오랫동안 쓰여왔다. 오존이 만성 질환을 치료하고 수명을 연장하는 효과가 있다는 사실을 뒷받침하는 과학적인 증거도 많다.[12]

나는 오존 요법의 효과를 톡톡히 봤다. 내가 치료한 환자들도 마찬가지다. 나는 곰팡이 독성, 자가면역질환, 걷잡을 수 없는 대장염, 심각한 인지 장애 때문에 크게 고생했다. 사이토카인 폭풍 때문에 체중이 13킬로그램도 넘게 빠지고 몸이 무척이나 쇠약해졌다. 그때 오존 요법이 크게 도움이 됐다. 오존 요법을 몇 번만 받았는데도 증상의 80퍼센트를 되돌릴 수 있었다.

그렇다면 오존이란 무엇일까? 오존이 실제로 안전할까? 어떤 원리로 치료가 되는 것일까? 오존은 우리가 건강하게 오래 사는 데 어떻게 도움이 될까? 오존은 19세기 중반에 발견된 기체이며 산소 원자 세 개로 구성된 분자(O_3)다. 스모그에 있는 오존을 들이마시면 호흡기에 좋지 않지만 의료용 산소로 만들어내는 오존은 의사가 정확한 용량으로 투여하며 환자가 절대로 흡입하지 않는다. 오존 요법은 쉽게 시행할 수 있고 효과가 좋은 치료법이다. 환자들이 치료를 잘 견디며 심각한 부작용도 없다.[13] 독일 의사 644명을 대상으로 진행한 조사에 따르면 환자 34만 8,775명이 오존 요법을 557만 9,238회 받고 나서 치료 횟수당 0.00006퍼센트의 부작용을 보였다고 한다.[14]

의학계와 과학계에서는 오존 요법을 수십 년 동안 활용하고 광범위하게 연구했다. 오존은 적은 농도로 산소와 함께 환자에게 투여한다(오존이 약 2~5퍼센트, 산소가 95~98퍼센트다). 그래서 산소 오존 요법이라고 불릴 때가 많다. 오존은 다양한 경로로 환자의 체내에 주입할 수 있다. 정맥 주사나 근육 주사로, 직장으로, 국소적으로 주입하는 방법이 있다. 오존 요법은 감염, 상처, 다양한 질환을 치료하는 데 쓰인다. 급성·만성 감염, 자가면역질환, 관절염의 치료 효과도 충분히 입증됐다.[15]

오존 분자는 고반응성 분자다. 산화 촉진제이자 세상에서 가장 강력한 살균제이기도 하다. 산화 작용이 아주 잠깐 일어나면 우리를 더 강하고 건강하게 만들어주는 반응이 촉발된다. 오존은 인체에 들어가서 오존화물ozonide이라는 화합물을 생산하는데, 오존화물은 병원균과 바이러스를 죽이고, 면역계를 조절하며, 염증을 줄인다. 적혈구의 유연성을 개선하고, 유리기를 파괴하며, 미토콘드리아의 기능을 향상하기도 한다. 오존화물이 있으면 줄기세포의 생산량이 늘어나고 근육이 이완 상태일 때 산소 공급이 더 잘 이루어진다. 혈전도 덜 생긴다.[16] 오존은 염증성 노화와 산화 스트레스에 대항할 수 있는 강력한 해독제다.

산소 오존 요법은 강력한 호르메시스 치료법이다. 이 치료법은 노화를 방지하는 방어 시스템을 활성화한다. 오존은 환자에게 쉽게 투여할 수 있고, 안전하며, 가성비가 좋다. 앞으로 더 많은 사람이 오존 요법을 저렴한 비용으로 이용할 수 있을 것이다.

고압 산소 치료로 몸을 치유 모드에 돌입하게 하라

스쿠버다이빙을 해봤다면 감압실이 무엇인지 알 것이다. 감압실은 고압 산소실이라고도 불리며 스쿠버다이버가 수면으로 빠르게 올라올 때 감압병에 걸리지 않도록 몸에 압력을 가할 때 쓰인다. 운동선수들은 고압 산소 치료를 통해 부상에서 더 빨리 회복한다. 고압 산소를 의료용으로 사용하면 상처와 내성 감염증을 치료할 수 있다(병원균은 산소를 싫어한다). 요즈음에는 고압 산소를 이용해서 청력 상실도 치료한다. 또한 뇌졸중 환자의 회복, 심각한 뇌 부상, 만성 피로, 치매, 파킨슨병에도 도움이 된다. 그렇다면 고압 산소 치료로 우리의 수명도 연장할 수 있을까?

고압 산소 치료를 할 때는 우리가 대양의 수면 아래로 1기압(1atm = 약 10미터) 이상 잠수할 때와 비슷한 환경을 조성한다. 산소가 100퍼센트인 환경이다. 산소로 가득 찬 환경(실내 공기에는 산소가 21퍼센트밖에 없음)에서 대양의 아래로 1~2기압 내려가면 우리 몸은 건강에 이로운 스트레스를 받는다. 순수한 산소는 오랫동안 많은 양을 투여하면 몸에 해롭지만, 압축된 산소를 적절한 시간 동안 적당량 투여하면 몸이 치유 모드에 돌입한다.

텔아비브대학교의 과학자들은 64세가 넘는 피험자 30명을 90일에 걸쳐서 60번 치료했다. 연구에는 산소가 100퍼센트 들어있는 2기압짜리 감압 챔버chamber가 쓰였다.[17] 연구 결과 고압 산소 치료는 좀비 세포를 없애고 텔로미어의 길이를 늘이는 데 효과가 좋았다. 고압 산소 치료를 시작한 지 고작 석 달 만에 피험자들의 생물학적인 나이를 되돌릴 수 있었던 것이다. 의료계에 완전히 자리 잡은 안전한 치료법으로 일궈낸 놀라운 성과다. 고압 산소 치료는 다른 메커니즘을 통해서 건강을 증진하고 수명을 연장하기도 한다. 고압 산소 치료를 받으면 새로운 혈관이 많이 생기고(늙어가는 뇌와 심장에 좋음) 미토콘드리아의 생산량이 늘어나기 때문이다. 줄기세포의 활동이 많아지고 시르투인이 활성화되기도 한다. 그러면 영양소 감지 시스템이 개선된다.[18]

머지않아 스쿠버다이버나 운동선수, 치료하기 어려운 상처가 있는 환자가 아니더라도 고압 산소 치료를 받게 될지 모른다. 어쩌면 이 치료법이 건강 관리에 도움이 되는 중요 전략 중 하나로 자리 잡을지도 모른다. 앞에서 살펴본 연구에서는 2기압짜리 의료용 챔버를 사용했다. 1기압짜리 챔버도 도움이 될지 모르겠지만, 연구가 더 필요하다. 1기압짜리 챔버는 집에서도 안전하게 사용할 수 있다. 요즈음에는 2기압짜리 가정용 챔버도 있다. 건강한 수명 연장에 관심이 많다면 도전해볼 만한 전략이다!

저산소 요법으로 장수 경로를 활성화하라

티베트는 고도가 높다. 공기가 희박하고 산소가 적지만, 그런 가혹한 환경에도 티베트의 100세 이상 인구의 비율은 유난히 높다.[19] 빌카밤바Vilcabamba는 에콰도르에 있는 '장수의 계곡'으로 알려져 있다. 산악 지대인데도 주민들이 90세, 100세 넘게 산다. 실험에 쓰이는 지렁이도 산소가 부족할 때 더 오래 산다. 벌거숭이 두더지쥐나 북극고래와 같이 산소가 적은 환경에 주기적으로 노출되는 야생 동물도 비슷한 동물들보다 더 오래 산다.[20]

앞에서 살펴봤듯이 압력이 높고 산소가 많은 환경도 수명을 연장하는 데 도움이 되지만, 반대로 압력이 낮고 산소가 적은 환경도 장수 경로를 촉발한다.

인체는 우리가 온갖 스트레스를 감당할 수 있도록 놀라울 만큼 체계적인 시스템을 갖추고 있다. 이런 작은 스트레스들은 신체를 건강하게 해주는 메커니즘을 활성화한다. 산소가 적을 때 받는 스트레스는 저산소증 유도 인자hypoxia inducible factor라고 불리는 전사 인자(어떤 유전자를 켜거나 끌지 결정하는 인자)의 생산을 촉발한다. 저산소증 유도 인자는 100개도 넘는 유전자를 제어한다.[21] 산소가 적은 상태가 짧게 이어지면 몸이 적응하기 위해 호르메시스 반응이 나타난다. 하지만 산소가 적은 상태가 길어지면 노화가 촉진될 위험이 있다. 폐쇄성 수면 무호흡증이 있는 사람은 후자의 경우라고 할 수 있다.

산소가 적으면 시르투인, AMPK, mTOR의 기능에 변화가 촉발된다. 저산소 상태는 염증을 줄이고 인슐린 민감도를 높이는 데 도움이 된다. 또한 줄기세포의 생산량이 늘어나고 체내에 산소가 더 많아질 수 있도록 새로운 혈관이 형성되기도 한다.

현실적으로 매일 해발 3,000미터에 올라가서 시간을 보내기는 어렵다. 다행히 이제는 저산소 상태와 고산소 상태를 경험하게 해주는 기구들이 개발됐다. 이런 기구를 사용하면 마치 에베레스트산을 몇 분 동안 등반하다가 해수면까지 내려오거나 산소가 더 많은 환경으로 들어가는 것 같은 느낌이 든다. 이렇게 저산소 상태와 고산소 상태를 간헐적으로 경험하면 몸에 이로운 다양한 반응이 촉발된다. 혈당 조절 능력이 향상되고,[22] 치매 환자의 인지 기능이 개선되며,[23] 미토콘드리아의 건강이 전반적으로 좋아진다. 저산소 상태는 오래된 미토콘드리아를 제거하고 새롭고 더 건강한 미토콘드리아가 생산되도록 자극하기 때문이다. 그러면 에너지가 풍부해져 활기 넘치는 생활을 누릴 수 있다.

셀짐Cellgym이 이런 기구 중 하나다. 얼굴에 꼭 맞는 마스크를 쓰면 저산소 상태(산소 12퍼센트)를 5분 동안 경험하다가 고산소 상태(산소 33퍼센트)를 3분 동안 경험하게 된다. 이런 사이클이 네 번 반복된다. 물론 셀짐을 이용하지 않더라도 더 간단한 기술로 비슷한 효과를 볼 수 있다. 선 호흡법pranayama과 같은 오래된 호흡 요법이나[24] '아이스맨'이라고 불리는 빔 호프가 대중화한 호흡법도 도움이 된다. 빔 호프는 건강, 면역력, 웰빙을 위해서 호흡법을 익히고 찬물에 들어가길 권한다. 이처럼 저산소 상태를 비슷하게 재현하는 다른 여러 방법을 3부에서 다룰 예정이다.

호르메시스는 질병을 예방하고, 건강을 증진하고, 수명을 연장하는 핵심 전략 중 하나다. 이런 작은 스트레스들이 체내에 있는 치유와 생존 메커니즘을 활성화하는 데 도움이 된다.

장수 전략들을 일상생활에 도입하려면 노력이 많이 필요하므로, 천천히 한두 가지씩 투입하면 된다. 새로운 일상이 익숙해지면 일주일을 다음과 같이 보내면 좋다. 밤새 공복 상태로 12~16시간을 보내고, 식단에 파이토케미컬(7장 참고)을 넣어보자. 딸기, 강황, 브로콜리, 녹차, 석류, 히말라야 타타리 메밀, 버섯을 먹으면 좋다. 아침마다 찬물로 샤워하거나 찬물에 몸을 담그자. 일주일에 세 번은 빠른 속도로 짧게 달리고 근력 운동도 일주일에 세 번씩 20~30분 동안 해보자. 사우나나 찜질방은 자주 이용하자. 저녁에는 블루라이트 차단 안경을 쓰고, LED와 형광등 전구는 스마트 전구로 교체하기를 권한다. 스마트 전구는 시간대에 따라서 빛의 스펙트럼이 달라지는데, 낮에는 복합 파장full spectrum으로, 밤에는 적색광으로 조절된다. 가정용 적색광 테라피 기구나 저렴한 가정용 오존 요법 기기에도 도전해보자. 주변에 관련 시설이 있다면 고압 산소 치료를 받아봐도 좋다. 50달러면 구매할 수 있는 저산소 운동용 마스크도 있다. 이런 도구는 구하기 쉽고 안전하며 건강과 장수에 큰 도움이 된다.

Chapter
11

젊음을 되돌려주는
혁신 기술

· · ·

문제를 만들 때와 똑같은 사고방식으로는 문제를 해결할 수 없다.
알베르트 아인슈타인

질병은 나이가 드는 데 따른 불가피한 결과가 아니며, 노화는 치료 가능한 질병이다. 바로 이 생각이 패러다임의 변화를 불러 일으켰다. 덕분에 오늘날 우리가 건강하게 오래 사는 방법을 연구하는 데 수십억 달러가 투입되고 있다. 의학의 발전, 기능의학, 마이크로바이옴, 웨어러블 또는 피하 삽입형 바이오 트래커 biotracker, 양자 컴퓨팅, 기계 학습, 인공 지능은 의학계에 새로운 시대를 열어줄 것이다. 우리는 지금 패러다임의 변화가 일어나는 한가운데에 있다. 의학에서는 이제 질병보다는 체내의 여러 시스템에 초점을 맞춘다. 이제는 건강과 질병에 대한 이해를 바탕으로 하는 생태학적인 의학의 시대다. 앞으로는 질병을 치료

하고 생물학적인 노화를 되돌리는 데 자연의 지능뿐만 아니라 우리 몸을 복구하고, 치유하고, 재생하는 체내 지능도 활용하게 될 것이다.

이 장에서는 장수에 관심이 많은 사람들이 건강을 극대화할 때 이용할 수 있는 흥미롭고 새로운 전략을 알아보려 한다. 이런 전략들은 우리가 100세가 넘도록 건강을 유지하며 활기차게 살아가는 데 도움이 될 것이다. 지금은 너무 비싸서 이런 전략을 활용할 수 있는 사람이 많지 않지만 다른 여러 기술과 마찬가지로 언젠가 비용이 크게 떨어지는 날이 올 것이다. 내가 처음으로 샀던 컴퓨터는 하드 드라이브가 4메가바이트, 램은 1메가바이트에 불과했는데 무려 3,500달러나 했다. 오늘날 그 정도 용량을 구매하려면 몇 푼만 있으면 된다.

주류 의학에서는 소염제, 베타 차단제, ACE 억제제를 처방한다. 이렇게 무엇인가를 억제하고 차단하는 약은 유용하기는 하지만 인체가 자체적으로 갖춘 치유 시스템을 활성화하지는 못한다. 우리가 갖고 태어나는 치유 시스템은 그 어떤 약보다도 효과가 강하다. 인간의 이런 생리를 연구하는 과학자들에 의해 새로운 개념의 치료법들이 탄생했다. 이 치료법들은 전통적인 약학이나 수술적 치료와는 근본적으로 다르다. 무엇인가를 차단하거나 억제하거나 생물학적인 경로에 개입하는 대신, 신체의 기능을 지원하고 향상하는 데 초점을 맞추기 때문이다. 프로바이오틱스와 항생제의 차이를 생각해보면 이해하기 쉽다. 이런 치료법에는 NAD+나 NAD+의 전구체, 라파마이신(4장의 '징후 1' 참고), 줄기세포, 엑소좀, 펩타이드, 자연살해세포, 혈장 분리 교환술plasmapheresis, 오존 요법(10장 참고) 등이 있다(혈장 분리 교환술은 혈액을 깨끗하게 청소하고 염증과 늙어가는 분자와 단백질을 제거하는 기술이다. 개체 결합parabiosis과 비슷한 원리다. 개체 결합에서는 늙은 쥐와 젊은 쥐의 순환계를 연결해서 늙은 쥐의 혈액을 젊은 쥐의 혈액으로 바꾼다. 그러면 늙은 쥐가 젊어진다). 이런 치료법은 이제 막 도입됐을 뿐이다. 하지만 앞으로 더 다양한 치료법이 등장할 것이다.

미래학자 레이 커즈와일Ray Kurzweil은 우리가 머지않아 수명 탈출 속도에 도달할 수 있다고 말한다. 그날이 오면 의학과 기술의 발달 덕택에 인간이 죽음을 앞지를 수 있을 것이다. 나는 불멸이 꼭 좋은 일이라고 생각하지는 않는다. 죽음이 여러모로 삶을 더 소중하고 의미 있게 만들어주기 때문이다. 하지만 불멸이라는 개념이 매력적이기는 하다. 불과 10~15년 후면 우리가 수명 탈출 속도에 도달하리라고 예측하는 과학자와 미래학자들도 있다.

인간의 수명을 연장하는 데는 심각한 영향이 따른다. 지구가 과연 인류를 몇 명이나 감당할 수 있을까? 사람들이 더 오래 살면 사회적으로 어떤 비용이나 이익이 발생할까? 데이비드 싱클레어 박사는 과학 저널 〈네이처 에이징〉에 '노화를 표적으로 삼는 일의 경제적인 가치'라는 제목의 논문을 실었다.[1] 그는 이 논문에서 사람들의 건강 수명이 늘어나고 만성 질환의 근본 원인을 치료하여 병을 예방하거나 이미 진행된 질병을 되돌릴 수 있다면 경제적, 사회적 이득이 상당하리라고 주장했다. 나이가 많은 인구가 건강해진다면 사람들의 수명이 늘어나더라도 의료 서비스 시스템의 부담은 줄어든다. 거의 4조 달러나 되는 미국의 의료 서비스 비용도 크게 줄어들 것이다. 나이가 많은 사람들이 건강해지면 사회에 계속 보탬이 될 수도 있다. 물론 수명 연장에 따른 사회적·정치적·환경적 영향은 복잡할 수밖에 없다. 인간의 수명이 늘어나면 우리가 살아가는 방식을 다시 생각해야 하며, 더 많아진 인구를 부양할 수 있도록 기술의 발전도 이루어져야 한다. 인간의 선형적인 사고방식에는 한계가 있어서 이런 어마어마한 변화를 상상하기 어렵다. 인간의 독창성과 창의력 덕택에 우리가 가능하다고 생각하는 것의 범위가 넓어지는 다양한 방법도 상상하기 어려울 것이다. 예를 들면, 1492년에는 세상이 편평하지 않다는 사실을 상상하기 어려웠다. 우리가 손바닥만 한 기계를 통해서 이 세상에 있는 모든 정보를 몇 초 만에 얻을 수 있으리라는 생각도 하기 어려웠다.

물리학자 앨버트 마이컬슨Albert Michelson은 빛의 속도를 처음으로 측정해서 1907년에 노벨물리학상을 받았다. 하지만 그는 앞을 내다보지 못하고 1894년에 인간이 물리학에서 소수점 몇 개를 제외하고는 더는 발견할 것이 없다고 선언했다. 우리 할아버지는 1898년에 태어나셨다. 아직 전기, 자동차, 비행기, 전화, 라디오, TV, 컴퓨터가 없던 시절이었다. 우리는 현재 비행기나 우주선의 존재를 당연하게 여긴다. 우리가 스마트폰의 형태로 들고 다니는 슈퍼컴퓨터는 인간이 달에 발을 내디뎠을 때 사용했던 컴퓨터보다 훨씬 강력하다. 소셜미디어는 2004년에 페이스북과 함께 시작됐고 이제는 세계 각지에서 뉴스, 정보, 비즈니스, 홍보, 의사소통의 주 무대가 됐다. 의료 서비스와 노화의 미래도 머지않아 크게 달라질 것이다.

곧 사람들이 저마다 자신의 게놈, 마이크로바이옴, 대사체(모든 생화학적 경로와 반응의 총합)를 전부 알 수 있는 세상이 올 것이다. 수천 가지 생체 지표를 실시간으로 추적하는 웨어러블 기기나 피하 삽입형 기기도 등장할 것이다. 그러면 클라우드에 있는 인공 지능이 데이터를 해석하고, 그 결과를 바탕으로 병에 걸리기 수십 년 전에 몸에 생기는 미묘한 변화를 감지할 수 있다. 조기에 발견한 체내의 모든 불균형을 바로잡을 수 있도록 식단, 생활방식, 습관을 최적화하는 방법도 알 수 있다.

과학의 발전은 이미 멀지 않은 곳까지 성큼 다가왔다. 그중에는 장기 3D 프린팅 기술과 나노봇(초소형 로봇)도 있다. 곧 이식할 장기를 받으려고 기다릴 필요도 없어질 것이다. 나노봇이 상용화되면 부작용 없이 정확한 위치에 약을 투입하고 몸을 치료할 수 있다. 크리스퍼와 같은 유전자 편집 도구로 게놈을 수정하고 희귀병을 치료할 수도 있다. 우리의 생리를 최적화하는 데 필요한 유전자를 이어 붙일 때도 유용할 것이다. 우리가 20대일 때 야마나카 전사 인자가 바이러스나 유전자 편집 도구를 통해서 우리의 게놈 안에 삽입될 것이다. 인간은 40대에 접어들면 근육이 줄어들고, 흰머리가 생기고, 주름이 늘어난다. 아프고 불편한 곳도 많아지고, 건강과 활력이 천천히 떨어진다. 그때 리모컨을 켜듯이 분자 스위치를 이용해서 야마나카 인자들을 작동시키면 세포가 본래의 배아 상태로 돌아가도록 야마나카 인자들이 세포를 재프로그래밍할 것이다. 이런 인자들 덕택에 생물학적인 시간을 돌려 노화를 멈추고, 노화의 작용을 되돌릴 수 있을 것이다. 흰머리와 주름이 없어지고, 관절염과 만성 질환이 낫고, 몸이 젊었을 때의 활력을 되찾을 수도 있다.[2] 후성유전체를 활용한 회춘은 SF 소설에 나오는 소재처럼 느껴질 수 있지만, 우리의 현실과 그렇게 동떨어진 이야기도 아니다.

유전자 재프로그래밍, 유전자 편집, 나노봇, 3D 장기 기술은 아직 상용화되지 않았다. 하지만 지금도 질병의 작용을 되돌리고, 건강을 극대화하고, 수명을 잠재적으로 연장하는 데 도움을 줄 치료법이 많다. 이런 치료법은 곧 주류 의학에 편입되겠지만, 오래 사는 데 관심이 많은 사람이라면 지금도 세계 각지의 여러 클리닉에서 획기적인 치료법을 경험해볼 수 있다.

재생의학은 장수 의학에서 주목받는 새롭고 강력한 분야다. 오늘날 미국뿐만 아니라 다른 여러 국가에서도 재생의학 클리닉을 찾아볼 수 있다. 대자연은 아주 똑똑하다. 우리가 다치거나 관절이나 조직이 손상되면 줄기세포, 엑소좀, 펩타이드, 태반 추출물 등을 동원해서 통증을 완화해주기 때문이다. 이런 강력한 도구들은 우리 몸이 기동성과 기능을 회복하는 데 도움이 된다. 대

자연이 부여한 도구들 덕택에 심각한 부상이나 트라우마가 생기거나 퇴화가 일어나더라도 몸을 복구할 수 있으며, 노화의 작용을 되돌릴 수도 있다.

젊음을 되돌려주는 줄기세포 치료법

노화의 핵심 징후 중 하나는 줄기세포의 소진이다. 우리가 나이를 먹으면 줄기세포도 나이를 먹는다. 그래서 줄기세포가 조직과 세포를 재생해서 우리 몸을 복구하고 치유하는 능력이 떨어진다. 최신 과학 기술에 따르면 관절처럼 오래 써서 손상된 신체 부위에 줄기세포를 주입하거나 정맥 주사로 투입하면 몸이 젊어질 수 있다고 한다.[3] 노화가 일어나면 몸이 쇠약해진다. 근육량, 지구력, 에너지가 줄어들고, 장기의 기능도 떨어진다. 하지만 줄기세포를 이용하면 이 모든 증상을 되돌릴 수 있을지도 모른다.

줄기세포를 '젊었을 때의 기억을 간직한 세포'라고 생각하면 이해하기 쉽다. 줄기세포는 세포를 복구하고 조직을 재생한다. 면역계를 제어하는 인자를 분비하고, 염증을 줄이고, 체내 곳곳의 치유 메커니즘을 활성화하기도 한다. 줄기세포가 엑소좀을 생산한다는 점도 잊지 말자. 엑소좀은 단백질, 펩타이드, 마이크로 RNA가 들어 있는 치유 인자들로 구성된 작은 꾸러미나 마찬가지다. 여러 연구에 따르면 줄기세포와 엑소좀 테라피가 인체에 에너지를 불어넣고 신체 기능을 향상할 뿐만 아니라 노화와 관련된 염증을 줄이는 데도 탁월한 효과가 있다고 한다.[4]

줄기세포 치료는 빠른 속도로 발전하고 있다. 인체에는 크게 두 종류의 줄기세포가 있다. 조혈모세포와 중간엽 줄기세포다. 조혈모세포는 골수에 있으며 백혈구와 적혈구를 교체할 수 있도록 돕는다. 중간엽 줄기세포는 조직에 있는 세포다. 조혈모세포는 골수에서, 중간엽 줄기세포는 지방 세포에서 채취한다.

자기 몸에 있는 줄기세포를 이용하는 방법도 있다. 하지만 줄기세포를 채취할 때 통증이 따르고 시술 비용도 비싸다. 따라서 탯줄이나 태반의 줄기세포를 이용하는 것이 더 효과적일지 모른다. 세포가 더 어리고 세포를 훨씬 많이 배양하고 채취할 수 있다는 장점도 있다. 줄기세포는 (아기가 태어나면 버려지는) 탯줄의 혈액이나 태반 조직에서 채취해서[5] 실험실에서 배양한다. 줄기세포는 전신 치유를 위해서 정맥 주사로 체내에 투입되거나 국소 부위의 복구와 재생을 위해서 특정한 신체 부위에 바로 주입되기도 한다. 줄기세포의 고유한 면역 보호immunoprotection 특성상 면역계는 줄기세포를 거부하지는 않는다. 줄기세포는 뇌, 심장, 면역계, 미토콘드리아 회복, 테스토스테론 분비량의 증가, 인슐린 민감도 개선 등에 도움이 될 수 있다.

미국은 줄기세포를 채취하고 배양하는 행위를 엄격하게 금지한다. 아직은 미국에서 자기 몸에 있는 줄기세포를 채취해서 실험실에서 키울 수 없다는 의미다. 하지만 멕시코, 바하마, 파나

마, 코스타리카 등지에서는 줄기세포 배양이 허용된다. 즉, 일부 국가에서는 임상적으로 줄기세포를 혈액, 조직, 장기, 관절에 주입할 수 있다. 탯줄과 태반에 있는 줄기세포도 사정은 비슷하다. 둘 다 미국에서 키울 수는 있지만 미국에서 주입할 수는 없다. 아직 진행되어야 할 연구가 많지만, 결국 줄기세포 치료는 의학과 노화의 치료에서 일상적인 치료법으로 자리 잡을 것이다.

염증을 줄이는 엑소좀 치료법

골수나 지방 조직에서 줄기세포를 채취하면 통증이 크다. 그렇다고 비싼 탯줄이나 태반 줄기세포를 이용하기에는 비용이 너무 비싸다. 만약 이 두 가지 방법을 통하지 않고서도 줄기세포 치료와 비슷한 효과를 누릴 수 있는 방법이 있다면 어떨까? 줄기세포 치료 비용의 10분의 1만으로도 비슷한 혜택을 볼 수 있다면 말이다. 게다가 부작용 없이 관절이나 조직에 직접 또는 정맥 주사로 치료 물질을 주입하는 방법이라면?

엑소좀(성장 인자로 구성된 작은 꾸러미들), 항염 작용을 하는 사이토카인, 지질, 단백질, DNA, 줄기세포가 생산하는 마이크로 RNA는 의학과 재생의학에서 중요한 치료 물질로 떠오르고 있다.[6] 엑소좀은 다양한 기능이 있지만 주로 세포와 세포 사이에서 메신저와 전달 시스템의 역할을 한다. 1983년에 처음 발견됐고 이제는 치료 효과가 뛰어나다고 알려져 있다. 또한 염증을 눈에 띄게 감소시키고, 혈뇌 상벽을 통과하며, 근육과 뇌의 기능을 향상한다. 면역계, 세포의 청소와 복구, 자가포식을 제어하고, 자가면역 질환, 비만, 전염병을 치료하는 데도 도움이 된다. 엑소좀은 뼈, 연골, 연조직, 심장, 뇌를 복구하고 재생하는 데도 효과가 있다.[7] 나는 자가면역질환(궤양성 대장염)을 앓았을 때 엑소좀의 도움을 받았다. 허리 수술을 받고 나서 합병증으로 고생했을 때, 코로나 바이러스-19에 걸렸을 때도 엑소좀으로 치료했다. 코로나에 걸리고 나서는 피로, 브레인 포그, 우울증에 시달렸는데, 놀랍게도 엑소좀 치료 한 번 만에 증상이 전부 없어졌다. 나를 찾아온 환자 중에도 엑소좀을 이용해서 부상, 자가면역질환, 만성 감염을 효과적으로 치료한 사람이 많다.

그렇다면 엑소좀을 어떻게 치료용으로 생산할 수 있을까? 일단 줄기세포를 태반 조직이나 양수에서 채취해서 실험실에서 배양한다. 그러고 나서 엑소좀을 추출하고, 농축시키고, 치료용으로 적합하게 만들면 된다. 이제는 여러 클리닉에서 만성 질환과 장수를 위한 치료에 엑소좀 치료법을 이용한다. 엑소좀은 아무런 부작용 없이 정맥 주사를 통해서 시간을 두고 손쉽게 여러 번 투여할 수 있다.[8] 엑소좀의 적합한 사용법과 효과는 연구가 더 필요하지만 노화를 연구하는 사람들도 자신의 질병을 치료하고 건강을 증진하는 데 엑소좀을 일상적으로 이용한다.

몸의 치유 속도를 높여주는 펩타이드 치료법

재생의학이나 기능의학에 관심이 있다면 펩타이드의 효과에 관해서 들어봤을지도 모르겠다.[9] 나이가 들면 펩타이드의 수가 감소하고 질도 떨어진다. 펩타이드는 과연 무엇일까? 펩타이드가 하는 역할은 무엇일까? 질병을 치료하고, 건강을 극대화하고, 몸을 더 젊어지게 하는 데 펩타이드를 어떻게 이용할 수 있을까?

펩타이드라는 말이 생소하게 느껴질 수도 있지만, 우리는 수백만 명의 목숨을 살린 펩타이드를 잘 알고 있다. 바로 인슐린이다! 펩타이드는 몸이 생물학적인 기능을 제어하기 위해서 만드는 미니 단백질이다. 인체는 펩타이드를 7,000종도 넘게 생산한다. 그중 150종은 의료용으로 연구 중이고, 80종 이상이 치료 목적으로 미국 식품의약국의 승인을 받았다.[10] 펩타이드 치료는 전 세계적으로 700억 달러의 매출을 올리고 있다.

펩타이드는 실험실에서 쉽게 합성할 수 있는 안전한 물질이다. 펩타이드는 몸의 치유 속도를 높이고, 호르몬 수치를 끌어올리며, 면역력을 키워준다. 그 외에도 감염에 맞서 싸우고, 장을 치유하고, 조직의 복구를 촉진하고, 근육량을 늘리고, 관절과 근육의 통증을 줄이고, 인지 기능과 기억력을 향상하고, 미토콘드리아의 기능을 극대화하고, 성 기능 장애를 치료하고, 수면의 질을 높이고, 에너지를 불어넣고, 혈압을 낮추고, 노화의 징후를 완화하고, 모발의 성장을 촉진하는 효과도 있다.[11] 펩타이드는 전통의학, 기능의학, 재생의학에서 점점 더 핵심적인 치료 물질로 쓰이는 추세다.[12] 몸이 펩타이드를 잘 받아들이고 펩타이드가 체내에서 대사 작용을 통해 다른 물질로 쉽게 전환되기 때문이다. 펩타이드가 미니 단백질인 만큼 펩타이드를 먹으면 장에서 소화되기 때문에, 피하 주사로 주입할 때가 많다. 최근에는 펩타이드를 코나 혀 밑으로 주입하거나 체내에 삽입하는 새로운 치료법도 있다.

펩타이드는 대체로 달걀, 우유, 고기, 콩, 귀리, 아마 씨, 삼 씨, 밀 등의 동식물 단백질 공급원으로 만들어진다(이는 식품이 약이라는 또 한 가지 증거다!). 나는 환자들을 치료할 때뿐만 아니라 나 자신을 치료할 때도 펩타이드를 광범위하게 이용한다. 나는 펩타이드 덕택에 면역 기능이 더 강해졌고 코로나바이러스-19로부터 더 빨리 회복할 수 있었다. 펩타이드 치료를 받고 나서 수면의 질, 성 기능, 성욕이 전부 좋아지기도 했다. 펩타이드는 다양한 부상으로부터 회복하는 데도 도움이 된다. 최근에 어깨에 건염이 생겨서 BPC-157 펩타이드 주사를 두 번 맞았더니 어깨 통증이 완전히 사라졌다.

펩타이드 치료를 받을 때는 질이 가장 좋은 펩타이드를 이용해야 하며, 반드시 전문적으로 훈련받은 의사에게서 처방받아야 한다. 국제펩타이드협회(International Peptide Society: peptidesociety. org)의 홈페이지에서 공인된 펩타이드 치료사를 찾을 수 있다. 펩타이드 중에는 아예 제품으로 나온 것도 있다. 세마글루타이드semaglutide라는 펩타이드는 '오젬픽Ozempic'이라는 제품으로 출시됐다. 세마글루타이드는 당뇨병을 치료하는 데 쓰이며 체중 감소에도 도움이 된다.

아래에 추천할 만한 펩타이드 치료법을 소개한다.

- 싸이모신 알파 1(자닥신)은 면역계가 면역 노화, 자가면역질환, 감염을 이겨내도록 도와주며 항염 효과도 크다.
- BPC-157은 성장 인자를 활성화하고 장의 치유와 인대, 힘줄, 피부의 복구를 돕는다.
- 세르모렐린sermorelin과 테사모렐린tesamorelin은 몸이 성장호르몬을 생산하고 근육량을 늘리도록 자극한다. 에너지로 쓸 수 있도록 몸에 축적된 지방을 동원하고, 운동하고 나서 더 빨리 회복할 수 있도록 돕고, 피부 건강을 개선하기도 한다.
- MOTS-c, SS 31, 휴마닌humanin은 미토콘드리아에서 비롯된 펩타이드다. 이런 펩타이드는 에너지 생산량을 늘리고 간, 근육, 뇌의 건강을 개선한다.
- PT-141(브레멜라노타이드)은 성적 흥분과 성욕을 관장하는 뇌의 부분을 자극한다.
- 멜라노탄 1melanotan 1은 피부와 모발의 건강을 개선하고, 식욕을 감소시키며, 신진대사가 더 원활하게 이루어지도록 돕는다.
- GHK-Cu와 GHK는 콜라겐 생성을 자극하는 항염 물질이다.

암과 감염에 맞서는 자연살해세포 치료법

많은 사람이 약한 바이러스 감염, 진드기 매개 감염, 암세포를 갖고 살아간다. 이 모든 것은 우리의 면역계가 감당해야 할 일이다. 인체의 주요 방어 시스템 중에는 '자연살해세포natural killer cell'라고 불리는 면역 세포가 있다. 이런 세포는 말 그대로 감염원과 암세포를 찾아내서 파괴하는 역할을 한다.

나이가 들면 자연살해세포의 기능이 떨어지고 암과 감염이 증가한다. 다행히도 자연살해세포를 채취하고 배양하는 기술이 등장하고 있다. 이런 기술을 활용하면 강력한 보호 세포를 체내에 대량으로 주입할 수 있다.[13] 자연살해세포 치료법은 아직 널리 쓰이고 있지 않지만 곧 감염, 암,[14] 노화[15]를 치료하는 일상적인 방법으로 자리 잡을 것이다. 나는 최근에 내 자연살해세포를 배양하기 위해서 피를 뽑아서 실험실에 보냈다. 그렇게 채취한 자연살해세포는 내 몸속에 다시 주입됐고 내가 라임병과 또 다른 진드기 매개 감염병인 바베스열원충증babesiosis으로부터 회복하는 데 도움이 됐다.

혈액을 청소하는 혈장 분리 교환술

여러 연구에 따르면 늙은 쥐의 순환계를 젊은 쥐의 순환계와 연결했더니 늙은 쥐가 생물학적으로 젊어졌다고 한다. 이를 개체 결합이라고 한다. 반대로 젊은 쥐에게 늙은 쥐의 혈액을 투여하면 젊은 쥐가 급속도로 늙어버린다. 그렇다면 혈액을 청소하고 젊어지게 할 방법이 있을까? 혈장 분리 교환술을 이용하면 된다.

혈액에 있는 적혈구, 백혈구, 혈소판은 혈장이라는 액체 속에서 돌아다닌다. 혈장에는 단백질이 무수히 많이 들어 있는데, 나이가 들면 이런 단백질이 염증을 자주 일으킨다. 치료용 혈장 분리 교환술은 혈액을 빼내 혈장에서 세포를 분리한다. 그리고 나서 염증이 생긴 오래된 혈장을 버리고 혈액 속의 주요 단백질인 새로운 알부민으로 교체한다. 다발성 경화증, 중증 근육무력증, 길랭-바레 증후군(Guillain-Barré syndrome: 감염과 백신에 의해서 촉발되며 마비를 유발하는 신경질환)과 같은 자가면역질환의 치료 효과가 좋다. 혈장 분리 교환술은 알츠하이머 환자의 인지력 감퇴를 66퍼센트나 감소시켰다.[16] 후유증이 오래가는 코로나바이러스-19를 치료하는 데도 효과가 있다고 밝혀졌다.[17] 이 치료법이 노화에 미치는 영향을 평가하려면 아직 연구가 더 많이 이루어져야 한다. 하지만 혈장 분리 교환술은 치료 효과가 금방 나타나고, 안전하며, 재생 효과가 오래간다.

아직 밝혀지지 않은 문제도 있다. 젊은 쥐의 혈액에 들어 있는 인자가 늙은 쥐의 노화를 되돌리는지, 아니면 늙은 쥐에 해로운 혈액 매개 인자가 있어서 노화가 급격하게 일어나는지 하는 문제다. 한 연구에서는 혈장 분리 교환술을 이용해 노화 혈액에서 해로운 인자를 제거하기만 해도 생물학적인 노화를 되돌리고 늙은 쥐를 젊어지게 할 수 있다는 사실을 밝혀냈다.[18] 연구에 따르면 혈장 교환술을 한 번만 시행해도 늙은 쥐를 젊어지게 하는 효과가 뛰어났다. 또한 근육 복구를 촉진하고 간의 지방을 감소시켰으며, 흉터를 옅어지게 하고, 뇌에서 새로운 기억 세포의 생성을 촉진했다. 혈액을 청소하는 과정은 쥐의 생물학적 시스템을 리셋했다. 조직 복구와 건강한 면역 반응에 도움이 되는 단백질의 양을 증가시키기도 했다. 그 덕택에 쥐의 염증이 줄어들었고, 유전자의 발현과 분자의 신호전달에 장기적인 변화가 나타나서 늙은 쥐가 젊어질 수 있었다. 이상하게 들릴지도 모르겠지만, 엄연히 미국 식품의약국의 승인을 받은 치료법이다. 이 시술은 상대적으로 간단하고, 가성비가 좋으며, 안전하다. 곧 우리의 건강 관리에서 일상적인 시술로 자리 잡을지도 모른다.

몸의 구석구석을 고쳐주는 재생의학

나는 부상을 많이 겪은 탓에 만성적인 통증에 시달린다. 나는 32세에 허리 디스크가 파열돼서 허리 수술을 받았다. 그때 종아리가 마비됐고 다리를 절게 됐다. 지난 30년 동안은 요가와 마사지로 만성적인 허리 통증을 달래면서 지냈다. 관절염도 심하고, 허리 아래쪽에 퇴행성 척추옆굽음증(예전에는 '척추 측만증'으로 불림-옮긴이)도 있다. 그러다가 60세에 허리 디스크를 또 다쳐서 두 번째 허리 수술을 받았다. 이번에는 심각한 합병증으로 척수까지 피가 스며들어서 걷기 어려울 정도로 상태가 좋지 않았다.

'바이오리셋메디컬BioReset Medical'의 맷 쿡Matt Cook 박사는 내 인생을 바꿔놓았다. 의사가 권하는 치료 프로그램을 따랐더니 몸이 완전히 치유됐다. 의사는 염증을 줄이고 조직의 복구를 자극하기 위해서 척추관에 엑소좀 주사를 놓았다. 태반 추출물이 들어 있는 주사도 놔줬다. 태반 추출물에는 조직과 관절을 복구하는 데 큰 도움이 되는 항염 인자와 치유 인자가 들어 있다.[19] 의사는 엑소좀, 태반 추출물, 펩타이드를 비롯한 치유 인자들을 수력분리술hydro-dissection이라고 불리는 시술을 통해서 내 몸에 주입했다.[20] 상처가 생긴 근막, 신경, 근육을 분리하고 통증을 완화하기 위해서였다. 펩타이드와 오존 주사도 맞았다. 지금은 통증이 전혀 없고 몸이 그 어느 때보다도 튼튼하다.

이런 치료법을 재생의학이라고 한다.[21] 재생의학은 만성적인 통증과 부상을 치료하는 데 점점 더 효과적으로 쓰이는 추세다. 예를 들면, 태반 추출물은 콜라겐, 글리코사미노글리칸glycosaminoglycan, 프로테오글리칸proteoglycan, 항염 작용을 하는 사이토카인이 풍부하다. 이런 물질들은 조직의 복구를 촉진하고, 새로운 혈관의 생성을 자극하며, 염증과 흉터를 줄인다.

나는 팔이 부러지고 나서 6개월 동안 오십견으로 고생했다. 팔을 옆으로 30도 이상 들어 올릴 수가 없었다. 그런데 프롤로존

Prolozone 주사(산소 97퍼센트, 오존 3퍼센트)를 어깨 관절에 맞은 지 5분 만에 아무런 통증 없이 팔을 자유자재로 들어 올리게 됐다. 오십견은 대체로 증상이 몇 년씩 이어지거나 영영 낫지 않을 때도 있다. 수개월 동안 아픈 물리 치료를 받거나 마취 상태에서 어긋난 관절을 제자리로 보내야 한다. 둘 다 통증과 트라우마를 부르는 치료법이다. 프롤로존 주사는 관절, 근육, 힘줄에 맞을 수 있다. 프롤로존은 염증을 줄이고 조직의 복구를 촉진한다.[22] 무릎에 심각한 골관절염이 있었던 내 환자들도 목발을 짚으면서 진료실로 걸어 들어왔다가 프롤로존 주사를 맞고 춤추면서 나갔다. 프롤로존 치료는 매우 안전하고, 비용도 비싸지 않으며, 효과적으로 통증을 줄여줄 수 있다.

이런 치료법들은 아직 널리 쓰이고 있지는 않다. 하지만 여러 재생의학 클리닉을 통해서 점점 더 보급되는 추세다. 프롤로존 치료는 정형외과와 통증 관리 분야에서 곧 핵심적인 치료로 자리 잡을 것이다.

우리는 지금까지 인체가 어떻게 돌아가는지 알아봤다. 우리가 어떻게 늙어가는지, 그리고 식단, 생활방식, 호르메시스, 다른 장수 관련 약이 어떻게 우리를 더 건강하게, 오래 살도록 도울 수 있는지도 살펴봤다. 이제부터는 이 모든 과학 정보를 실용적으로 적용할 방법을 알아보자.

Part 3

25세의 활력을 95세까지,
영 포에버 프로그램

Chapter
12

영 포에버 프로그램을
시작하기 전에

• • •

우리는 오래 살고 싶은 것이 아니다. 즐겁게 살고 싶은 것이다.
즐겁게 살다 보면 자연스럽게 오래 살게 된다.
인생의 성공 기준은 얼마나 오래 사는지가 아니라 얼마나 즐겁게 사는지다.
아브라함(의학 박사 크리스티안 노스럽의 글에서 발췌)

나는 120세까지 살 계획이다. 180세까지 살아도 좋을 것 같다.
건강하게 지내면서 삶이라는 기적 같은 선물을 최대한 음미하고
싶다. 나이가 몇이든 활동적이고 영리하고 튼튼하고 활기차게
다양한 활동을 하며 지내고 싶다. 장수에 관한 새로운 연구 성과
와 적합한 사고방식만 있으면 우리 모두 이렇게 살아갈 수 있다.

오늘부터 당장 우리 몸의 시간을 되돌릴 수 있다. 간단한 생활
습관만 바꿔도 우리가 늙어가는 방식에 엄청난 영향을 주기 때
문이다. 만성 질환을 예방하고, 생물학적인 나이를 줄이고, 건강
하게 오래 살 수 있도록 영 포에버 프로그램을 가이드로 활용해
보자. 건강 수명을 늘리는 데 초점을 맞추면 더 활기차게 장수할

수 있을 것이다.

장수와 노화에 관한 연구는 어마어마한 속도로 이루어지고 있다. 하루가 멀다 하고 새로운 발견이 쏟아져 나온다. 하지만 질병을 예방하고, 건강을 증진하고, 수명을 연장하는 근본적인 원칙은 분명하다. 생물학적인 노화는 치료가 가능한 질병이다. 앞에서 살펴본 노화의 여러 징후는 앞으로 삶과 죽음의 신비에 관한 연구가 이루어지면서 조금은 달라질지도 모른다. 그럼에도 여전히 우리 몸에서 무엇이 잘못됐는지 이해하고 치료할 표적을 찾아내는 틀로 남을 것이다.

하지만 노화의 징후만 봐서는 그런 현상이 일어나는 이유를 알 수 없다. 현대적인 세상에서 나이가 들어갈 때 나타나는 건강 악화의 근본 원인은 찾기가 어렵다. 우리가 보는 징후들은 사실 비정상적인 노화의 징후다. 단순히 나이가 많아진다고 해서 그런 징후가 나타나지는 않는다. 기능의학은 '이유'를 밝혀내는 의학이다. 인체의 핵심적인 생물학적 시스템의 불균형을 해결하고 체내의 여러 네트워크가 상호 작용을 하도록 돕는 의학이기도 하다. 기능의학의 도움을 받으면 노화의 징후를 되돌리고, 질병이나 부상으로부터 더 빨리 회복하고, 활기가 가득하고 길고 풍성한 삶을 누릴 수 있다.

나는 63세인데도 마치 25세인 듯한 느낌이 든다. 실제로 25세였을 때와 달라진 부분이 있다면 지금은 더 현명하고, 인생에 의미를 더 많이 느끼며, 좋은 친구들이 생겼다는 점이다. 나는 요새 그 어느 때보다도 몸이 튼튼하고 에너지가 넘친다고 느낀다. 도전 의식과 의욕도 충만해서 마치 인생이라는 여행을 지금 막 시작하는 기분이다. 나의 생물학적인 나이는 43세다.

실제 나이보다 생물학적으로 수십 년씩 젊어지려면 우선 식단과 생활방식에서 나타나는 불균형을 해결해야 한다. 무엇이 너무 많거나 적은지 알아내야 한다. 일곱 가지 핵심적인 생물학적 시스템에도 불균형이 나타나는지 살펴보자. 아래의 변화를 통해서 몸의 밸런스를 되찾고 건강을 회복할 수 있을 것이다.

- 장수에 도움이 되는 식단 따르기
- 전달 시스템과 호르몬 균형 최적화하기
- 에너지 생산 시스템을 재정비하고 극대화하기
- 염증 가라앉히기
- 장과 마이크로바이옴의 건강 회복하기
- 유독성 물질에 노출되는 빈도를 줄이거나 없애고, 해독 작용을 최적화하기
- 근육, 뼈, 세포 강화하기
- 순환계와 림프계 지원하기
- 정신, 마음, 영혼의 균형 회복하기

영 포에버 프로그램은 탄탄한 과학 지식을 거의 모든 사람이 실천할 수 있는 간단한 습관으로 변환했다. 최신 진단법이나 치

료법 중에는 보험이 적용되지 않거나 쉽게 이용할 수 없는 방법도 있다. 하지만 머지않아 전부 보험도 적용되고 일상적으로 이용할 수 있을 것이다. 2000년에는 자신의 게놈을 해독하려면 1,000억 달러나 내야 했다. 하지만 지금은 1,000달러 정도만 내면 된다. 20년밖에 안 지났는데도 말이다. 나중에는 100달러만 내고도 집에서 게놈을 해독할 수 있을 것이다.

근본 원인을 해결하면 노화로 인한 질병을 일일이 치료할 필요가 없다. 심장 질환, 고혈압, 뇌졸중, 치매, 제2형 당뇨병, 암, 자가면역질환을 비롯한 (급성 부상과 트라우마를 제외한) 모든 질병의 원인은 체내의 핵심 시스템에서 발생한 불균형이다. 생물학적인 시스템에 생긴 문제를 해결하면 거의 모든 질병이 사라진다.

영 포에버 프로그램은 우리의 엑스포좀을 최적화하기 위해 고안됐다. 풍족하게 먹으면서도 칼로리를 제한하는 상태와 비슷한 효과를 얻으려면 식물영양소가 풍부한 장수 식단을 따라야 한다. 프로그램을 가이드 삼아 적절한 종류의 운동을 하고, 푹 쉬고, 잘 회복해보자. 수면의 질을 높이고, 생체 리듬의 균형을 맞추고, 다른 사람들과의 유대감도 쌓아보자. 공동체 의식과 인생의 의미도 느낄 수 있어야 건강하게 오래 산다. 이런 전략에 적합한 영양 보충제와 호르메시스 치료법도 병행해보자. 사우나를 이용하거나 뜨거운 물에 목욕하기, 찬물로 샤워하거나 찬물에 몸 담그기, 적색광 치료, 고압 산소 치료, 오존 치료, 저산소 시뮬레이터 등 여러 방법이 있다.

영 포에버 프로그램을 통해서 새롭게 떠오르는 장수 치료법도 알게 될 것이다. NAD+와 NAD+의 전구체(예: NMN), 엑소좀, 펩타이드, 혈장 분리 교환술, 자연살해세포 주입, 줄기세포 치료법은 장수 과학에서 한창 주목받고 있는 치료법이다. 아직은 상용화되지 않은 치료법이 많지만, 곧 나이를 되돌리는 도구로 확실하게 자리매김할 것이다.

영 포에버 프로그램 활용법

집을 지으려면 토대를 먼저 쌓아야 한다. 건강해지고 싶을 때도 마찬가지다. 지금부터 영 포에버 프로그램을 효율적으로 활용할 수 있도록 가이드라인을 제시하려고 한다. 건강에 이제 막 관심이 생겼든 지금까지 다양한 방법을 시도해봤던 베테랑이든 도움을 받을 수 있을 것이다. 최대한 일상에서 간단히 실천할 수 있도록 노력하자. 새로 나온 검사나 영양 보충제도 천천히 시도해보길 권한다. 이 로드맵은 독자들이 건강하게 오래 살 수 있도록 목적지까지 안내해줄 것이다.

1. 영 포에버 자가 진단(13장 참고)을 통해서 일곱 가지 핵심 시스템에 불균형이 발생했는지 알아보자. 진단 결과상 필요할 경우 기능의학 의사를 찾아가서 추가 검사(17장 참고)를 받자.

2. 장수 지표에 관한 기본적인 패널 검사를 받아보자. 의사를 따로 찾아가거나 13장에서 소개하는 영 포에버 기능 건강 패널 검사를 이용하자.

3. 스마트 반지 오우라 링Oura Ring, 가민Garmin, 스마트 밴드 훕Whoop, 핏빗Fitbit, 애플 워치, 레벨스헬스 혈당 모니터와 같은 생체정보 자기측정 기기를 이용해보자. 혈당, 혈압, 심박수, 심박 변이도, 수면, 활동, 혈중 산소 등을 측정할 수 있다.

4. 자신의 생물학적인 나이를 알아보자(DNA 메틸화, 텔로미어, 면역 나이 검사를 받으면 된다). 액체 생검과 전신 MRI 검사를 통해서 암과 다른 여러 질병을 찾아내고, AI를 활용한 심장 단층촬영을 통해서 숨은 심장 질환도 찾아내자.

5. 영 포에버 장수 식단을 시작해보자(14장 참고).

6. 영 포에버 영양 보충제를 챙겨 먹자(15장 참고).

7. '건강한 노화를 위한 셰이크'를 만들어보자(14장 참고).

8. 영 포에버 생활 습관(운동, 수면, 정신, 신체, 마음, 호르메시스: 16장 참고)을 일상에 도입해보자.

9. 최신 장수 실천법과 재생의학을 살펴보자.

10. 17장에 나오는 개인 맞춤형 조언에 따라 일곱 가지 핵심적인 생물학적 시스템을 최적화하자(기능의학 의사를 찾아가서 추가 검사와 치료를 받아야 할 수도 있다).

영 포에버 프로그램에서 소개하는 습관들을 일상에 천천히 도입하기를 권한다. 파이토케미컬이 풍부한 장수 식단, 적절한 운동, 수면 최적화, 스트레스 완화 전략에 신경을 쓰고 인생의 목적과 소속감을 느낄 수 있는 지역사회를 찾아보자. 장수에 도움이 되는 영양 보충제도 챙겨 먹으면 더욱 좋다. 보충제로 몸의 핵심 시스템에 발생한 불균형을 해결하고 검사를 통해서 드러난 다른 불균형이나 결핍도 보완해야 한다. 간단한 호르메시스 실천법에도 도전해보자.

가능하다면 오존 요법, 고압 산소 치료, 펩타이드 요법과 같은 새로 나온 장수 전략도 시도해보기를 권한다. 모험적인 기질이 있다면 엑소좀 치료, 혈장 분리 교환술, 자연살해세포 투입, 줄기세포 치료도 추천한다.

통증을 없애고 오래된 부상을 치료하려면 재생의학을 활용하자. 트라우마를 치료하거나 정신, 마음, 영혼을 돌보기 위해서는 동적 신경 재훈련dynamic neural retraining, 케타민 치료법, 성상신경절 차단술stellate ganglion block을 받는 방법이 있다. 곧 MDMA와 실로시빈 버섯을 활용한 치료법도 등장할 것이다(정신, 마음, 영혼을 치유하는 방법이 궁금하다면 17장을 참고하기 바란다).

이 책의 마지막 장인 18장에서는 내가 개인적으로 실천하는 장수 프로그램을 소개하려고 한다. 내가 애용하는 식단, 운동, 호르메시스 실천법, 영양 보충제, 정신적인 루틴을 낱낱이 공개할 계획이다.

사람마다 장수 전략을 시도하는 방법이 다르다. 어떤 사람들은 검사도 일일이 다 하고 치료법도 다양하게 시도해보고 싶겠지만, 생활방식에 집중하고 거기에 영양 보충제 몇 개만 추가하고 싶을 수도 있다. 정답은 없다. 자신에게 맞는 방법을 찾으면 된다.

그럼 이제 시작해보자.

내 몸의 일곱 가지
핵심 시스템을 진단하라

• • •

의사란 전혀 모르는 사람의 거의 모르는 병을 치료하기 위해서
잘 모르는 약을 처방하는 사람이다.

볼테르의 발언으로 추정

우리는 마침내 의학에 대한 볼테르의 시니컬한 발언을 넘어설 수 있을 만큼 질병, 노화, 진단 검사를 이해하는 시대에 접어들었다. 그런데 특정한 방법이 실제로 건강과 장수에 얼마나 도움이 되는지 어떻게 알 수 있을까? 생활방식, 영양 보충제, 약을 바꾸면 그 변화가 측정할 수 있을 만큼 노화 속도에 차이를 불러올까? 우리의 생물학적인 네트워크의 상태를 확실하게 알려주는 간접적인 지표들이 있다. 바로 혈당, 인슐린, 콜레스테롤, 혈압 등이다. 병원에서 검사를 받으면 검사 항목이 보통 20~50개고 많으면 100개 정도 된다. 검사 결과가 정상이면 건강하다는 판정을 받는다. 하지만 검사 항목 중 대부분이 대리 지표다. 콜레

스테롤 수치를 측정한다고 건강 상태를 정확히 알 수는 없다. 수치를 바탕으로 좋은 결과나 나쁜 결과를 예측할 뿐이다. 안타깝게도 우리 몸에서 일어나는 일의 대부분은 의학에서 측정되거나 평가되지 않는다.

이런 상황에 어울리는 오래된 농담이 있다. 가로등 밑에서 열쇠를 찾는 남자에 관한 이야기다. 친구가 그에게 무엇을 하고 있는지 묻자 그는 "열쇠를 찾고 있어."라고 대답했다.

"어디서 잃어버렸는데?"라고 친구가 물었다.

"저기 아래 길거리에서."

"그런데 왜 여기서 찾고 있어?"

"여기가 더 잘 보이니까."

이 농담은 의학의 근본적인 문제를 보여준다. 우리는 가장 중요한 부분이 아니라 가장 찾기 쉬운 영역을 살펴본다.

기능의학은 우리의 생물학적인 시스템을 자세히 진단하고 검사하는 데 필요한 로드맵을 제시한다. 여기서 말하는 시스템이란 장, 면역계, 미토콘드리아, 해독 시스템, 순환계, 전달 시스템, 그리고 구조적인 시스템을 뜻한다. 기능의학은 앞에서 살펴본 건강상의 장애를 파악하는 데 대단히 유용하다. 기능의학을 활용하면 건강에 필요한 요소들이 부족한지도 확실하게 알 수 있다. 이런 문제점을 발견하면 몸과 마음을 어떻게 다스려야 할지 개인에게 맞춘 치료법을 마련할 수 있다.

이 장의 앞부분에서는 영 포에버 기능 건강 패널 검사가 무엇인지 설명한다. 기본적인 생물학적 나이와 건강 상태를 평가하는 데 필요한 모든 검사를 이 패널 검사에 통합했다. 패널 검사를 살펴보고 나면 자가 진단 검사를 통해서 우리 몸의 일곱 가지 핵심 시스템에 불균형이 존재하는지 알아볼 것이다. 불균형이 발견되면 추가 검사를 받는 방법도 고려해보자. 생물학적인 나이와 면역계의 나이를 측정하는 새로운 검사법이나 암과 심장 질환을 찾아내는 민감도가 더 높은 검사법에도 관심을 기울여보자.

건강상의 문제는 영 포에버 검사를 통해서 거의 다 찾아낼 수 있다. 하지만 추가적인 진단과 지원이 필요할 때도 있다. 기능의학 의사를 찾아가면 체내 불균형의 평가, 진단, 치료에 도움을 받을 수 있다. 이 장에서는 필요할 경우 자가 진단으로 드러난 불균형을 더 상세하게 평가할 수 있는 다양한 최신 검사법도 소개한다. 일단 불균형이 가장 심각한 시스템부터 치료하고 나서 나머지 시스템도 하나씩 최적화하면 된다.

영 포에버 프로그램의 모든 요소를 위한 도구와 자원을 일일이 나열하고 설명하려면 책을 한 권 더 써야 한다. 다행히 이 시대에는 웹사이트를 활용할 수 있다. youngforeverbook.com/resources를 방문하면 자신만의 건강 계획을 세우는 데 필요한 정보를 찾을 수 있다. 구체적인 건강 검사, 영양 보충제, 제품, 브랜드를 웹사이트에서 찾아보자.

체내 불균형과 생물학적 네트워크의 노화 진단하기

우선 모두가 받아야 하는 핵심적이고 기본적인 검사를 소개한다. 이 검사를 받으면 자신의 전반적인 건강 상태를 알아볼 수 있다. 체내의 핵심 시스템 중 어떤 것이 추가 지원이나 검사가 필요한지도 알 수 있다.

영 포에버 기능 건강 패널 검사

나는 '펑션헬스(functionhealth.com)'의 공동 창립자이자 최고 의료 책임자다. 펑션헬스에서는 사람들이 저렴한 비용으로 종합 건강 검사를 받을 수 있도록 의료 서비스를 제공한다. 또한 건강이 얼마나 개선되는지 알 수 있도록 6개월이나 12개월마다 정기 검사를 진행한다. 이런 검사를 받는 과정 자체에서 의사는 필요하지 않다. 나는 의료 서비스의 민주화를 지향하며, 사람들이 자기 몸과 신체 데이터를 알아야 한다고 생각한다(다른 공동 창립자로는 조너선 스워들린Jonathan Swerdlin, 프라니타 파틸Pranitha Patil, 마이크 넴키Mike Nemke, 세스 바이스펠트Seth Weisfeld가 있다).

나는 사람들이 자신의 건강에 관한 기본적인 상황을 파악할 수 있도록 영 포에버 기능 건강 패널 검사를 고안했다. 하지만 이런 검사 결과의 해석은 주류 의학에 몸담은 의사의 해석과 차이가 날 수 있다. 거의 모든 일반적인 검사에서 '정상'에 해당하는 범위는 이상적인 최적의 건강 상태가 아니라 건강하지 않은 평균적인 인구의 건강 상태에 맞춰져 있다. 예를 들면, '정상적인' 공복 혈당은 70~100mg/dL로 알려져 있지만 공복 혈당이 85mg/dL을 넘으면 심장마비와 뇌졸중에 걸릴 위험이 커진다.

나는 펑션헬스에서 기능의학의 관점을 이용하는 가이드를 만들었다. 이 가이드를 활용해서 최적의 건강 상태를 기준으로 삼아 자신의 검사 결과를 해석해보자. 무엇이 잘못됐고 어떻게 고쳐야 하는지도 구체적으로 알아보자. 나중에는 의사가 놓쳤을지도 모르는 문제점을 찾아내기 위해서 장기적인 검사 결과에 AI 기술을 적용하려 한다. 이런 검사는 의사가 요청할 수 있고 보험도 적용될 수 있다. 하지만 내가 추천하는 검사들을 의사가 전부 권하지는 않을지도 모른다(이런 검사가 익숙하지 않아서 그럴 수도 있고, 필요 없는 검사라고 생각해서 그럴 수도 있다). 미국에서 일반적인 보험이나 의료 서비스 시스템을 통해서 검사를 받으면 펑션헬스를 통해서 검사할 때보다 비용도 훨씬 많이 든다. 보통의 보험회사는 기능의학 검사 비용 지불을 거부할 수도 있다. 그러면 검사의 정가를 고스란히 다 내야 한다. 펑션헬스는 누구나 저렴한 비용으로 다양한 검사를 받을 수 있도록 설립했다. 사람들이 자신의 검사 결과를 보고 실제로 활용할 만한 정보를 얻을 수 있도록 명확한 검사 결과 해석 가이드도 만들었다.

영 포에버 기능 건강 패널 검사에는 다음의 검사가 포함된다.

• 완전한 혈구 수치 검사: 적혈구, 백혈구, 혈소판

- 소변 검사

- 혈액형 검사: ABO

- 신장 기능 검사: 혈액요소질소$^{\text{blood urea nitrogen; BUN}}$, 크레아티닌, 마이크로알부민

- 간 기능 검사: ALT, AST, GGT, 빌리루빈, 알칼리 인산 분해효소, 총단백, 알부민

- 췌장 기능 검사: 아밀라아제, 리파아제

- 전해질 검사: 나트륨, 칼륨, 염화물, 이산화탄소

- 성호르몬 검사: 남자, 여자 모두(난포자극호르몬$^{\text{follicle-stimulating}}$ $^{\text{hormone; FSH}}$, 황체호르몬$^{\text{luteal hormone; LH}}$, 테스토스테론, 에스트라디올, 프로게스테론, 프로락틴), 여자만(항뮬러관호르몬$^{\text{anti-Mullerian}}$ $^{\text{hormone; AMH}}$)

- 전립선 건강 검사: total/free 전립선특이항원$^{\text{prostate specific antigen, PSA}}$

- 부신 기능 검사: 코르티솔, DHEA-S

- 자가면역질환 검사: 항핵 항체, 류머티즘 인자

- 염증 검사: 고민감도 C-반응성 단백질과 침강 속도

- 신진대사 건강 검사: 글루코스, 인슐린, 아디포넥틴, 렙틴, 헤모글로빈 A1c, 요산

- 심혈관 건강 검사: 총콜레스테롤, 고밀도 지질단백질$^{\text{high density}}$ $^{\text{lipoprotein; HDL}}$, 저밀도 지질단백질$^{\text{low density lipoprotein; LDL}}$, 중성지방, 아포지질단백질 B와 A-1, 지방단백질(a)와 지방단백질 입자의 수와 크기를 파악하기 위한 분획 분리^{fractionation}, 아포지질단백

질 E 유전자형(심혈관 질환과 치매에 걸릴 위험을 평가)

- 갑상샘 검사: 갑상샘 자극 호르몬thyroid-stimulating hormone; TSH, 유리티록신free thyroxine; FT4, 유리트리요오드티로닌free triiodothyronine; FT3, 갑상샘글로불린항체thyroglobulin antibody; TgAb, 갑상샘페록시다아제항체thyroid peroxidase antibody; TPO
- 독소 노출 검사: 수은과 납
- 영양 건강: 호모시스테인, 메틸말론산methylmalonic acid; MMA, 오메가3 지방산과 오메가6 지방산, 비타민 D, 철분, 아연, 적혈구 마그네슘

이런 검사를 받으면 자신의 건강을 근본적으로 평가할 수 있다. 평션헬스에서는 암도 간단하게 검사하는데, 갈레리Galleri 검사로 액체 생검을 하는 방법을 이용한다. 생물학적인 나이는 트루다이아그노스틱TruDiagnostic으로 알아내고, 면역 나이는 에디피스헬스Edifice Health에서 개발한 아이에이지iAge 검사로 알아낸다. 평션헬스는 글루텐 민감도와 셀리악병에 대한 검사도 제공한다. 나는 거의 모든 사람이 이 두 가지 검사를 받아야 한다고 생각한다(면역글로불린 AImmunoglobulin A; IgA와 면역글로불린 GImmunoglobulin G; IgG 항글리아딘 항체 검사, 면역글로불린 G와 면역글로불린 A 조직 트랜스글루타미나제 항체 검사, 총 면역글로불린 A 항체 검사가 포함된다).

가능하다면 영 포에버 기능 건강 패널 검사를 받아 보기를 추천한다(461페이지 참고).

유전자 검사

인간의 유전자는 2만 개이며 유전자 변이는 200만~500만 개에 이른다. 실로 엄청난 양의 데이터라서 데이터 대부분을 아직도 해독 중이다. 하지만 우리가 단일염기다형성single nucleotide polymorphism; SNP이라고 부르는 유전자 변이 중 일부는 흔하고, 임상적으로 의미가 있으며, 변형이 가능하다. 예를 들면, 이런 변이에서 T를 빼고 그 자리에 A를 투입하면 그 유전자의 기능이 약간 달라진다. 식단, 영양 보충제, 생활방식에 변화를 주면 이런 변형이 가능하다. 자신의 고유한 유전자 변이를 알면 병에 걸릴 확률을 낮추고 건강하게 오래 살 확률을 높이기 위한 맞춤형 프로그램을 짤 수 있다.

유전자 검사를 제공하는 회사는 여럿 있다. 나는 노르딕 연구소(Nordic Laboratories; nordiclabs.com)라는 회사를 자주 이용한다. 이 회사는 지질대사, 메틸화 또는 비타민 B 경로, 염증, 해독 작용, 산화 스트레스, 뼈 건강, 신진대사, 필요 영양소를 살펴보는 유전자 패널 검사를 제공한다. 검사를 받으면 셀리악병을 유발하는 유전자, 철 저장병, 유당 불내증이 있는지도 알 수 있다. 패널 검사를 통해서 유전적으로 어떤 영양소와 어떤 운동에 신경써야 하는지 알아내면 맞춤형 식단과 운동법을 계획할 수 있다. 이 검사로 기분 장애와 정신 질환에 걸릴 위험을 결정하는 유전자도 살펴볼 수 있다. 검사 항목을 더 포괄적으로 다루는 3X4 제네틱스(3X4genetics.com) 검사도 추천한다.

내가 가장 자주 이용하는 패널 검사는 노르딕 연구소의 DNA 건강 검사나 3X4제네틱스 검사다. 개인별 맞춤형 건강 계획을 세울 때 도움이 된다. 예를 들면, 나는 패널 검사를 받고 나서 내가 유전적으로 해독과 메틸화가 잘 일어나지 않는다는 사실을 알아냈다. 그래서 해독을 돕기 위해 영양 보충제와 약초를 챙겨 먹고 사우나를 정기적으로 간다. 메틸화 과정을 최적화하기 위해 비타민 B군을 섭취하기도 한다. 이 검사를 요청하고 검사 결과를 해석하려면 의사의 도움이 있어야 한다.

웨어러블 기기로 나의 몸 상태 진단하기

의학이 발전하면서 건강 데이터의 민주화와 분권화도 진행 중이다. 기능 건강을 실시간으로 측정할 수 있는 웨어러블 또는 피하 삽입형 기기가 등장한 덕택이다. 오우라 링, 애플 워치, 가민, 훕, 핏빗은 심박수, 체온, 심박 변이도, 렘rapid eye movement; REM 수면, 숙면, 산소 포화도, 심전도, 운동, 회복 필요도 등을 추적하는 데 도움이 된다. 에잇슬립과 같은 스마트 침대를 사용하면 수면에 적절한 온도를 설정하고 수면의 질을 측정할 수 있다.

피하 삽입형 기기도 빠른 속도로 개발되고 있다. 그중에서도 지속적인 글루코스 모니터링 기기는 건강 관리에 큰 도움이 된다. 미국인의 무려 93퍼센트가 당뇨병 전 단계거나 제2형 당뇨병을 앓고 있을 만큼 신진대사 건강이 좋지 않다. 따라서 이런 기기를 이용해서 자신의 글루코스 수치를 꾸준히 살필 필요가 있다. 지속적인 글루코스 모니터링 기기로 음식에 대한 우리의 고유한 신체 반응을 측정할 수 있다. 글루코스 수치가 급격하게 올라가고 그로 인해 인슐린 분비량이 급증하면 질병과 노화가 찾아온다(4장의 '징후 1' 참고). 글루코스 모니터링 기기를 통해 몇달 간 추적해보면 몸이 어떤 음식을 잘 받아들이고 어떤 음식을 잘못 받아들이는지 파악할 수 있다. 레벨스헬스는 소비자가 혈당을 계속 추적할 수 있도록 사용하기 간편한 글루코스 모니터링 기기를 개발했다(levelshealth.com/hyman 참고).

웨어러블과 피하 삽입형 기기가 개선되면 더 많은 생체 지표를 실시간으로 측정할 수 있을 것이다. 인슐린과 염증뿐만 아니라 우리의 건강을 결정하는 무수히 많은 체내 분자도 추적할 수 있으리라 전망한다. 날숨에 들어 있는 휘발성 유기 화합물Volatile Organic Compounds; VOC를 측정하는 호흡 분석기도 있다. 이 기기로 두 종류의 파킨슨병, 크론병, 다발성 경화증, 신장 질환, 암(폐암, 직장암, 전립선암, 난소암), 코로나바이러스-19를 비롯해 총 17가지 질병을 찾아낼 수 있다.[1]

의학과 의료 서비스는 기술 혁신을 경험하고 있다. 머지않아 우리의 병력, 기존 의학과 기능의학의 실험실 데이터를 우리의 게놈, 마이크로바이옴, 대사체, 단백체, 면역체, 전사체(유전자 발현 패턴과 건강에 중요한 모든 지표)와 연동시킬 수 있을 것이다. 빅데이터 분석이나 양자 컴퓨팅을 이용해서 이 모든 데이터를 체계적으로 정리하고 해석할 수도 있으리라 생각한다. 기계 학습과 인공 지능은 기능의학적 관점에서 정보를 제공해, 인간의 복잡한 생리를 이해하는 데 도움을 줄 것이다. 이런 정보를 바탕으로 개인 맞춤형 건강 전략과 치료법을 계획하면 된다. 그때쯤 되면 의학의 방식이 근본적으로 달라져, 질병을 예방하고 치료하며 건강수명과 실제 수명을 연장하는 계획을 구체적으로 세울 수 있다.

이제 영 포에버 프로그램을 본격적으로 살펴보자. 여기에 지금까지 배운 내용을 실용적인 실천법과 일상적인 습관으로 전환하는 방법을 담았다. 건강한 습관을 들이면 장수에도 도움이 되고 지금 당장 몸 상태가 더 많이, 더 빨리 좋아진다. 그러면 우리에게 중요한 일들에 신경을 더 많이 쓰면서 건강하고 활기차게 지낼 수 있을 것이다.

일곱 가지 핵심 시스템 자가 진단하기

지난 30년 동안 나는 진단의 세계를 깊이 탐험하는 특권을 누렸다. 환자들의 상세한 병력과 기능의학 검사 결과를 대량으로 접할 수 있었던 덕택이다. 기능의학 검사는 주류 의학에서 대체로 무시하거나 놓치는 요인을 살핀다. 영양 상태, 마이크로바이옴과 장의 기능, 식품 민감도, 감염, 미토콘드리아의 기능, 독소

축적량, 해독 기능, 스트레스 호르몬 등을 살펴보고 호르몬을 심층 분석하기도 한다.

아래에 소개하는 자가 진단법을 통해서 일곱 가지 핵심적인 생물학적 시스템 중 어디에 신경을 가장 많이 써야 하는지 알아보자. 자가 진단과 검사 덕택에 알게 된 문제나 불균형의 해결 방법은 17장에서 다룰 것이다. 거의 모든 문제는 의사의 도움 없이도 여러 실천법을 통해서 혼자 해결할 수 있다. 하지만 기능의학 의사가 필요한 경우도 생길지 모른다. 일곱 가지 핵심 시스템에 발생한 불균형을 더 정밀하게 검사해야 할 수도 있다.

자가 진단 점수 매기기

점수를 매기는 방법은 간단하다. 점수란에 체크 표시를 몇 개나 했는지 세어서 전부 더해보자. 그러고 나서 질문의 개수로 나눈 다음 100을 곱하면 된다. 그러면 체크 표시를 한 질문이 전체의 몇 퍼센트인지 나올 것이다. 질문 20개 중 12개에 체크 표시를 했다고 가정하면, 12÷20=0.6을 계산하고 거기에 100을 곱하면 된다. 이 경우 최종 점수는 60퍼센트다.

핵심 시스템 1: 마이크로바이옴 및 소화 시스템 검사

아래의 테스트를 해보고 위장의 상태가 어떤지 알아보자. 자신에게 해당하는 내용에 체크 표시를 하면 된다.

병력	해당 여부
식사 후 배에 가스가 차는 느낌이 들고, 트림이 나고, 속이 쓰리고 부글거린다.	
만성적으로 효모균이나 곰팡이 감염 (완선, 질염, 무좀, 발톱 곰팡이) 때문에 고생한다.	
영양 보충제를 먹으면 속이 메스껍다.	
식사 후 피로감을 느낀다.	
속 쓰림이 있다.	
제산제를 주기적으로 먹는다.	
만성적인 복통이 있다.	
설사를 한다.	
변비가 있어서 화장실을 하루 한 번 이하로 간다.	
대변에 기름기가 있고, 크고, 단단하지 않으며, 냄새가 고약하다.	
대변에서 완전히 소화되지 못한 음식을 발견한다.	
식품에 대한 알레르기, 과민증, 유해 반응이 있다.	
빵이나 당을 섭취하면 배에 가스가 차는 탄수화물 과민증이 있다.	
아구창이 있다.	
항문 가려움증이 있다.	
잇몸에서 피가 나거나 치은염이 있다.	

병력	해당 여부
지도모양혀(혀에 생기는 지도 모양의 발진. 식품 알레르기나 효모균의 과잉 증식을 나타냄)가 있다.	
혓바늘이 있다.	
구내염이 있다.	
사탕과 빵이 너무 먹고 싶다.	
일주일에 술을 세 병 넘게 마신다.	
스트레스를 많이 받는다.	
항생제를 자주 먹는다. 혹은 과거에 자주 먹었다(3년 안에 2~3회 이상).	
비스테로이드성 항염증제(이부프로펜, 나프록센 등)나 다른 소염제를 꾸준히 복용한 적이 있다.	
피임약이나 호르몬 대체제를 복용한 적이 있다.	
프레드니손이나 코르티손을 복용한 적이 있다.	
다음의 질병이나 증상에 대한 가족력이 있다. • 자폐증 • 주의력결핍 및 과잉행동장애Attention-Deficit Hyperactivity Disorder; ADHD • 주사(코가 빨갛게 충혈되는 상태) • 사춘기 이후에 나는 여드름 • 습진 • 건선 • 셀리악병(글루텐 알레르기) • 만성적인 자가면역질환 • 만성적인 두드러기 • 염증성 장 질환 • 과민대장증후군 • 만성피로증후군 • 섬유근육통	

점수

해당하는 항목의 수를 전부 더해서 질문의 개수인 27로 나눠보자. 그리고 나서 100을 곱하면 된다.

▶**10퍼센트 미만:** 건강함.

▶**10~50퍼센트:** 불균형이 약간 있음. 영 포에버 프로그램의 가이드라인을 따르길 권한다(17장 참고).

▶**50퍼센트 초과:** 불균형이 심각함. 기능의학 의사를 찾아가서 추가 검사와 지원을 받길 바란다.

[소화기관 건강 검사]

마이크로바이옴 분석을 제공하는 실험실은 많지만, 미생물만 분석하고 장의 전체적인 상황은 잘 살펴보지 않는 경우가 많다. 내가 주로 이용하는 검사는 제노바진단연구소^{Genova Diagnostics}에서 제공하는 종합 위장관 작용 검사(GI Effects)다. 이 검사는 소화 효소의 기능, 영양소 흡수, 장 염증과 면역 기능, 짧은사슬지방산, 마이크로바이옴 분석, 건강한 박테리아를 위한 대변 배양, 해로운 박테리아, 효모균, 기생충 등을 살펴본다.

나는 사이렉스연구소^{Cyrex Laboratories}에서 나온 검사(Array 2)도 이용한다. 이 검사는 세균 독소와 조눌린에 대항하는 항체를 살펴봄으로써 장누수증후군 여부를 밝혀낸다.

핵심 시스템 2: 면역계와 염증계 검사

아래의 테스트를 해보고 몸에 염증이 생겼는지 알아보자. 자신에게 해당하는 내용에 체크 표시를 하면 된다.

병력	해당 여부
계절이나 환경으로 인한 알레르기가 있다.	
음식 알레르기가 있거나 식품에 대한 민감도가 높다. 식사 후 몸이 안 좋을 때도 있다(움직임이 둔해짐, 두통, 혼란 등).	
빛이 잘 안 들어오거나 화학 약품이 있거나 환기가 잘 안 되는 환경에서 일한다.	
살충제, 유독성 화학물질, 소음, 중금속에 노출되거나 대하기 어려운 상사나 동료들과 함께 일한다.	
감기에 자주 걸리고 다른 감염성 질환에도 자주 시달린다.	
간염, 피부 감염, 구강염, 입술 발진과 같은 만성 감염으로 고생한 적이 있다.	
축농증과 알레르기가 있다.	
기관지염이나 천식 가족력이 있다.	
습진, 여드름, 발진 등 피부염이 있다.	
관절염(골관절염/퇴행성 마모)으로 고생한다.	
자가면역질환(류머티즘성 관절염, 루푸스, 갑상샘 저하증 등) 가족력이 있다.	
대장염이나 염증성 장 질환 가족력이 있다.	
과민대장증후군 가족력이 있다.	

병력	해당 여부
우울증, 불안감, ADHD, 양극성 장애(뇌의 염증)가 있다.	
심장마비를 일으킨 적이 있거나 심장 질환 가족력이 있다.	
과체중(체질량 지수가 25를 넘음)이거나 비만 또는 당뇨병 가족력이 있다.	
파킨슨병이나 알츠하이머 가족력이 있다.	
스트레스를 많이 받는다.	
술을 일주일에 석 잔 넘게 마신다.	
일주일에 세 번 30분 미만으로 운동한다.	

해당하는 항목의 수를 전부 더해서 질문의 개수인 20으로 나눠보자. 그러고 나서 100을 곱하면 된다.

▶**10퍼센트 미만:** 건강함.

▶**10~50퍼센트:** 불균형이 약간 있음. 영 포에버 프로그램의 가이드라인을 따르길 권한다(17장 참고).

▶**50퍼센트 초과:** 불균형이 심각함. 기능의학 의사를 찾아가서 추가 검사와 지원을 받길 바란다.

[면역계 및 염증계 검사]

영 포에버 기능 건강 패널 검사에는 몸에 염증이 있는지 알아보는 지표가 많다. 혈구의 수, C-반응성 단백질, 침강 속도, 셀리악병 항체, 항핵 항체, 류머티즘 항체, 갑상샘 항체를 살펴보는 것이다.

기능의학 의사들은 염증과 염증의 원인을 더 자세하게 알아내기 위해서 식품 민감도 검사, 정교한 자가 면역 검사, 진드기 매개 질환, 바이러스, 박테리아를 찾아내는 감염 검사도 시행한다. 장, 신진대사의 건강, 독소 축적량도 살펴본다. 이런 요인도 염증을 일으킬 수 있기 때문이다.

염증 유발 요인을 찾아내는 대표적인 검사는 다음과 같다.

셀리악병 항체 검사

이 검사는 글루텐 항체를 측정한다. 여기에는 면역글로불린 A와 면역글로불린 G 항글리아딘 항체, 면역글로불린 G와 면역글로불린 A 조직 트랜스글루타미나제 항체, 총 면역글로불린 A 항체가 포함된다.

밀/글루텐 단백체 반응성과 자가면역: 사이렉스연구소 어레이 3X 검사

이 검사는 20가지가 넘는 밀과 글루텐 항원에 대한 항체를 측정한다. 특히 비셀리악 글루텐 민감증 여부를 평가하기에 아주 좋은 검사다. 미국인의 최대 20퍼센트가 비셀리악 글루텐 민감증에 시달리고 있으리라 예상되지만 의사들도 이런 민감증을 놓칠 때가 많다.

글루텐 관련 교차 반응 유발 식품과 식품 민감도: 사이렉스연구소 어레이 4 검사

글루텐 민감도가 높다면 글루텐 식품만 식단에서 제외한다고 문제가 해결되지 않을 수도 있다. 유제품, 달걀, 다른 곡물을 비롯한 여러 식품에 교차 반응을 보이는 사람이 많기 때문이다.

다중 식품 면역 반응성 검사: 사이렉스연구소 어레이 10 검사

음식 알레르기 검사는 면역계에서 실제로 알레르기를 일으키는 부분에만 초점을 맞출 때가 많다. 땅콩 알레르기를 유발하는 아나필락시스를 눈여겨보는 식이다. 보통의 음식 알레르기 검사는 면역글로불린 E^{immunoglobulin E, IgE} 항체만 측정하기도 한다. 하지만 면역계의 방어 시스템에는 다른 항체도 있다. 또, 식품 유해 반응 중에는 정도가 심하지 않고 시차를 두고 나타나는 경우도 있다. 특히 장누수증후군이 있는 사람들이 이런 반응을 보인다. 이 검사는 식품에 대한 더 미묘한 유해 반응을 감지하는 면역글로불린 A와 면역글로불린 G 항체를 측정한다.

감염 검사

의사들은 감염 여부를 알아내기 위해서 항체 검사를 시행한다. 하지만 이런 검사는 과거의 감염 여부만 알려줄 뿐, 지금 일어나고 있는 감염은 알아내지 못한다. 코로나바이러스-19를 진단할 때 쓰는 중합효소연쇄반응^{polymerase chain reaction; PCR} 검사가

아니라면 말이다. 최근에 나온 새로운 검사들은 우리의 적혈구가 배양 조직에서 감염 인자에 어떻게 반응하는지 살펴본다. 이런 검사를 통해서 특정한 바이러스(엡스타인바 바이러스나 거대세포 바이러스)로 인한 감염 정도를 밝혀낼 수 있다. 진드기 매개 감염(라임병, 에를리키아, 바베시아, 바르토넬라 등)의 정도도 파악할 수 있다. 이런 감염은 자가면역질환을 비롯한 여러 질병을 유발할 위험이 있다. 나는 울트라웰니스센터The UltraWellness Center에서 환자들 몸속에 숨어 있는 감염을 찾아내기 위해서 인펙토랩아메리카스Infectolab Americas에서 제공하는 검사를 자주 이용한다.

핵심 시스템 3: 미토콘드리아와 에너지 생산 시스템 검사

아래의 테스트를 해보고 신체에 에너지가 충분한지 알아보자. 자신에게 해당하는 내용에 체크 표시를 하면 된다.

병력	해당 여부
만성 피로 또는 지속적인 피로에 시달린다.	
근육통이 있거나 근육에 불편을 느낀다.	
잠들기 어렵거나 자다가 자주 깨거나 일찍 깨는 등 수면 문제가 있다.	
자고 나도 개운하지 않다.	
운동을 잘 못 견딘다. 운동하고 나면 극심한 피로를 느낀다.	

병력	해당 여부
근육이 약하다.	
집중하거나 기억하기가 어렵다.	
짜증이 자주 나고 기분이 안 좋다.	
피곤해서 하고 싶은 일을 하지 못한다.	
피로 때문에 일, 가족, 사교 생활에 지장이 생긴다.	
스트레스를 오랫동안 받는다.	
스트레스를 유발하는 사건, 감염, 트라우마를 겪고 나서 위와 같은 증상이 생겼다.	
만성피로증후군이나 섬유근육통이 있다.	
만성 감염 병력이 있다.	
과식한다.	
살충제, 정수되지 않은 물, 비유기농 식품 등 환경화학물질에 노출된 적이 있다.	
참전하거나 전투에 참여했다가 부정적인 경험을 한 적이 있다.	
알츠하이머, 파킨슨병, 루게릭병 등 신경질환 가족력이 있다.	
자폐증이나 ADHD 가족력이 있다.	
우울증, 양극성 장애, 조현병 가족력이 있다.	

점수

해당하는 항목의 수를 전부 더해서 질문의 개수인 20으로 나눠보자. 그러고 나서 100을 곱하면 된다.

▶ **10퍼센트 미만:** 건강함.

▶ **10~50퍼센트:** 불균형이 약간 있음. 영 포에버 프로그램의 가이드라인을 따르길 권한다(17장 참고).

▶ **50퍼센트 초과:** 불균형이 심각함. 기능의학 의사를 찾아가서 추가 검사와 지원을 받길 바란다.

[미토콘드리아 검사]

근육 조직 검사나 기능성 자기공명영상Functional magnetic resonance imaging; fMRI 검사를 이용하면 미토콘드리아의 기능과 건강 상태를 평가할 수 있다. 하지만 아직까지는 희귀 질환을 찾아내려는 전문의만 이런 도구를 이용한다.

다행히 미토콘드리아의 건강을 평가하는 간단한 방법이 있다.

산화 스트레스 검사

일반 실험실에서 산화 스트레스에 관한 지표를 살펴보는 방법이 있다. 지방산화 지표(F2-이소프로스탄), 골수세포형 과산화효소(미엘로페록시다제), 산화 LDL을 검사하면 된다.

제노바진단연구소의 '산화 스트레스 분석 2.0'은 소변에 있는 8-하이드록시-데옥시 구아노신을 측정하는 포괄적인 검사다.

이 검사를 통해서 DNA에 손상된 부분이 있는지 알 수 있다. 혈액 지표에는 글루타티온 총 항산화 능력, 글루타티온 페록시다아제, 수퍼옥시드 디스무타아제^{Superoxide dismutase; SOD}, 과산화 지방질(산화된 지방) 등이 있다.

제노바진단연구소에서 제공하는 '뉴트리발^{NutrEval} 영양 패널 검사'도 항산화 수치를 측정한다. 이는 체내에 있는 코엔자임 10, 비타민 E와 A, 베타카로틴 등의 수치를 살펴본다.

노르딕 연구소에서 제공하는 'DNA 건강' 검사는 항산화 유전자 패널을 검사한다. 이 검사를 통해서 몸의 항산화 능력이 떨어지는지 알아낼 수 있다.

유기산 검사

미토콘드리아의 기능을 알아보기에 가장 좋은 검사는 유기산 검사다. 나는 제노바진단연구소에서 제공하는 '오르가닉스^{Organix} 프로필 검사'를 이용한다. 이 검사는 크렙스^{Krebs} 주기(인체에서 에너지를 공급할 때 이용하는 중심적인 대사 경로. 영국의 생화학자 크렙스가 발견하여 이런 이름이 붙음-옮긴이)의 대사산물을 측정한다. 그래서 음식과 산소를 몸의 에너지 공급원인 ATP로 바꾸는 과정에서 문제가 발생하는지 알아본다.

최대산소섭취량 검사

미토콘드리아의 기능을 평가하는 척도로 산소와 칼로리를 얼

마나 빨리 태울 수 있는지 알아보는 방법도 있다. 이는 최대산소
섭취량 검사라고 불리며 체력, 장수와 높은 상관관계가 있다. 이
검사는 여러 헬스장과 신진대사를 전문적으로 보는 병원에서 받
을 수 있다. 검사할 때는 산소 소비량과 이산화탄소 배출량을 측
정하는 마스크를 쓰고 최대한 오래 최대한 빨리 뛰거나 자전거
를 타면 된다. 최대산소섭취량은 분당 소비하는 산소의 양을 리
터 단위로 측정한다. 분당 태울 수 있는 산소의 양이 많을수록 분
당 태울 수 있는 칼로리의 양이 많고, 신진대사의 속도가 빠르며,
미토콘드리아가 건강하다는 의미다. 검사를 해보면 당뇨병 환자
들은 수치가 아주 낮게 나온다. 20을 넘지 못하는 경우가 대부분
이다. 반대로 엘리트 선수들은 수치가 80 넘게 나온다.

핵심 시스템 4: 해독 시스템 검사

아래의 테스트를 해보고 몸에 독소가 너무 많지는 않은지 알
아보자. 자신에게 해당하는 내용에 체크 표시를 하면 된다.

병력	해당 여부
매일 또는 이틀에 한 번 딱딱해서 배출하기 어려운 대변을 본다.	
변비가 있어서 화장실을 이틀에 한 번 또는 그보다 더 적게 간다.	
하루에 적은 횟수로 소변을 보고, 소변 색이 진하고 냄새가 강하다.	
땀을 거의 흘리지 않는다.	

병력	해당 여부

다음의 증상 중 한 가지 이상을 겪는다.

• 피로
• 근육통
• 두통
• 집중력과 기억력 저하

섬유근육통이나 만성피로증후군 가족력이 있다.

정수되지 않은 물이나 우물물 또는 플라스틱 병에 든 물을 마신다.

옷을 드라이클리닝한다.

환기가 잘 안 되거나 창문이 안 열리는 건물에서 살거나 일한다.

커다란 도심 지역이나 공업 지대에서 산다.

화학물질이 들어 있는 생활용품, 잔디 관리 용품, 정원용품을 사용한다.
혹은 방역업체가 집을 소독해준다.

아말감으로 때운 치아가 두 개 이상이다.

일주일에 두 번 이상 커다란 생선(황새치, 참치, 상어, 옥돔)을 먹는다.

아래의 냄새 중 한 가지 이상을 견디기 어렵다.

• 휘발유 냄새나 디젤 차량의 매연
• 향수
• 새 차에서 나는 냄새
• 옷감을 파는 가게
• 드라이클리닝한 옷
• 헤어 스프레이
• 기타 강한 냄새
• 비누
• 세제
• 담배 연기
• 염소로 소독한 물

MSG, 아황산염(와인, 샐러드바, 말린 과일에 들어 있음),
벤조산나트륨(방부제), 레드 와인, 치즈, 바나나, 초콜릿, 마늘, 양파를 먹거나
술을 조금만 마셔도 좋지 않은 반응이 나타난다.

카페인을 마시면 초조해지고 관절과 근육이 평소보다 더 아프다.

저혈당 증세(불안감, 가슴 두근거림, 땀 흘림, 어지러움)가 나타나기도 한다.

아래의 약을 한 가지 이상 주기적으로 먹거나 사용한다.

• 아세트아미노펜(타이레놀)
• 제산제(타가메트, 잔탁)
• 알약, 패치, 크림 형태로 나오는 호르몬 조절 약
   (피임약, 에스트로겐, 프로게스테론, 전립선 약)
• 이부프로펜이나 나프록센
• 반복되는 두통, 알레르기 증상, 메스꺼움, 설사, 소화불량을 위한 약

황달(피부와 눈의 흰자위가 노랗게 변함)이 있거나
길버트 증후군(빌리루빈 수치 증가)이라는 진단을 받았다.

아래의 질환 중 하나 이상의 가족력이 있다.

• 유방암
• 흡연으로 인한 폐암
• 다른 종류의 암
• 전립선 문제
• 식품 알레르기, 식품에 대한 높은 민감도, 식품 과민증

파킨슨병, 알츠하이머, 루게릭병이나 다른 운동신경질환 또는
다발성 경화증 가족력이 있다.

해당하는 항목의 수를 전부 더해서 질문의 개수인 20으로 나눠보자. 그러고 나서 100

을 곱하면 된다.

▶**10퍼센트 미만:** 건강함.

▶**10~50퍼센트**: 불균형이 약간 있음. 영 포에버 프로그램의 가이드라인을 따르길 권한다(17장 참고).

▶**50퍼센트 초과**: 불균형이 심각함. 기능의학 의사를 찾아가서 추가 검사와 지원을 받길 바란다.

[해독 작용 검사]

영 포에버 기능 건강 패널 검사에는 몸에 심각한 기능 장애가 있는지 알아보는 신장 검사와 간 검사도 포함된다. 일반적인 신장 검사의 결과가 비정상이라고 나올 때쯤이면 신장 기능의 50퍼센트가 망가진 후다. 마찬가지로, 일반적인 간 검사의 결과가 비정상이라고 나올 때쯤이면 간에 있는 세포는 이미 죽어가고 있다. 보통의 실험실에서는 몸의 심각한 문제는 잘 찾아내지만 해독 시스템에서 발생하는 초기 불균형은 놓칠 때가 많다.

간 검사 중 하나인 감마글루타밀 전이효소gamma-glutamyl transpeptidase; GGT 검사로 환경 독소에 노출된 정도를 알아내고 지방산을 찾아낼 수 있다. 인슐린 저항성, 당뇨병 전 단계나 제2형 당뇨병, 약물이나 환경 독소에 노출된 경험이 있거나 술을 너무 많이 마시는 사람들은 GGT 수치가 높게 나타날 수 있다.

소변에 있는 단백질 수치는 마이크로알부민으로 측정한다. 이 검사는 고혈압, 당뇨병, 다른 신장 질환으로 인한 초기 신장 손상을 발견하는 데 도움이 된다.

앞에서 언급한 유기산 검사와 산화 스트레스 분석도 몸의 해독 능력을 평가할 때 유용하다. 특히 몸의 주요 해독 물질인 글루타티온의 상태를 알아볼 수 있다. DNA 건강 검사와 3X4 제네틱스 검사는 해독 유전자의 프로필을 측정한다. 이런 검사로 몸의 해독 능력이 떨어지는지 살펴볼 수 있다.

[중금속 검사]

저농도 중금속의 독성은 수많은 질병을 일으키는 흔한 원인 중 하나이지만 제대로 진단받지 못할 때가 많다. 체내에 있는 중금속은 농도가 낮더라도 심장 질환, 암, 당뇨병, 치매, 자가면역질환, 우울증, 불면증, 극심한 피로 등을 유발한다. 어린이들이 벗겨진 페인트 조각을 먹어서 납에 중독된 이야기나 미시간주의 플린트시에서 발생한 납 수돗물 사건은 유명하다. 다행히 이제는 납이 들어 있는 페인트와 휘발유 사용이 법으로 금지됐다. 하지만 납은 여전히 널리 쓰이는 물질이며 대수롭지 않다고 무시당할 때가 많다. 혈중 납 농도가 2mcg/dL을 넘으면 콜레스테롤 수치가 높을 때보다 심장마비와 사망에 이를 위험이 더 커진다. 그런데 미국 인구의 40퍼센트는 혈중 납 농도가 2mcg/dL이 넘는다.[2]

일반 의사들은 혈중 납 농도를 보고 직업상 납에 노출되는 사람이나 납에 급성 노출된 사람이 24시간 동안 모은 샘플을 검사할지도 모른다. 하지만 평생에 걸쳐서 근육, 장기, 뇌에 축적된 중금속은 살펴보지 않는다. 영 포에버 기능 건강 패널 검사는 혈중 납 농도도 측정하지만 장기간에 걸쳐서 체내에 축적된 중금속의 양도 알아낸다.

이때 사용하는 검사가 킬레이션 유발 검사chelation challenge test다. 제노바진단연구소와 닥터스데이터Doctor's Data에서는 이 검사를 정밀하게 받아볼 수 있다. 소변에 있는 독성 요소를 분석해서 몸이 유독한 중금속에 전반적으로 얼마나 노출됐는지 살펴본다. 미국 식품의약국이 승인한 화학 킬레이션제chelation agent 중에는 디메르캅토호박산Dimercaptosuccinic acid; DMSA이라고 불리는 약품이 있다. 이 약품은 환자가 6시간 동안 모은 소변 샘플에서 발견되는 금속을 결합해서 제거할 때 쓰이는데, 보통 중금속 유발 검사라고 불린다. 투약량은 한 번에 체중 1킬로그램당 3밀리그램 또는 약 1,500밀리그램이다.

퀵실버사이언티픽Quicksilver Scientific에서는 '수은 삼중 검사Mercury Tri-Test'라고 불리는 혈액, 모발, 소변 검사를 제공한다. 이 검사는 (주로 생선 섭취로 인한) 유기 수은과 (주로 치아 충전재와 대기 오염으로 인한) 무기 수은을 둘 다 측정한다. 모발과 소변 검사를 통해서 수은 해독의 효과도 알아본다.

[곰팡이 독성 검사]

곰팡이와 곰팡이가 만들어내는 미코톡신의 독성도 쉽게 무시된다.

미국에 있는 건물의 30~50퍼센트는 물 때문에 손상을 입고 곰팡이가 있다. 사람이나 동물에게 심각한 건강상의 문제를 일으키는 곰팡이는 200종이나 된다. 몸에 해로운 곰팡이는 독성 곰팡이라고 하는데, 이런 곰팡이는 여러 증상과 질환을 유발하는 위험한 미코톡신을 생성한다. 마이미코랩MyMycoLab에서는 곰팡이 독소에 대항하는 면역글로불린 E와 면역글로불린 G 항체를 검사하여 환자가 곰팡이에 얼마나 노출됐는지도 알아낼 수 있다.

[지방간 정밀 검사]

미국 인구의 약 25퍼센트가 지방간이 있다. 숫자로 환산하면 무려 8,000만 명이 넘는다. 더 큰 문제는 거의 모든 지방간 환자가 그 사실을 모른다는 것이다.[3] 간 기능 검사 결과가 전부 '정상'이라고 나와도 지방간이 있을 가능성이 있다. 지방간은 심장 질환, 암, 제2형 당뇨병, 치매 등을 유발하며 우리가 먹는 설탕과 녹말 때문에 생긴다. 지방간 여부를 알아내기에 가장 좋은 검사는 간 MRI 검사다(이제는 전신 MRI 검사를 받으면 간 MRI 검사도 함께 진행한다. 345페이지 참고). 간 초음파나 간 섬유화 검사(FibroScan)를 통해서도 지방간이 있는지 알아볼 수 있다.

핵심 시스템 5: 호르몬 균형 및 전달 시스템

[인슐린 저항성]

아래의 테스트를 해보고 인슐린 수치나 혈당 수치가 적절한지 알아보자. 자신에게 해당하는 내용에 체크 표시를 하면 된다.

병력	해당 여부
사탕을 먹고 싶은 생각이 강하게 들고 사탕을 자주 먹는다. 먹고 나면 일시적으로 에너지가 생기고 기분도 좋아지지만, 나중에는 기운이 빠진다.	
당뇨병, 저혈당, 알코올 중독 가족력이 있다.	
자주 짜증이 나고 불안감을 느낀다. 하루 중에 이따금 피곤하고 초조하거나 머리가 아플 때도 있다. 하지만 식사하고 나면 상태가 잠깐 나아진다.	
식사한 지 2~3시간이 지나면 몸이 안 좋아진다.	
저지방 식단을 먹는데도 살이 좀처럼 빠지지 않는다.	
끼니를 거르면 짜증이 나고 지치거나 피곤해진다.	
아침 식사로 탄수화물(머핀, 베이글, 시리얼, 팬케이크 등)을 먹으면 온종일 식욕을 참기가 어렵다.	
사탕이나 탄수화물을 먹기 시작하면 멈추기가 어렵다.	
생선, 고기, 채소를 먹으면 기분이 좋다. 하지만 파스타, 빵, 감자, 후식을 많이 먹으면 졸리거나 '약'을 먹은 것 같은 느낌이 든다.	
식당에 가면 빵 바구니를 향해서 손을 뻗는다.	
사탕을 먹고 나면 가슴이 빠르게 두근거린다.	
소금에 대한 민감도가 높다(몸이 체내의 과도한 소금을 소변으로 내보내지 않는 편이다).	
아침 식사를 거르면 낮에 패닉 상태에 빠진다.	
기분이 안 좋고 초조하거나 불안할 때가 많다.	
기억력과 집중력이 떨어진다.	
음식을 먹으면 차분해진다.	

병력	해당 여부
식사하고 나서 몇 시간이 지나면 피곤해진다.	
밤에 잘 때 식은땀이 난다.	
거의 항상 피곤한 상태로 지낸다.	
유달리 복부에 살이 많다(허리 대 엉덩이 비율 > 0.8: 허리는 배꼽을 가로질러서 측정하고, 엉덩이는 골반 위쪽의 뼈가 튀어나온 곳을 가로질러서 측정).	
털이 얇아지지 않길 바라는 곳의 털(머리)은 점점 얇아지고, 털이 없어야 할 곳(여자의 경우에는 얼굴)에는 털이 자란다.	
다낭성 난소증후군 가족력이 있거나 불임이다.	
고혈압 가족력이 있다.	
심장 질환 가족력이 있다.	
제2형 당뇨병 가족력이 있다.	
완선, 질염 또는 피부에 건조하고 비늘처럼 벗겨지는 부분이 생기는 등 만성적인 곰팡이 질환이 있다.	

해당하는 항목의 수를 전부 더해서 질문의 개수인 26으로 나눠보자. 그러고 나서 100

을 곱하면 된다.

▶**10퍼센트 미만:** 건강함.

▶**10∼50퍼센트:** 불균형이 약간 있음. 영 포에버 프로그램의 가이드라인을 따르길 권

한다(17장 참고).

▶**50퍼센트 초과:** 불균형이 심각함. 기능의학 의사를 찾아가서 추가 검사와 지원을 받

길 바란다.

[여성의 성호르몬 불균형]

아래의 테스트를 해보고 성호르몬이 균형을 유지하는지 알아
보자. 자신에게 해당하는 내용에 체크 표시를 하면 된다.

병력	해당 여부
월경 전 증후군이 있다.	
다달이 체중 변화가 심하다.	
몸이 붓거나 체액 부종으로 고생한다.	
배가 부푼 느낌이 든다.	
두통에 시달린다.	
감정 기복이 심하다.	
가슴이 커지고 가슴 피부가 쓰라리다.	
기분이 안 좋을 때가 많다.	
일상적인 일들을 감당하기가 어렵다.	
요통, 관절 통증, 근육통이 있다.	
월경 전에 식욕이 폭발적으로 늘어난다(특히 설탕이나 소금이 먹고 싶다).	

병력	해당 여부
월경 주기가 규칙적이지 않고 생리 양이 너무 많거나 너무 적다.	
불임이다.	
피임약이나 다른 호르몬 약을 먹는다.	
월경 전에 편두통이 생긴다.	
가슴에 낭포나 혹이 있거나 섬유낭포성 질환이 있다.	
유방암, 난소암, 자궁암 가족력이 있다.	
자궁 근종 가족력이 있다.	
폐경 전후 증후군이나 갱년기 증후군이 있다.	
피부에 열감이 있다.	
마음이 불안하다.	
밤에 식은땀이 난다.	
불면증이 있다.	
성욕이 사라졌다.	
피부, 머리, 질이 건조하다.	
가슴이 빠르게 두근거린다.	
기억력이나 집중력이 떨어진다.	

병력	해당 여부
배가 부푸는 느낌이 들거나 복부에 유난히 살이 찐다.	
얼굴에 수염이 있다.	
(음식, 물, 공기에 있는) 살충제나 중금속에 노출된 적이 있다.	

해당하는 항목의 수를 전부 더해서 질문의 개수인 30으로 나눠보자. 그러고 나서 100을 곱하면 된다.

▶**10퍼센트 미만:** 건강함.

▶**10~50퍼센트:** 불균형이 약간 있음. 영 포에버 프로그램의 가이드라인을 따르길 권한다(17장 참고).

▶**50퍼센트 초과:** 불균형이 심각함. 기능의학 의사를 찾아가서 추가 검사와 지원을 받길 바란다.

[남성의 성호르몬 불균형]

아래의 테스트를 해보고 성호르몬이 균형을 유지하는지 알아보자. 자신에게 해당하는 내용에 체크 표시를 하면 된다.

병력	해당 여부
성욕이 줄고 활력을 잃었다.	
발기하기가 어렵거나 발기를 유지하기 어렵다.	

병력	해당 여부
불임이거나 정자 수가 적다.	
근육이 줄었다.	
복부 지방이 늘었다.	
자주 피곤하거나 에너지가 부족하다.	
인생의 방향과 목적을 잃었다고 느끼거나 모든 일에 무관심해졌다.	
뼈 손실이 있거나 뼈가 부러진 곳이 있다.	
콜레스테롤 수치가 높은 가족력이 있다.	
인슐린이나 혈당 문제에 관한 가족력이 있다.	
기운이 없다.	
기분이 안 좋을 때가 많다.	
(음식, 물, 공기에 있는) 살충제나 중금속에 노출된 적이 있다.	

 점수

해당하는 항목의 수를 전부 더해서 질문의 개수인 13으로 나눠보자. 그러고 나서 100을 곱하면 된다.

▶**10퍼센트 미만:** 건강함.

▶**10~50퍼센트:** 불균형이 약간 있음. 영 포에버 프로그램의 가이드라인을 따르길 권한다(17장 참고).

▶**50퍼센트 초과:** 불균형이 심각함. 기능의학 의사를 찾아가서 추가 검사와 지원을 받길 바란다.

[갑상샘 불균형]

아래의 테스트를 해보고 갑상샘이 제대로 기능하는지 알아보자. 자신에게 해당하는 내용에 체크 표시를 하면 된다.

병력	해당 여부
피부와 손톱이 두껍다.	
피부가 건조하다.	
머리카락이 점점 가늘어지거나 많이 빠진다. 아니면 머리카락이 거칠고 굵게 난다.	
추위를 많이 탄다.	
손발이 차다.	
근육에 피로감이나 통증을 느끼거나 근육이 약하다.	
생리 양이 많고 월경 전 증후군이 심해졌다. 아니면 월경과 관련된 다른 문제가 있거나 불임이다.	
성욕이 줄었다.	
체내에 있는 과도한 소금이 소변으로 많이 빠져나가지 않아 손발이 붓는다.	
(특히 아침에) 많이 피곤하다.	
혈압과 심박수가 낮다.	

병력	해당 여부
기억력과 집중력이 떨어진다.	
눈썹 바깥쪽의 3분의 1이 얇아지고 있다.	
체중을 줄이기가 어렵거나 최근에 체중이 늘었다.	
변비가 있다.	
기분이 안 좋을 때가 많고 모든 일에 무관심하다.	
류머티즘성 관절염, 다발성 경화증, 루푸스, 알레르기, 효모균 과잉 증식 등 자가면역질환 가족력이 있다.	
셀리악병 가족력이 있거나 글루텐에 민감하다.	
방사선 치료를 받은 적이 있다.	
환경 독소에 노출된 적이 있다.	
참치, 초밥을 많이 먹고 아말감으로 때운 치아가 여러 개 있다.	
갑상샘 문제에 관한 가족력이 있다.	
염소나 불소로 소독한 물을 마신다.	

점수

해당하는 항목의 수를 전부 더해서 질문의 개수인 23으로 나눠보자. 그러고 나서 100
을 곱하면 된다.

▶**10퍼센트 미만:** 건강함.

▶**10~50퍼센트:** 불균형이 약간 있음. 영 포에버 프로그램의 가이드라인을 따르길 권

한다(17장 참고).

▶**50퍼센트 초과:** 불균형이 심각함. 기능의학 의사를 찾아가서 추가 검사와 지원을 받길 바란다.

[전달 시스템의 건강 검사]

영 포에버 기능 건강 패널 검사는 거의 모든 호르몬을 분석한다. 인슐린(과 혈당과 헤모글로빈 A1c), 갑상샘 기능, 스트레스 호르몬(DHEA-S와 코르티솔), 성호르몬(에스트로겐, 프로게스테론, 테스토스테론)이 전부 검사 대상이다. 이 검사에서는 지방질 패널 검사도 종합적으로 시행하며 일반 콜레스테롤 검사보다 더 정교한 검사법을 사용한다. 지방질 입자의 수와 크기를 측정하기 때문에 일반 검사보다 훨씬 정확하게 인슐린 저항성을 판별하고 심장마비에 걸릴 위험을 평가한다.

아래에 소개하는 기능의학 검사를 추가로 받으면 호르몬 불균형을 더 상세하게 파악하는 데 도움이 될 수 있다.

제노바진단연구소에서 제공하는 '부신피질 스트레스 프로필 Adrenocortex Stress Profile' 검사는 하루 동안 침에서 검출되는 코르티솔(스트레스 호르몬)의 수치를 측정한다. 이 검사를 통해서 코르티솔 수치가 높은지 낮은지, 그리고 생체 리듬이 깨졌는지도 알아낼 수 있다. 코르티솔 수치가 높으면 스트레스가 심하다는 뜻이며, 코르티솔 수치가 낮으면 부신이 피로감을 느끼고 번아웃이 왔다는 뜻이다. 코르티솔 검사는 하루 중 각기 다른 시간대에 하는 것이 가장 좋다. 그래야 코르티솔 수치와 분비 패턴이 둘 다 정상인지 확실히 확인할 수 있기 때문이다. 코르티솔 수치는 아침에 일어날 때 가장 높아지고 밤에 잠들 때 가장 낮아진다. 생활방식을 개선하고 다양한 영양 보충제를 먹으면 부신이 균형을 되찾는 데 도움이 될 수 있다(17장 참고).

제노바진단연구소에서 제공하는 '필수 에스트로겐' 검사는 에스트로겐과 에스트로겐 대사산물을 측정하는 24시간 소변 검사다. 이 검사는 암을 유발하는 위험한 에스트로겐 화합물을 찾아낸다. 이런 화합물은 부실한 식단, 유전적인 소인, 영양 부족, 환경 독소로 인해 생성될 수 있다. 생활방식을 바꾸고 약초와 영양 보충제를 먹으면 에스트로겐의 대사를 개선할 수 있다.

핵심 시스템 6: 순환계 및 림프계 건강 검사

아래의 테스트를 해보고 순환계와 림프계가 효율적으로 작동하는지 알아보자. 자신에게 해당하는 내용에 체크 표시를 하면 된다.

병력	해당 여부
협심증이나 심장마비 등 심장 질환이 있다.	
고혈압이 있다.	
발에 순환이 잘 안 된다.	

병력	해당 여부
손발이 자주 붓는다.	
부종이 있다.	
발기 부전이 있다.	
근육에 경련이 자주 일어난다.	
손발이 차다.	
레이노 증후군이 있다.	
감염이 자주 생긴다.	
하지정맥류가 있다.	
사지가 저리거나 얼얼해진다.	
상처가 금방 아물지 않는다.	
혈전이 있다.	

해당하는 항목의 수를 전부 더해서 질문의 개수인 14로 나눠보자. 그리고 나서 100을 곱하면 된다.

▶**10퍼센트 미만:** 건강함.

▶**10~50퍼센트:** 불균형이 약간 있음. 영 포에버 프로그램의 가이드라인을 따르길 권한다(17장 참고).

▶**50퍼센트 초과:** 불균형이 심각함. 기능의학 의사를 찾아가서 추가 검사와 지원을 받길 바란다.

[순환계 건강 검사]

혈관의 건강 상태는 매우 중요하며, 갈수록 측정하기도 쉬워진다. 대표적으로 혈압은 혈관이 얼마나 건강한지 알려주는, 측정하기 쉽고 훌륭한 지표다.

'클리얼리^Cleerly'라는 혁신적인 새로운 심장 단층촬영(345페이지 참고)은 인공지능을 활용한다. 고속 컴퓨터단층촬영^computed tomography; CT을 이용해서 동맥에 있는 연성^soft, 취약성 경화반^vulnerable plaque을 측정한다. 목에 있는 동맥을 경동맥 초음파로 검사하는 경동맥 내중막 두께 검사를 통해 혈관 벽과 경화반이 딱딱해졌는지 살펴볼 수 있다. 둘 다 딱딱해졌으면 뇌졸중을 유발하는 요인이 된다. 이것은 경동맥 내중막 두께 검사라고 불린다.

전신 MRI 검사(345페이지 참고)는 심장과 뇌의 혈관이 얼마나 건강한지 알아보고 동맥류가 있는지 확인할 때 이용한다.

심박 변이도는 스마트 워치, 스마트폰의 카메라, 오우라 링 같은 기기로 쉽게 검사할 수 있다. 심박 변이도를 측정하면 자율신경계가 얼마나 건강한지 알아볼 수 있다. 자율신경계의 건강은 혈관의 건강과 직결된다. 염증과 산화 스트레스에 검사 결과가 좋지 않으면 혈관에 손상이 일어났다는 뜻일 수 있다.

핵심 시스템 7: 근골격계 등 구조적인 시스템 검사

아래의 테스트를 해보고 자신의 신체 구조가 건강한지 알아보자. 자신에게 해당하는 내용에 체크 표시를 하면 된다.

병력	해당 여부
지난 몇 년 동안 근육량이 줄었다.	
힘이 필요한 일상적인 활동을 하기가 예전보다 어렵다.	
근력 운동을 하지 않는다.	
채식주의자다.	
끼니마다 단백질을 25~30그램보다 적게 먹는다.	
생선을 먹지 않거나 오메가3 지방산 영양 보충제를 챙겨 먹지 않는다.	
튀긴 음식을 먹는다.	
골감소증이나 골다공증이 있다.	
비타민 D3 영양 보충제를 먹지 않는다.	
에너지와 원기가 부족하다.	

점수

해당하는 항목의 수를 전부 더해서 질문의 개수인 10으로 나눠보자. 그러고 나서 100을 곱하면 된다.

- ▶ **10퍼센트 미만:** 건강함.

- ▶ **10~50퍼센트:** 불균형이 약간 있음. 영 포에버 프로그램의 가이드라인을 따르길 권한다(17장 참고).

- ▶ **50퍼센트 초과:** 불균형이 심각함. 기능의학 의사를 찾아가서 추가 검사와 지원을 받길 바란다.

[근골격계 건강 검사]

근골격계를 검사하는 과정은 복잡하지만 새로 나온 전신 MRI 검사를 받으면 신체 구조의 전반적인 건강을 알아볼 수 있다.

오메가 인덱스 검사(영 포에버 기능 건강 패널 검사의 일부)는 체내에 있는 지방산의 상태를 살펴본다. 오메가3 지방산은 모든 세포막과 뇌를 구성하는 필수 요소다. 따라서 오메가3 지방산의 수치가 낮으면 병에 걸린다.

하지만 근골격계와 신진대사의 건강을 전반적으로 평가할 때 가장 중요한 검사는 골밀도 검사 Dual-Energy X-ray Absorptiometry; DEXA 다. 이 검사는 골다공증이 있는지 알아보기 위해서 골밀도를 측정하는 저강도 엑스레이 검사다. 골다공증은 제때 발견하면 치료할 수 있는 병이므로, DEXA 검사는 특히 중요하다. 이 검사는 체성분도 측정한다. DEXA 검사를 받으면 근육과 지방의 양뿐만 아니라 어디에 있는지도 알 수 있다. 체성분을 측정하는 대부분의 검사는 전신을 살펴본다. 하지만 팔다리는 가늘고 배만 볼록한 사람들도 있다. 그런 사람들은 다른 검사를 받으면 결과가 전체적으로 '정상'이라고 나오기도 하지만, 실제로는 노화가 급격하게 진행되고 병에 걸릴 위험이 크다. DEXA 검사는 질병과 사망을 예측하는 중요한 요인 중 하나를 살펴본다. 바로 내장, 장기, 복부에 있는 지방이다.

집에서 하기 쉬운 검사로는 허리와 엉덩이의 비율을 재보는 방법이 있다. 엉덩이둘레를 잴 때는 엉덩이에서 가장 튀어나온 곳을, 허리둘레를 잴 때는 배에서 가장 튀어나온 곳을 재면 되는데, 주로 배꼽을 가로지르면 된다. 다 재고 나면 허리둘레를 엉덩이둘레로 나눠보자. 만일 허리 대 엉덩이의 비율이 0.8(여자)이나 0.9(남자)를 넘으면 장기나 복부에 위험한 지방이 많을 확률이 높다.

영양 상태 검사하기

미국 정부가 추진한 대규모 연구에 따르면 90퍼센트가 넘는 미국인이 하나 이상의 영양소 결핍에 시달린다고 한다. 미국인에게 가장 많이 부족한 영양소는 오메가3 지방산, 비타민 D, 비타민 B군, 마그네슘, 아연이다. 영 포에버 기능 건강 패널 검사로도 결핍 여부를 알아볼 수 있지만 아래의 간단한 자가 진단으로도 확인할 수 있다.

필수 지방산 부족(오메가3 지방산)

아래의 테스트를 해보고 체내의 지방산이 균형을 이루는지 알아보자. 자신에게 해당하는 내용에 체크 표시를 하면 된다.

병력	해당 여부
손톱이 말랑말랑하거나 갈라졌거나 잘 부러진다.	
피부가 건조하고, 가렵고, 비늘처럼 벗겨지거나 갈라진다.	
귀지가 딱딱하다.	
팔의 피부가 닭살처럼 오톨도톨해지는 모공각화증이 있다.	
비듬이 있다.	
관절에 통증이 있거나 관절이 뻣뻣한 느낌이 든다.	
거의 항상 목이 마르다.	
변비가 있어서 하루에 화장실을 두 번 이하로 간다.	
대변 색이 밝거나 딱딱하거나 냄새가 고약하다.	
기분이 안 좋을 때가 많다. 집중하기도 어렵고, 기억력도 떨어진다.	
고혈압이 있다.	
섬유낭포성 질환이 있다.	
월경 전 증후군이 있다.	

병력	해당 여부
높은 LDL 콜레스테롤 수치, 낮은 HDL 콜레스테롤 수치, 높은 중성지방 수치에 관한 가족력이 있다.	

해당하는 항목의 수를 전부 더해서 질문의 개수인 14로 나눠보자. 그러고 나서 100을 곱하면 된다.

▶**10퍼센트 미만**: 건강함.

▶**10~50퍼센트**: 불균형이 약간 있음. 영 포에버 프로그램의 가이드라인을 따르길 권한다(17장 참고).

▶**50퍼센트 초과**: 불균형이 심각함. 기능의학 의사를 찾아가서 추가 검사와 지원을 받길 바란다.

비타민 D 부족

아래의 테스트를 해보고 체내의 비타민 D 수치가 적당한지 알아보자. 자신에게 해당하는 내용에 체크 표시를 하면 된다.

병력	해당 여부
계절성 우울증이나 겨울 우울증 가족력이 있다.	
정신적으로 기민하지 못하거나 기억력이 떨어지는 것을 경험했다.	
근육통이 있거나 근육이 약하다.	
뼈가 약하다(정강이뼈를 눌렀을 때 통증이 느껴진다).	

병력	해당 여부
실내에서 일한다.	
햇빛을 피하려고 한다.	
선크림을 거의 항상 바른다.	
북위 30도보다 북쪽에 산다.	
고등어, 청어, 정어리 같은 작고 지방이 많은 생선 (식이 비타민 D의 주요 공급원)을 먹지 않는다.	
골다공증 가족력이 있다.	
뼈가 세 개 이상 부러진 적이 있거나 고관절이 부러진 적이 있다.	
(다발성 경화증과 같은) 자가면역질환 가족력이 있다.	
골관절염이 있다.	
감염에 자주 걸린다.	
전립선암 가족력이 있다.	
피부가 하얗지 않다(백인을 제외한 모든 인종에 해당).	
60세 이상이다.	

해당하는 항목의 수를 전부 더해서 질문의 개수인 17로 나눠보자. 그리고 나서 100을

곱하면 된다.

▶ **10퍼센트 미만**: 건강함.

▶ **10〜50퍼센트**: 불균형이 약간 있음. 영 포에버 프로그램의 가이드라인을 따르길 권한다(17장 참고).

▶ **50퍼센트 초과**: 불균형이 심각함. 기능의학 의사를 찾아가서 추가 검사와 지원을 받길 바란다.

마그네슘 부족

아래의 테스트를 해보고 체내의 마그네슘 수치가 적당한지 알아보자. 자신에게 해당하는 내용에 체크 표시를 하면 된다.

병력	해당 여부
기분이 안 좋을 때가 많다.	
짜증이 자주 난다.	
집중하는 데 어려움을 느낀다.	
자폐증 가족력이 있다.	
불안감을 자주 느낀다.	
잠들기가 어렵거나 자다가 자주 깬다.	
근육에 경련이 자주 일어난다.	
월경 전 증후군이 있다.	

병력	해당 여부
손이나 다리에 쥐가 자주 난다.	
하지 불안 증후군이 있다.	
심장이 쿵쾅거리거나 불규칙하게 뛰거나 가슴이 두근거린다.	
두통이나 편두통으로 자주 고생한다.	
음식물을 삼키는 데 어려움이 있다.	
역류성 식도염이 있다.	
큰 소리에 민감하다.	
극심한 피로를 느낄 때가 많다.	
천식 가족력이 있다.	
변비가 있다(1일 배변 횟수: 2회 미만).	
스트레스를 많이 받는다.	
신장 결석이 있다.	
심장 질환이나 심부전 가족력이 있다.	
승모판막탈출증 가족력이 있다.	
당뇨병 가족력이 있다.	
켈프(해초), 밀기울이나 맥아, 아몬드, 캐슈너트, 메밀이나 진한 녹색이 나는 잎채소를 적게 먹는다.	

해당하는 항목의 수를 전부 더해서 질문의 개수인 24로 나눠보자. 그러고 나서 100을 곱하면 된다.

▶ **10퍼센트 미만**: 건강함.

▶ **10~50퍼센트**: 불균형이 약간 있음. 영 포에버 프로그램의 가이드라인을 따르길 권한다(17장 참고).

▶ **50퍼센트 초과**: 불균형이 심각함. 기능의학 의사를 찾아가서 추가 검사와 지원을 받길 바란다.

아연 부족

아래의 테스트를 해보고 체내의 아연 수치가 적당한지 알아보자. 자신에게 해당하는 내용에 체크 표시를 하면 된다.

병력	해당 여부
맛을 잘 느끼지 못한다.	
냄새를 잘 맡지 못한다.	
손톱이 얇거나 잘 부러지거나 벗겨진다.	
손톱에 하얀 점이 있다.	
감기나 호흡기 감염에 자주 걸린다.	
설사를 자주 한다.	

병력	해당 여부
습진이나 다른 피부 발진이 있다.	
여드름이 난다.	
상처가 잘 아물지 않는다.	
알레르기가 있다.	
머리가 많이 빠진다.	
비듬이 있다.	
발기 부전 가족력이 있다.	
전립선 비대증이 있거나 전립선에 염증이 있다.	
궤양성 대장염, 크론병 같은 염증성 장 질환 가족력이 있다.	
류머티즘성 관절염 가족력이 있다.	
(체내에 있는 아연을 고갈시키는) 경수를 마신다.	
술을 일주일에 세 병 넘게 마신다.	
땀을 지나치게 많이 흘린다.	
신장 질환이나 간 질환 가족력이 있다.	
65세가 넘는다.	
이뇨제를 먹는다.	

병력	해당 여부
덜스(해초), 신선한 생강 뿌리, 달걀노른자, 생선, 켈프, 양고기, 콩과 식물, 호박씨를 적게 먹는다.	

해당하는 항목의 수를 전부 더해서 질문의 개수인 23으로 나눠보자. 그리고 나서 100을 곱하면 된다.

▶**10퍼센트 미만:** 건강함.

▶**10~50퍼센트:** 불균형이 약간 있음. 영 포에버 프로그램의 가이드라인을 따르길 권한다(17장 참고).

▶**50퍼센트 초과:** 불균형이 심각함. 기능의학 의사를 찾아가서 추가 검사와 지원을 받길 바란다.

메틸화 불균형: 비타민 B군(B6, B12, 엽산)

아래의 테스트를 해보고 체내의 메틸화 기능(비타민 B_6, B_{12}, 엽산에 의지함)이 원활한지 알아보자. 자신에게 해당하는 내용에 체크 표시를 하면 된다.

병력	해당 여부
고기, 유제품, 치즈, 달걀 등 동물 단백질을 일주일에 다섯 번 넘게 먹는다.	
마가린, 쇼트닝, 가공식품이나 포장 식품 등 수소화 지방이 들어 있는 식품을 일주일에 두세 번 이상 먹는다.	
끼니마다 동물 단백질을 110~170그램(손바닥만 한 양)보다 많이 먹는다.	

병력	해당 여부
매일 진한 녹색이 나는 잎채소를 한 컵보다 적게 먹는다.	
매일 과일과 채소를 5~9인분(1인분 = 0.5컵)보다 적게 먹는다.	
술을 일주일에 세 병 넘게 마신다.	
기분이 안 좋을 때가 많다.	
심장마비나 다른 심장 질환에 걸린 적이 있다.	
뇌졸중에 걸린 적이 있다.	
암(특히 결장암, 자궁경부암, 유방암)에 걸린 적이 있다.	
자궁경부암 검사 결과가 '비정상'이었던 적이 있다 (자궁경부이형성증에 걸린 적이 있다).	
선천적인 결함(신경관 결손이나 다운증후군)이 있는 아이를 낳은 적이 있다.	
치매를 앓은 적이 있다.	
균형 감각이 떨어지거나 발에 감각이 별로 없다.	
다발성 경화증이나 신경 손상으로 인한 다른 질환에 걸린 적이 있다.	
손목터널증후군에 걸린 적이 있다.	
종합비타민을 챙겨 먹지 않는다.	
65세가 넘는다.	

해당하는 항목의 수를 전부 더해서 질문의 개수인 18로 나눠보자. 그리고 나서 100을 곱하면 된다.

▶**10퍼센트 미만:** 건강함.

▶**10~50퍼센트:** 불균형이 약간 있음. 영 포에버 프로그램의 가이드라인을 따르길 권한다(17장 참고).

▶**50퍼센트 초과:** 불균형이 심각함. 기능의학 의사를 찾아가서 추가 검사와 지원을 받길 바란다.

[영양 건강 검사]

여러 영양소 수치는 (영 포에버 건강 기능 패널 검사에 속한) 일반적인 검사로도 쉽게 측정할 수 있다. 미국에서 결핍이 가장 많다고 알려진 오메가3 지방산, 비타민 D, 아연, 철분 수치도 쉽게 알아볼 수 있다.

제노바진단연구소에서 제공하는 뉴트리발 패널 검사는 종합적인 영양 상태를 파악하기 위해서 아미노산, 지방산, 비타민과 미네랄, 산화 방지제, 유기산을 측정한다. 이 검사는 기능의학 의사를 통해서 요청해야 한다.

스트레스와 정신 건강 평가

정신 상태와 스트레스로 인한 건강상의 위험을 평가하기 가장 좋은 검사는 아동기 부정적 경험 설문과 지각된 스트레스 척도

Perceived Stress Scale; PSS다. 짬을 내서 이런 검사를 받아보자. 과거의 부정적인 경험과 스스로 지각하는 스트레스 수준은 우리가 질병과 사망에 이를 위험을 비교적 정확하게 예측한다. 뇌가 우리의 건강을 좌지우지하는 가장 강력한 요소이기 때문이다.

우리가 살면서 겪는 미세 외상과 거대 외상은 건강을 위협하는 적이다. 갈등, 분열, 인종 차별, 성차별, 빈곤, 사회적 고립, 그리고 건강과 경제 사정의 극심한 격차로 가득한 세상이 주는 저강도 스트레스와 트라우마도 마찬가지다. 우리가 전쟁, 인종 차별, 빈곤을 하루아침에 끝낼 수는 없다. 하지만 새로운 도구를 이용해서 스트레스와의 관계를 바꾸고 과거와 현재의 트라우마를 치유할 수는 있다(16장, 17장 참고). 우리의 사고방식은 건강을 결정하는 중요한 요인이다. 우리가 얼마나 사랑하고 얼마나 안전하다고 느끼는지도 중요하다. 이런 요인은 우리가 행복을 느끼는 정도와 다른 사람들과의 유대감부터 우리의 실질적인 생리에 이르기까지 모든 일에 영향을 미친다. DNA 메틸화, 텔로미어, 염증, 마이크로바이옴, 호르몬, 근육량, 에너지 생산 등 인체의 모든 기능이 이에 영향을 받는다. 따라서 스트레스와 트라우마는 반드시 치유해야 한다. 지금부터 지각된 스트레스 척도와 아동기 부정적 경험 설문을 작성해보자.

[지각된 스트레스 척도(PSS)]

각각의 질문을 읽고 자신에게 해당하는 숫자를 적어보자.[4]

0=전혀 없음, 1=거의 없음, 2=가끔 있음, 3=제법 자주 있음, 4=매우 자주 있음

1. 지난 한 달 동안 예상치 못하게 일어난 일로 얼마나 자주 속상했는가?
2. 지난 한 달 동안 자신의 인생에서 중요한 것들을 통제하지 못한다는 느낌을 얼마나 자주 받았는가?
3. 지난 한 달 동안 스트레스를 얼마나 자주 받았는가?
4. 지난 한 달 동안 개인적인 문제에 대처하는 스스로의 능력에 얼마나 자주 자신감을 느꼈는가?
5. 지난 한 달 동안 얼마나 자주 자신이 원하는 대로 일이 진행되고 있다고 느꼈는가?
6. 지난 한 달 동안 얼마나 자주 자신이 해야 할 일을 전부 감당하기 어렵다고 느꼈는가?
7. 지난 한 달 동안 맞닥뜨린 짜증 나는 일을 얼마나 자주 통제할 수 있었는가?
8. 지난 한 달 동안 여러 일을 잘 처리하고 있다고 얼마나 자주 느꼈는가?
9. 지난 한 달 동안 자신의 통제를 벗어난 일 때문에 얼마나 자주 화가 났는가?
10. 지난 한 달 동안 어려운 일이 너무 많이 쌓여서 다 극복할 수 없을 것 같다고 얼마나 자주 느꼈는가?

아래의 안내대로 자신의 PSS 점수를 계산해보자.

- 4번, 5번, 7번, 8번 질문에 관한 점수는 계산을 거꾸로 해야 한다. 0 = 4, 1 = 3, 2 = 2, 3 = 1, 4 = 0으로 바꿔서 계산해보자.

- 이제 점수를 전부 더해보자. 내 최종 점수는 _____ 점이다.

PSS 점수는 0점부터 40점까지 나올 수 있다. 점수가 높으면 자신이 스트레스를 많이 받는다고 생각한다는 뜻이다.

▶ **0~13점:** 스스로 생각하기에 스트레스가 적음

▶ **14~26점:** 스스로 생각하기에 스트레스가 어느 정도 있음

▶ **27~40점:** 스스로 생각하기에 스트레스가 많음

인생에서 일어나는 일을 우리가 어떻게 지각하는지는 매우 중요하다. 스트레스 요인에 대한 우리 몸의 반응에 영향을 미치는 요인이 우리의 지각이기 때문이다. 두 사람이 살면서 똑같은 일을 겪고 똑같은 경험을 했더라도 그 일을 어떻게 지각했는지에 따라서 PSS 점수가 다를 수도 있다. 검사 결과상 한 명은 스트레스가 적다고 나오고, 다른 한 명은 스트레스가 많다고 나올 수도 있다.

[아동기 부정적 경험(ACE) 설문]

'예'라고 답하고 싶을 때마다 숫자 1을 더해라. 숫자를 전부 더하면 아동기에 겪은 부정적인 경험의 가짓수가 된다.

18세 생일을 맞이하기 전에:

1. 가정 내 부모나 다른 어른이 자주 또는 매우 자주 당신에게 욕을 하거나 굴욕감을 줬는가? 당신을 모욕하거나 깎아내렸는가? 아니면 당신이 다칠까 봐 걱정됐을 만큼 무서운 행동을 한 적이 있는가?

2. 집에 있는 부모나 다른 어른이 자주 또는 매우 자주 당신을 밀치거나 세게 붙잡거나 뺨을 때린 적이 있는가? 아니면 당신에게 무엇을 던지거나 당신을 너무 세게 때려서 몸에 자국이 남거나 상처가 난 적이 있는가?

3. 어른이나 당신보다 나이가 5세 이상 많은 사람이 한 번이라도 당신을 만지거나 애무한 적이 있는가? 아니면 당신이 그 사람을 성적으로 만지도록 강요하거나 당신과 어떤 식으로든 성교를 한 적이 있는가?

4. 가족 중 그 누구도 당신을 사랑하거나 당신이 중요하거나 특별한 사람이라고 생각하지 않는다는 느낌을 자주 받았는가? 아니면 가족끼리 서로 돌보지 않거나 친하지 않거나 서로를 응원해주지 않는다고 자주 느꼈는가?

5. 집에 먹을 것이 부족하고, 더러운 옷을 입어야 하고, 아무도 당신을 보호해줄 수 없다고 자주 느꼈는가? 아니면 부모님이 술이나 마약에 너무 취해서 당신을 돌보거나 필요할 때 당신을 병원에 데려가지 못하신다고 느꼈는가?

6. 부모님이 별거나 이혼을 하셨는가?

7. 다른 사람이 어머니나 양어머니를 밀치거나 세게 붙잡거나 뺨을 때린 일이 자주 있었는가? 다른 사람이 그분에게 물건을 자주 던졌는가? 그분을 자주 발로 차고, 이로 물고, 주먹이나 단단한 물건으로 때렸는가? 아니면 그분을 자주 몇 분 이상 반복적으로 때리거나 총 또는 칼로 위협했는가?

8. 음주 또는 마약 문제가 있는 사람이나 알코올 중독자와 같이 산 적이 있는가?

9. 가족 중에 우울증이나 정신 질환을 앓은 사람이 있는가? 아니면 가족 중에 자살 시도를 한 사람이 있는가?

10. 가족 중에 교도소에 간 사람이 있는가?

위 설문지는 미국 질병통제예방센터 연구자들이 본래의 아동기 부정적 경험 연구에서 피험자들에게 던진 질문들을 변형해서 만들었다.

본래의 연구에 참여한 피험자 중 3분의 2는 점수가 1점 이상이었다. 그중 87퍼센트는 점수가 2점 이상이었다. 점수가 높으면 높을수록 병에 걸리고 사회적·감정적인 문제가 생길 위험이 크다. 점수가 4점 이상이면 매우 심각한 상황으로, 우울증에 걸릴 확률이 460퍼센트 높아지고, 극단적인 선택을 할 확률이 1,220퍼센트 높아진다. 점수가 6점 이상인 사람의 기대 수명은 평균 수명보다 최대 20년이나 줄어들 수 있다. 누구나 트라우마가 어느 정도 생길 위험이 있다. 어렸을 때(성인일 때도 해당) 다른 사람

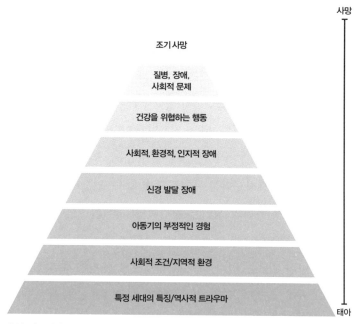

아동기의 부정적 경험이 평생에 걸쳐서 건강과 행복에 영향을 미치는 메커니즘

사망

조기 사망

질병, 장애,
사회적 문제

건강을 위협하는 행동

사회적, 환경적, 인지적 장애

신경 발달 장애

아동기의 부정적인 경험

사회적 조건/지역적 환경

특정 세대의 특징/역사적 트라우마

태아

출처: 미국 질병통제예방센터의 'CDC-카이저 ACE 연구에 관하여'. cdc.gov/violenceprevention/
aces/about.html (최종 접속일: 2021년 4월 6일)

에게 사랑받지 못하고 완전히 받아들여지지 못한 경험도 일종의
미세 외상이다.

그렇다면 중요한 스트레스 요인인데도 아동기 부정적 경험 연
구에서 평가하지 않은 항목은 무엇일까?

• 집 밖에 있는 스트레스 요인: 폭력, 빈곤, 인종 차별, 다른 형태
의 차별, 고립, 혼란스러운 환경, 공공 서비스 부족 등

- 보호 요인: 서로 지지해주는 인간관계, 지역사회 봉사 활동, 능력 계발 기회 등
- 개인의 차이: 아동기에 부정적인 경험이 많았던 모든 아이가 인생의 결과가 안 좋은 것은 아니며, 아동기에 부정적인 경험이 전혀 없었던 아이도 인생의 결과가 안 좋을 수 있다. ACE 점수는 단순히 위험을 알려주는 지표일 뿐이다.

이런 요인은 트라우마를 추가로 유발할 수 있으며, 그렇게 생긴 트라우마는 우리의 생리에 편입된다. 자신의 아동기 부정적 경험 점수, 자신이 스트레스를 받는 정도, 아동기의 부정적인 경험에 절망할 필요는 없다. 이해를 바탕으로 문제를 해결하고 치유하면 된다. 16장과 17장에서 우리가 지각하는 스트레스 수치를 리셋하고 트라우마를 완전히 치유할 수 있도록 강력하고 새로운 전략을 살펴볼 것이다.

생물학적 나이를 측정하고 질병을 검사하는 최신 진단법

노화 연구자들은 사람의 생물학적인 나이를 추적할 수 있는 지표나 검사가 없어서 그동안 애를 먹었다. 다행히도 이제는 상황이 달라지고 있다. 생물학적인 나이를 다룬 3장에서 살펴보았듯 이제는 인간의 노화 속도를 추적할 수 있는 다양한 검사 방법

이 등장했다. 이런 검사는 아직 널리 쓰이지 않으며, 일반 의사가 이런 검사를 주문할 확률도 낮다. 하지만 가정용 검사 키트와 실험실 발송용 혈액/체액 키트는 의사의 처방 없이도 주문하고 진단 회사로 보내 결과를 볼 수 있다. 암을 찾아낼 수 있는 갈레리 액체 생검 검사, 트루다이아그노스틱의 DNA 메틸화 생물학적 나이 검사, 면역 나이를 알 수 있는 아이에이지 검사 등이 있다.

나는 이런 검사를 직접 받기도 했고 나를 찾아오는 환자들에게 권하기도 했다. 이런 검사를 임상 의학에 적용하는 방법은 아직 연구 중이지만, 다음의 경우에 유용하게 사용할 수 있는 검사다.

- 현재의 생물학적인 나이를 평가할 때
- 텔로미어의 상태를 측정할 때
- 염증성 노화가 일어나는 속도를 측정할 때
- 질병을 초기에 발견하고 싶을 때
- 질병의 작용을 되돌리는 전략을 세울 때
- 건강을 위한 노력이 효과가 있는지 시간을 두고 모니터링할 때

그럼 이제부터 하나씩 간단하게 살펴보자.

DNA 메틸화로 생물학적인 나이 측정하기

나는 트루다이아그노스틱에서 DNA 메틸화 검사를 받았다. 이 검사는 시중에 출시되어 있으며 소비자가 의사를 거치지 않고

직접 받을 수 있다. 나는 이 검사를 62세에 받았는데 검사 결과 상 생물학적인 나이가 43세밖에 안 된다고 나왔다! 평선헬스에 서도 이 DNA 메틸화 검사를 제공한다.

텔로미어로 염색체 나이 측정하기

이제는 검사를 통해서 텔로미어의 길이를 측정할 수 있다. 텔로미어의 길이는 우리의 생물학적인 나이를 알려주는 간접 지표다. 생물학적인 나이를 측정하는 방법에 관해서 더 자세히 알고 싶다면 youngforeverbook.com/resources를 참고하길 바란다. 텔로미어의 길이를 측정하면 우리가 얼마나 빨리 늙는지 알아낼 수 있다. 하지만 텔로미어의 길이 자체가 가장 중요한 지표는 아닐지도 모른다. 따라서 DNA 메틸화, 염증 지표, 핵심적인 생물학적 시스템의 건강이나 기능을 평가하는 다른 주요 생체 지표들과 함께 살펴보자. 그러면 생물학적인 건강 상태와 노화 속도에 관한 확실한 정보를 얻을 수 있다. 사실 텔로미어의 길이를 측정하는 이유는 생활방식의 변화나 영양 보충제 혹은 약의 복용이 수명 연장에 효과가 있는지 평가할 수 있기 때문이다.

아이에이지와 SCI 지수를 통해 염증 나이 측정하기

4장의 '징후 10'에서 살펴본 것처럼 염증은 노화의 대표적인 징후다. 어쩌면 염증이 노화의 다른 모든 징후를 유발하는 중요한 역할을 할지도 모른다. 우리는 염증 여부를 검사할 때 주로

C-반응성 단백질의 양을 측정한다. 하지만 이 방법이 염증성 노화와 관련이 있는 염증을 평가하기에 가장 좋은 지표는 아닐지도 모른다.

우리의 혈류에는 분자 수백만 개가 떠다닌다. 그중에 어떤 분자가 우리의 건강과 질병 상태를 평가하는 데 가장 중요할까? 또 어떤 분자가 우리의 생물학적인 나이를 알려줄 수 있을까? 스탠퍼드대학교의 데이비드 퍼먼 박사와 그의 동료들은 미국 국립보건원의 지원을 받아 10년짜리 '1000 면역체 프로젝트[1000 Immunomes Project]'를 진행하면서 색다른 접근법을 이용했다. 그들은 8세부터 96세에 이르는 피험자 1,000명 이상을 대상으로 사이토카인 50가지를 검사했다. 그중 대부분은 일반적인 검사에서 찾아보지 않는 종류였다.[5] 연구진은 이를 '면역체'라고 불렀다. 연구자들은 강력한 인공 지능 기술을 활용해서 의사들이 일반적으로 이용하는 생체 지표(콜레스테롤, 혈압, 혈당 수치)보다 환자가 질병과 사망에 이를 확률을 더 정확하게 예측하는 염증 지표 몇 가지를 찾아낼 수 있었다.

연구진은 이런 혈액 염증 지표 패널 검사를 상업적으로 이용할 수 있게 했다. 이 검사는 아이에이지 검사 또는 염증 나이 검사라고 불린다. 이 새로운 검사 방법은 여러 만성 질환에 걸릴 확률을 예측하고 노화로 인해 면역 기능이 떨어지는 정도를 측정한다. 다행히 적절한 식단, 생활방식, 영양 보충제, 약을 통해서 면역 기능 장애와 염증을 되돌리고 그 과정을 추적할 수 있다. 연구진은 염증의 정도와 면역계의 나이를 알아볼 때 사용할 수 있는 두 가지 핵심 지표를 개발했다.

- 전신 만성 염증 지수(SCI 지수): 자신의 면역 단백질 수치와 자신과 실제 나이가 같은 스탠퍼드 대학교의 '1000 면역체 프로젝트'에 참여한 피험자들의 면역 단백질 수치 비교.
- 아이에이지: 실제 나이와 비교했을 때 얼마나 젊거나 늙어 보이는지 알려줌.

갈레리 검사(혈액 액체 생검)를 통해 암을 조기에 발견하기

암을 찾아낼 때 쓰이는 일반적인 선별 검사가 있다. 유방암은 유발 촬영술, 대장암은 대장내시경, 자궁경부암은 자궁경부 세포진 검사, 전립선암은 전립선특이항원 검사를 주로 한다. 이런 검사를 통해 암을 초기에 발견하면 완치 가능성이 높다. 하지만 암으로 사망하는 환자의 70퍼센트 이상은 권장 선별 검사가 없는 암으로 죽는다. 적어도 지금까지는 그랬다. 이제는 암 DNA를 찾아내기 위한 차세대 유전자 염기서열 분석과 기계 학습 같은 최신 기술이 생겼다. 기술의 진보 덕택에 과학자들은 증상이 나타나기 한참 전에 혈액에서 50종이 넘는 암의 '세포유리cell-free DNA'라고 불리는 DNA 조각을 찾아낼 수 있게 됐다. 이 검사는 각각의 암이 지닌 고유한 DNA 메틸화 패턴을 살펴본다. 암은 조기에 발견하면 90퍼센트 이상 완치할 수 있다.[6]

이 검사법은 이제 상업적으로 이용할 수 있으며 갈레리 검사라고 불린다. 다만, 모든 암을 찾아내지는 못하기 때문에 반드시 일반적인 암 선별 검사와 함께 이용해야 한다. 갈레리 검사는 완벽하지는 않지만 암이 없을 때 허위 양성이 나오는 문제는 없다. 사망률이 높은 암의 63퍼센트를 갈레리 검사로 찾아낼 수 있다. 갈레리 검사는 암이 어떤 종류고 어디에 있는지 알려준다. 추가로 받아야 할 진단 검사가 무엇인지도 안내해준다. 이런 유형의 검사는 앞으로 점점 더 발전하겠지만 지금도 치명적인 암을 조기에 발견하기에 효과적이다.

전신 MRI 검사로 몸속 들여다보기

영상 촬영 기술의 혁신도 암과 다른 질병을 완치가 가능한 초기에 발견하는 데 도움이 된다. 아직 SF 영화 〈스타트렉〉에서처럼, 휴대용 의료 스캐너인 트라이코더tricorder 하나로 인체에서 일어나는 모든 일을 진단하지는 못한다. 하지만 그런 날이 점점 가까워지고 있다. 전통적인 의료 서비스는 개인이 자신의 건강 데이터를 이해하고 소유하려는 욕구를 따라잡지 못하는 추세다. 아직은 개인이 원하는 건강 검사를 실험실에 직접 요청하기도 쉽지 않다. 하지만 점점 더 많은 기업이 기존에는 의사를 통해서만 실시할 수 있었던 진단 검사를 소비자에게 직접 제공한다. 그 덕택에 이제는 소비자가 자신의 건강에 관해서 자세히 알아볼 수 있다.

나는 암, 동맥류 등을 조기에 발견하기 위해서 전신 MRI 검사를 받아보았다. 그 당시에는 검사 비용이 비쌌지만, 나에게는 놀라운 경험이었다. 여동생과 아버지가 암으로 사망했기 때문에 나는 MRI 검사를 받고 나서 암에 대한 걱정을 덜 수 있었다. 프리누보Prenuvo, 파운틴라이프Fountain Life와 같은 회사들은 소비자에게 직접 전신 MRI 검사를 제공한다. 심지어 프리누보는 의사의 요청 없이도 검사를 받을 수 있다. 검사 비용은 현재 한 건당 2,500달러 수준이지만 향후 몇 년 안에 300달러로 떨어질 것이다. 그러면 전신 MRI도 정기적인 검사로 자리 잡을 수 있다.

　이런 새로운 MRI 기계들은 표준 MRI 기계보다 훨씬 고화질로 영상을 최대 10배나 많이 촬영할 수 있다. 전신 촬영으로 500가지도 넘는 질병을 발견할 수 있다. 최근에 내 친구 한 명이 50세에 뇌동맥류로 세상을 떠났다. MRI 검사를 받았더라면 충분히 막을 수 있는 죽음이었다. 지금은 전신 MRI 검사를 쉽게 받을 수 없지만, 이 검사는 곧 표준 검사로 자리 잡을 것이다. 그러면 암과 다른 질병으로 인한 사망을 막아 의료 서비스 비용을 수십억 달러씩 절감할 수 있다. 어떤 사람들은 자신의 몸 안에서 어떤 일이 벌어지는지 알고 싶지 않다고 말한다. 끔찍한 불치병을 발견하게 될까 봐 두렵기 때문이다. 하지만 의학, 시스템의학, 장수 과학의 발전 덕택에 여러 질병을 발견하고 치료할 수 있을 것이다. 아무런 문제가 없다고 착각하기보다 일이 어떻게 돌아가는지 아는 편이 낫다.

새로운 심장 검사: 클리얼리 심장 단층촬영

심장마비가 오는 사람의 절반이 경험하는 첫 번째 증상은 돌연사다. 의사들은 지금까지 수십 년 동안 콜레스테롤과 같은 간접 지표나 대리 지표를 측정해서 심장마비에 걸릴 확률을 밝혀내려고 노력했다. 심장 스트레스 검사와 같은 선별 검사를 이용하기도 했다. 안타깝게도 이런 검사는 심장 동맥에 손상이 어느 정도 발생했는지(혹은 발생하기나 했는지) 알려주지 못한다. 앞으로 심장마비에 걸릴 확률이 얼마나 되는지도 알려주지 못한다.

어떤 의사들은 석회화된 경화반을 찾아내려고 관상 동맥 석회 선별 검사를 시행한다. 이 검사는 도움은 되지만 누가 심장마비를 일으킬지 정확하게 예측하지는 못한다. 지금까지는 혈관 조영도나 그보다 더 발전한 혈관 내 초음파(매우 비싸고 몸에 칼을 대야 하는 검사)가 아니면 동맥에 어떤 경화반이 있는지 자세히 볼 수 없었다.

혈관에 있는 경화반이 안정적인지 불안정한지가 중요하다. 불안정한 경화반은 연성 경화반soft plaque이라고 불리며 동맥이 눈에 띄게 좁아지지 않아도 심장마비를 유발할 확률이 더 높다. 심장마비를 일으키는 병변의 최대 75퍼센트에서 동맥이 조금만 좁아지는 증상이 나타난다. 그래서 일반적인 심장 스트레스 검사로 잡아내기가 어렵다.

앞에서 소개했던 '클리얼리'는 인공 지능을 활용한 새로운 도구와 고화질 컴퓨터단층촬영을 합친 검사다. 클리얼리는 연성 경화반을 평가하는 방법을 찾아냈다. 불안정한 연성 경화반은 생활방식의 변화와 치료를 통해서 석회화된 안정적인 경화반으로 바뀔 수 있다. 그러면 심장마비를 일으킬 확률이 낮아진다. 이런 검사는 미국에서 점점 더 쉽게 받을 수 있는 추세다. 생각이 깨인 심장병 전문의들이 심장 질환을 발견하기 위해서 '클리얼리' 같은 검사를 최고의 선별 검사로 이용하고 있다. 이런 검사는 의사를 통해서 요청해야 한다.

우리는 지금까지 여러 자가 진단과 검사를 통해서 우리의 몸속을 살펴보는 방법을 배웠다. 이제부터는 영 포에버 프로그램을 활용해서 건강을 극대화하고 수명을 연장하는 방법을 알아보자. 가장 중요한 음식부터 시작하자!

음식을
약으로 써라

• • •

건강에 나쁜 음식을 먹으면 약을 먹어도 소용이 없다.
반대로, 건강에 좋은 음식을 먹으면 약을 먹을 필요가 없다.

아유르베다 명언

나는 30년 동안 의사로서 영양 의학과 기능의학을 행하면서 환자들에게 음식을 약처럼 쓰라고 조언했다. 그동안 인간의 생리가 정말 다양하며, 사람마다 영양 권장 사항이 다 다르다는 사실을 깨닫고 겸허한 마음이 들었다. 하지만 자신에게 맞는 식단을 찾도록 도와줄 보편적인 원칙은 있다.

• 음식의 품질에 초점을 맞춰라.
• 무엇을 먹든 '음식은 약이다.'라는 말을 항상 명심하라.
• 자신의 신진대사, 유전자, 입맛에 맞는 맞춤형 식단을 짜라(17
  장 참고).

비건 식단과 팔레오 식단을 결합한 페건 식단

나는 농담 삼아 내가 추천하는 식단을 페건 식단이라고 부른
적이 있다. 한 학회에 패널로 참석했다가 팔레오 식단을 따르는
의사와 채식주의자인 심장병 전문의가 싸우는 광경을 보고 식단
전쟁을 비꼬려고 한 말이었다. 나는 그때 이렇게 말했다. "한 분
은 채식을 좋아하시고, 다른 분은 팔레오 식단을 좋아하시니까
저는 페건(paleo의 P와 vegan의 egan을 조합해서 pegan이라고 부름-옮긴
이) 식단을 좋아하면 되겠네요."

팔레오 식단과 채식 식단은 단백질을 어디서 얻는지(동물 또는
곡물과 콩)를 제외하면 똑같은 식단이다. 페건 식단은 포괄적이고
유연하며 앞에서 나열한 것처럼 음식의 품질, 약으로서의 식품,
개인 맞춤형 식단이라는 세 가지 원칙에 바탕을 둔다. 페건 식단
은 혈당 지수가 낮고(녹말과 당이 적음) 좋은 지방이 풍부하다. 항
염과 해독 작용을 하고, 호르몬의 균형을 맞추고, 에너지를 끌어
올리며, 장을 치유하기도 한다. 이런 식단은 영양 밀도가 높고 장
수에 도움이 되는 파이토케미컬, 폴리페놀, 산화 방지제, 마이크
로바이옴을 치유하는 섬유질로 가득하다. 페건 식단은 서로 떼
려야 뗄 수 없는 인간의 건강과 지구의 건강을 둘 다 재생하기
위해 만들어졌다.

페건 식단에서 추천하는 음식

식물을 많이 먹자. 접시의 4분의 3은 채소로 채워져야 한다. 색이 어두운 채소가 가장 좋다. 녹말이 거의 들어 있지 않은 채소 위주로 섭취해라. 겨울 호박과 고구마도 적당히 먹으면 괜찮다. 가능할 때는 유기농 채소나 재생 농업으로 재배한 채소를 구매하자. 미국의 경우, 비영리 환경 단체인 환경워킹그룹(ewg.org)에서 오염이 덜 된 과일과 채소를 합리적으로 구매할 수 있도록 더티 더즌^{Dirty Dozen} 및 클린 피프틴^{Clean Fifteen} 가이드를 제공한다.

과일은 너무 많이 먹지 마라. 혈당 지수가 낮은 과일이 가장 좋다. 따라서 베리류, 키위, 수박을 먹자. 포도, 멜론을 비롯해 혈당 지수가 높은 과일은 가끔 먹는 정도가 좋다. 과일 주스를 마시지 말고 과일 상태 그대로 먹자. 말린 과일은 사탕이라고 생각하고 최소한으로 먹어야 한다. 과일이 혈당 지수가 높은지 낮은지 확실히 모르겠으면 지속적인 글루코스 모니터링 기기를 이용해보자. 그러면 다양한 과일에 몸이 어떻게 반응하는지 추적할 수 있을 것이다.

건강한 지방이 들어 있는 음식을 많이 먹자. 견과, 씨앗류, 올리브유, 아보카도, 목초지에서 키운 닭이 낳은 달걀, 지방이 많은 작은 자연산 생선(정어리, 고등어, 청어, 멸치), 자연산 연어에는 좋은 지방이 들어 있다. 기름이 필요할 때는 엑스트라버진 올리브유(열을 쓰지 않거나 낮은 온도로 요리할 때), 아보카도 오일(높은 온도로 요리할 때), 유기농 버진 코코넛 오일을 쓰면 좋다(어떤 지방은 모두에게 적합하지 않을 수도 있다. 그 이유는 355페이지에서 다루는 '페건 지방'에서 알아보자).

견과와 씨앗류를 챙겨 먹자. 체중 감소, 당뇨병, 심장 질환에 도움이 된다. 몸에 좋은 미네랄, 단백질, 좋은 지방, 섬유질 등을 제공하기도 한다. 견과는 아몬드, 호두, 피칸, 헤이즐넛, 마카다미아를, 씨앗류는 호박, 삼, 치아, 참깨의 씨를 먹으면 좋다.

고기와 동물성 식품은 음식의 소스라고 생각하라. 고기와 동물성 식품은 손바닥 크기 정도로 먹는다. 주요리로는 고기 또는 동물성 식품 대신 색이 다양한 채소를 먹자. 식물성 식품만 먹어도 괜찮지만, 가공한 단백질 파우더, 단백질 바, 가짜 고기가 아니라 자연식품에서 단백질을 얻어야 한다. 하지만 나이가 들면 근육의 합성에 필요한 단백질을 충분히 얻기 위해서 동물 단백질이나 아미노산이 들어 있는 영양 보충제를 곁들일 필요가 있다. 채식용 단백질 파우더에 아미노산이 첨가된 제품들도 있다.

재생 농업으로 키웠거나 풀을 먹여서 키운 동물로 만든 식품 또는 유기농 동물성 식품을 구매하라. 이런 식품이 영양도 더 풍부하고 지구를 위해서도 더 좋다. 동물이 먹는 다양한 야생 식물 덕택에 식물영양소도 풍부하다.

목초지에서 키운 닭이 낳은 달걀을 골라라. 이런 달걀은 비싸지 않으면서도 단백질, 비타민(채식으로는 얻을 수 없는 비타민 B_{12} 포함), 미네랄, 산화 방지제 등이 들어 있다.

수은과 독소가 적고 좋은 지방이 많은 생선을 먹어라. 물고기를 자연에서 잡았거나 지속 가능한 방식으로 키웠는지 확인하라. 정어리, 청어, 멸치, 고등어, 연어는 오메가3 지방산이 많고 수은은 적다. 미국의 경우, 시토피아(seatopia.fish) 또는 환경워킹 그룹에서 '소비자를 위한 해산물 가이드'를 제공한다.

(통밀가루가 아닌) 통곡물만 먹어라. 글루텐, 특히 미국산 난쟁이 밀을 피하라. 곡물은 혈당을 끌어올리므로 하루에 반 컵이나 한 컵만 먹자. 혈당 지수가 낮고 글루텐이 들어 있지 않은 곡물을 골라야 한다. 흑미, 퀴노아, 테프teff, 메밀, 아마란스가 좋다. 히말라야 타타리 메밀 같은 오래된 곡물이나 외알밀einkorn, 엠머밀, 파로farro와 같은 재래 밀도 괜찮다.

콩을 먹자. 렌틸콩이 가장 좋다. 녹말이 많은 커다란 콩을 주식으로 먹지 마라. 콩에는 섬유질, 단백질, 미네랄이 들어 있지만, 콩을 잘 소화하지 못하는 사람도 있다. 게다가, 콩에 들어 있는 렉틴과 피트산염이 미네랄과 단백질의 흡수를 방해하기도 한다. 아무런 문제 없이 콩을 소화할 수 있다면 하루에 한 컵까지는 콩을 먹어도 된다.

설탕은 먹지 마라. 혈당과 인슐린 분비량을 급격하게 끌어올리는 다른 식품도 피해야 한다. 밀가루, 정제된 녹말, 탄수화물 같은 식품이 문제다. 설탕은 어떤 형태든 가끔 먹는 간식으로 취급해야 한다. 우리 몸은 음식이 목 아래로 내려가면 베이글과 설탕 한 그릇의 차이를 구분하지 못한다. 액상과당(액체 상태의 당: 탄산음료, 에너지 음료, 설탕을 넣은 차, 과일 주스 등)에 있는 칼로리는 우리를 더 배고프게 만들고 비만과 사망을 유발한다.

곡물, 콩, 씨앗류로 만든 기름은 식단에서 제외하라. 카놀라유, 해바라기유, 포도씨유, 특히 옥수수유와 콩기름을 먹지 마라. 착유기로 짠 기름이나 냉압착한 견과와 씨앗류(참깨, 마카다미아, 호두 등)로 만든 기름은 소스처럼 쓰거나 맛의 풍미를 위해서 소량 사용해도 된다. 높은 온도로 요리할 때는 아보카도 오일이 좋다.

유제품을 피하거나 적게 먹자. 일반적인 유제품은 환경에 좋지 않으며, 유제품을 제대로 소화하는 사람도 거의 없다. 유제품은 염증, 암, 골다공증, 자가면역질환, 알레르기, 소화 장애 등과 관련이 있다. 하지만 풀을 먹고 자란 동물로 만든 유제품(요거트, 케피르kefir, 버터, 기ghee)을 가끔 먹는 정도는 괜찮다. 치즈도 아무런 문제를 일으키지 않으면 가끔 먹어도 좋다. 이왕이면 염소나 양의 우유로 만든 제품을 먹어보자. 염소와 양은 풀을 먹고 자라며 우유에 A2 카세인이라는 인단백질이 들어 있기 때문이다. 이 인단백질은 염증이나 소화 장애를 일으킬 확률이 낮다. 항상 유기농 제품, 풀을 먹고 자란 동물로 만든 제품, 재생 농업으로 생산한 제품이 있는지 찾아보자. 이제는 재생 농업으로 키운 A2 소의 우유를 생산하는 기업들도 있다. 이런 우유는 소화가 더 잘된다. 견과 우유 중에도 괜찮은 제품들이 있다. 하지만 설탕이나 장을 망가뜨리는 증점제가 들어 있지 않은지 살펴봐야 한다. 혈당 지수가 높은 귀리 우유도 조심하자(귀리 우유에는 글루텐도 들어 있다).

하이먼 박사의 페건 음식 피라미드

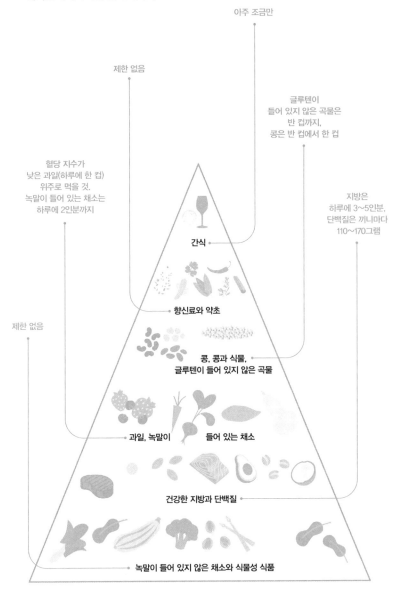

아주 조금만

제한 없음

글루텐이
들어 있지 않은 곡물은
반 컵까지,
콩은 반 컵에서 한 컵

혈당 지수가
낮은 과일(하루에 한 컵)
위주로 먹을 것.
녹말이 들어 있는 채소는
하루에 2인분까지

지방은
하루에 3~5인분,
단백질은 끼니마다
110~170그램

간식

제한 없음

향신료와 약초

콩, 콩과 식물,
글루텐이 들어 있지 않은 곡물

과일, 녹말이   들어 있는 채소

건강한 지방과 단백질

녹말이 들어 있지 않은 채소와 식물성 식품

견과를 물에 불렸다가 직접 우유로 만드는 방법도 있다.

살충제, 제초제, 항생제, 호르몬에 오염된 식품의 섭취를 줄여라. 유전자 변형 생물genetically modified organism; GMO을 사용한 식품도 피하면 좋다. 가능하다면 재생 농업으로 재배한 식품을 찾아라. 식품 라벨에 화학물질, 식품 첨가제, 보존제, 식용 색소, 인공 감미료 또는 식품이 아닌 성분이 있는지 확인해라. 요리할 때 부엌에서 찾을 수 없는 재료가 식품에 들어 있다면 먹지 않는 것이 좋다.

페건 지방

포화 지방을 먹으면 부정적인 반응이 나타나는 사람들이 있다. 우리는 이런 사람들을 군살 없는 과민 반응자lean mass hyper-responder; LMHR라고 부른다. 이런 사람들은 대체로 몸이 탄탄하고 군살이 없으며 신체 활동을 매우 많이 한다. 탄수화물이 적고 지방이 많은 식단을 먹기도 한다. 이런 사람들이 포화 지방을 많이 먹으면 특이한 콜레스테롤 패턴이 나타날 수 있다.[1] 이런 이례적인 패턴은 문제를 일으킬 수 있으므로 지방질 입자의 크기와 수를 확인하기 위해서 상태를 모니터해야 한다. 나는 '페건 지방' 목록을 만들었다. LMHR인 사람들은 다른 사람들과 달리 특정한 지방의 섭취를 피해야 할 수도 있기 때문이다.

자신이 LMHR에 해당하는지 알고 싶다면 콜레스테롤 코드

추천 음식	LMHR이 아니면 섭취해도 좋음	피해야 할 음식
• 유기농 엑스트라 버진 올리브유 • 유기농 아보카도 오일 • 호두 기름 • 아몬드 기름 • 마카다미아 오일 • 정제되지 않은 참깨 오일 • 타히니 • 아마기름 • 삼유 • 아보카도, 올리브, 지방이 들어 있는 다른 식물 • 견과와 씨앗류	• 목초지에서 자라거나 풀을 먹고 자란 소나 염소로 만든 버터 • 풀을 먹고 자란 염소로 만든 기 • 유기농 수지, 돼지기름, 오리 지방, 닭 지방 • 코코넛 오일이나 MCT 오일 • 지속 가능한 방식으로 만든 팜유(인증 확인)	• 채소로 만든 기름 • 대두유 • 카놀라유 • 옥수수유 • 포도씨유 • 홍화유 • 해바라기유 • 땅콩기름 • 채소 쇼트닝 • 마가린과 버터 대체품 • '경화' 또는 '부분적으로 경화된'이라는 말이 들어간 모든 식품 • 튀긴 음식

(cholesterolcode.com)에 있는 정보를 참고하자. 의사를 찾아가서 NMR 검사나 심장 IQ 지방질 검사를 받아도 좋다. 아니면 영 포에버 기능 건강 패널 검사를 통해서 자신의 지방질 수치와 위험도를 자세히 알아보는 방법도 있다. 자신의 몸이 들려주는 이야기에 귀를 기울여야 한다. 코코넛 오일과 다른 포화 지방을 먹고도 몸 상태가 좋은 사람도 있고, 체질상 아보카도 오일과 올리브유만 먹는 편이 더 나은 사람도 있기 때문이다. 우리 몸이 우리의 가장 똑똑한 주치의다.

장수를 위한 슈퍼푸드, 파이토케미컬

내가 고안한 영 포에버 장수 식단은 우리에게 활력, 영양소, 영양분을 주는 음식은 먹고 그러지 못하는 음식은 먹지 않는다는 원칙에 바탕을 둔다. 장수에 도움이 되는 슈퍼푸드가 있다. 어느 나이에든 활력을 느끼고 싶은가? 그렇다면 아래에 소개하는 식물영양소를 자주 섭취하라.

식물영양소 카테고리	공급원	건강상의 이점
루테인과 제아잔틴	익힌 시금치 케일 순무 민들레의 연한 어린잎 콜라드 갓	산화 방지 항염 작용 망막 황반이 선별적으로 흡수함 눈 건강에 좋음 블루라이트 여과[2]
리코펜	토마토 수박	암 예방 Nrf2 활성화 항염 작용[3]
알파카로틴과 베타카로틴	주황색, 빨간색, 노란색이 나는 식물: 당근, 호박, 고구마, 익힌 시금치, 파파야	산화 방지 암 예방 심장 보호[4]
커큐민	강황	항염 작용 신경 보호 종양 예방 산화 방지 Nrf2 활성화 글루타티온 생합성[5]
이소티오사이안산염	십자화과 채소: 방울양배추, 큰다닥냉이, 갓, 케일, 순무	항암 작용 항염 작용 산화 방지[6]
설포라판/ 글루코라파닌	브로콜리 싹 브로콜리	항암 작용 항염 작용 산화 방지 노화 방지[7]

식물영양소 카테고리	공급원	건강상의 이점
인돌-3-카비놀	십자화과 채소: 방울양배추, 큰다닥냉이, 갓, 케일, 순무	항암 작용
안토시아닌	파란색, 빨간색, 보라색이 나는 식물: 블루베리, 검은나무딸기 열매, 자색 고구마, 블랙베리, 체리, 건포도	항암 작용 산화 방지 당뇨병 예방 심장 보호 눈 건강에 좋음 신경 보호[8]
플라바놀 (카테킨, EGCG)	홍차 녹차 우롱차 백차 다크 초콜릿	산화 방지 노화 방지 항암 작용 DNA 손상 복구 심장 보호[9]
플라바놀 (케르세틴, 피세틴, 루틴, 캠퍼롤)	양파 시금치 딜 케일 루콜라 물냉이 광저기고추 딸기 사과	산화 방지 항암 작용 AMPK 활성화 mTOR 억제 글루타티온 생합성[10]
플라본 (아피제닌)	파슬리 셀러리 양파 오렌지 캐모마일 타임 오레가노 바질 허브차	항염 작용 인지 능력 지원 당뇨병 예방 항암 작용[11]
플라본 (헤스페리딘)	레몬 오렌지	산화 방지 항염 작용 신경 보호 Nrf2 경로 향상[12]

식물영양소 카테고리	공급원	건강상의 이점
이소플라본 (제니스테인)	콩 두부 낫토 콩과 식물	산화 방지 항염 작용 항암 작용[13]
5-O-카페오일퀸산	커피	산화 방지 당뇨병 예방 인지 능력 지원 해독 작용
레스베라트롤	베리류 과일 적포도 블루베리 레드 와인	산화 방지 항암 작용 심장 보호 AMPK 활성화 최종 당화 산물로부터 보호[14]
벤조산과 계피산	버섯: 동충하초, 영지버섯, 느타리버섯, 표고버섯, 노루궁뎅이버섯, 잎새버섯, 차가버섯, 신령버섯, 우장지버섯	산화 방지 Nrf2 경로 활성화 시르투인 활성화 미토콘드리아 보호 항암 작용 당뇨병 예방[15]
올레유로핀	올리브 올리브유	항암 작용 산화 방지 심장 보호 항염 작용 신경 보호[16]
오메가3 지방산 도코사헥사엔산(DHA) 에이코사펜타엔산(EPA)	조류藻類 조류를 먹고 사는 물고기: 지방이 많은 생선, 연어, 정어리 어유 생선 알 크릴새우 크릴 오일	항염 작용 심장 보호 인지 능력 지원

식물영양소 카테고리	공급원	건강상의 이점
라우르산	정제되지 않은 코코넛 오일 MCT 오일	항염 작용 마이크로바이옴 지원 신경 보호[17]
카프릴산	정제되지 않은 코코넛 오일 MCT 오일 팜유(지속 가능한 방식으로 생산한 팜유만)	항염 작용 신경 보호 심장 보호 혈당 균형[18]

적게 먹을 때처럼 기아 반응을 유도하는 법

칼로리를 더 적게 먹고 기아 반응을 촉발하면 건강과 장수에 큰 효과가 있다.[19] 이는 과학적 연구를 통해 분명하게 밝혀진 사실이다. 하지만 굶으면 배고프고 비참한 기분이 드는 데다 근육과 골밀도가 감소하고, 성호르몬과 성욕이 줄어들며, 상처의 회복 속도가 느려진다. 다행히도 과학자들은 장기적으로 칼로리를 제한할 방법을 찾는 과정에서 굶지 않고도 칼로리 제한과 비슷한 효과를 보는 방법을 찾아냈다.

아래에 소개하는 방법들은 장수 경로를 활성화하기에 가장 간단하고 쉬운 방법부터 좀 더 복잡한 방법 순으로 나열되어 있다. 우선, 식사 시간을 제한하는 방법부터 시작해서 자신에게 적합한 다른 방법도 시도해보자.

1. **식사 시간 제한**: 식사를 하루 8~12시간 이내에 몰아서 하자. 건강 상태와 체중에 따라서 매일 또는 일주일에 서너 번 하면 된다. 예를 들면, 저녁 식사를 오후 7시에 마치고 아침 식사를 다음 날 아침 9시에 먹는 식이다(14시간 단식). 저녁 식사와 아침 식사 사이에 아무것도 먹지 않는 시간이 최소 12시간은 되어야 한다.

2. **간헐적 단식**: 단식을 주기적으로 24~36시간 동안 또는 3~7일 동안 하는 방법이 있다. 매주 24시간씩 단식을 하면 체내를 구석구석 정화할 수 있다.

3. **단식과 효과가 비슷한 식단**: 서던캘리포니아대학교의 발터 롱고는 단식과 효과가 비슷한 식단을 개발했다.[20] 롱고의 식단은 동물 모델의 수명을 연장하는 데 효과적이었다. 사람의 경우에는 체중 감소에 도움이 되며 인슐린 저항성, 콜레스테롤 수치, 치매, 자가면역질환, 암 환자의 화학 요법과 방사선 치료 효과가 개선된다.[21] 이 식단은 식물성 식품을 바탕으로 일주일에 5일 동안 매일 800칼로리만 먹는 방식이다. 롱고의 식단은 매달 또는 석 달에 한 번 시도하면 된다. 더 자세히 알고 싶으면 프롤론FMD의 웹사이트(prolonfmd.com)를 참고하길 바란다.

4. **키토제닉 식단**: 키토제닉 식단도 장수 경로 활성화에 도움이 된다. 지방이 70~75퍼센트, 단백질이 20~25퍼센트, 탄수화물이 5퍼센트가 되도록 맞춰서 먹으면 된다. 제2형 당뇨병 같은 심각한 대사 질환이 있는 사람들은 키토제닉 식단으로 건강이 눈

하이먼 박사의 건강한 노화를 위한 셰이크

이 셰이크는 밤새 12~16시간 동안 단식하고 나서 아침 식사로 먹기에 좋다. 아니면 운동, 특히 근력 운동을 하고 나서 한 시간 안에 마셔도 좋다. 이 셰이크는 근육의 합성, 미토콘드리아의 건강과 복구, 마이크로바이옴 지원, 해독 작용 지원, 호르몬과 부신 지원에 도움이 된다. '건강한 노화를 위한 셰이크'에는 이름처럼 건강한 노화를 유도하는 다양한 화합물이 들어 있다. 나는 이 셰이크를 먹으면서 몸의 균형과 에너지를 유지한다. 핵심은 운동하고 나서 적절한 양과 품질의 단백질을 섭취하는 데 있다(일반적으로 근육의 합성을 위해서 동물 단백질 30그램이나 채식용 단백질 30그램과 BCAA 영양 보충제를 먹으면 된다). 나는 재생 농업으로 키운 염소의 유장을 이용한다. 가장 깨끗하고 이용하기도 쉽기 때문이다. 다른 재료들은 선택사항이지만 최대한 골고루 넣기를 추천한다.

준비 시간: 5분
1~2인분

재료:

- 유기농 또는 재생 농업으로 기른 염소의 유장(추천: 마운틴카프라Mt. Capra와 네이키드고트Naked Goat) 30그램(두 숟갈). 채식주의자라면 식물성 단백질 파우더(추천: 가든오브라이프Garden of Life의 유기농 식물성 단백질Sport Organic Plant-Based Protein) 42그램(두 숟갈). 채식주의자는 단백질의 합성을 위해서 BCAA 영양 보충제를 곁들여야 한다.
- 타임라인뉴트리션Timeline Nutrition의 미토퓨어Mitopure 유로리틴 A(석류 추출물) 한 팩: 미토파지와 근육의 발달을 위해
- 손Thorne의 크레아틴 5그램(한 숟갈): 근육의 합성을 위해
- 파머시Farmacy의 것푸드Gut Food 9그램(한 숟갈): 장의 건강과 지원을 위해. 이 제품에는 연구가 활발하게 이루어진 프로바이오틱스, 프리바이오틱스, 폴리페놀이 들어 있다. 장을 위한 종합비타민이나 마찬가지며 gutfood.com에서 찾을 수 있다.
- MCT 오일이나 브레인 옥테인brain octane 기름 1테이블스푼: 에너지와 뇌의 기능을 위해

- 스태미츠 7 버섯 파우더Stamets 7 Mushroom Powder 1티스푼: 에너지, 면역력, 스트레스 회복력을 위해. 이 제품은 강장제의 역할을 하는 버섯 파우더이며 영지버섯, 차가버섯, 노루궁뎅이버섯, 동충하초 등이 들어 있다.
- 설탕을 넣지 않은 마카다미아 우유 또는 유화제나 감미료를 넣지 않고 다른 견과나 씨앗류로 만든 우유 230~340그램(추천: 엘름허스트Elmhurst)
- 얼린 베리류 과일 한 움큼

추가 재료:
- 애슬레틱그린스Athletic Greens 파우더(비타민과 미네랄이 들어 있는 푸른 채소 파우더) 한 숟갈이나 한 팩
- 레이크우드Lakewood의 유기농 석류 주스와 크랜베리 농축액 각각 1테이블스푼. 폴리페놀은 건강한 마이크로바이옴을 지원한다.
- 나비타스Navitas의 말차 파우더 1티스푼. EGCG가 함유된 녹차는 건강한 마이크로바이옴의 성장을 지원한다.

만드는 방법:
재료를 전부 믹서기에 넣고 돌린다. 덩어리 없이 잘 개이면 더 젊어지는 기분을 즐기면서 마시면 된다.

에 띄게 좋아질 수 있다. 키토제닉 식단을 오랫동안 먹은 제2형 당뇨병 환자의 60퍼센트가 병의 작용을 완전히 되돌렸다. 환자의 90~100퍼센트는 더는 당뇨약을 먹거나 인슐린을 맞지 않아도 될 만큼 증상이 호전됐다. 인슐린 저항성이 있는 사람들(미국인 열 명 중 아홉 명)에게도 키토제닉 식단이 큰 도움이 된다. 식단을 따르는 기간과 상관없이 신진대사 장애를 빠르게 되돌리고 콜레스테롤 수치를 개선할 수 있다. 키토제닉 식단을 먹다가 영 포에버 장수 식단으로 전환하면 더 오랫동안 건강하

게 지낼 수 있을 것이다.

　이런 방법 외에도 과학자들은 칼로리를 제한할 때와 비슷한 효과를 보이는 여러 화합물을 찾아냈다. 레스베라트롤, 플라보놀(케르세틴, 미리세틴, 캠퍼롤, 부테인, 딸기에 있는 피세틴), 헤스페리딘, 대황에 있는 피세아타놀, 녹차에 있는 에피갈로카테킨, 사과에 있는 폴리페놀, 흑미 추출물, 블루베리 추출물, 감에 있는 프로안토사이아니딘, 타닌산Tannic acid; TA, 갈산gallic acid; GA, 엘라그산Ellagic acid; EA, 커큐민, 오메가3 지방산 등을 눈여겨볼 만하다.[22] 우리는 앞으로 이런 화합물을 더 많이 찾아낼 것이다. 이런 성분을 함유한 영양 보충제를 먹으면 건강하게 오래 사는 데 도움이 된다. 파이토케미컬은 다양한 음식, 향신료, 음료에서 찾을 수 있다. 사과, 양파, 녹차, 대황, 감, 블루베리, 흑미, 적포도, 히말라야 타타리 메밀, 강황, 정어리는 파이토케미컬이 풍부하다.
　이런 음식은 칼로리를 제한하지 않고서도 우리의 장수 스위치를 제어하는 데 도움이 된다. 하지만 식사 시간을 제한하고 간헐적으로 단식하면서 파이토케미컬을 충분히 섭취하는 방법도 좋은 출발점이 될 수 있다.

　건강과 장수의 토대는 식단이다. 운동도 열심히 하고, 명상도 하고, 잠도 잘 자고, 이 세상에 있는 모든 종류의 영양 보충제를 먹는다고 해도, 질 좋고 영양이 풍부한 자연식품을 먹지 않으면 아무 소용도 없다. 자신에게 필요하고 자신의 취향에 어울리는 좋은 음식으로 식단을 짜지 않으면 절대로 건강이나 장수에 이를 수 없다. 음식을 약처럼 사용하자. 식단을 업그레이드하고, 음식을 한 입씩 먹을 때마다 체내의 소프트웨어도 업그레이드하자.

음식으로도 부족한 영양은
보충제로 더하라

• • •

유전자가 우리의 생리를 조절한다.
하지만 영양소가 풍부한 식품, 부족한 전구체를 보충하는 영양 보충제,
생활방식의 변화를 통해 유전자는 영구적으로 복구 모드를 유지할 수 있다.
의학 박사 새라 고트프리드

영양 보충제와 약초 보충제의 세계는 혼란, 잘못된 정보, 불완전한 연구, 상충하는 데이터로 가득하다. 제조 품질 기준이나 제품의 순도와 효능에 대한 불충분한 규제도 문제다. 이 모든 문제에 시달리다 보면 영양 보충제를 선택하기가 쉽지 않다.

'균형 잡힌 식단'을 먹으면 영양 보충제를 따로 안 먹어도 되는지를 두고 오랫동안 논란이 있었다. 이 논란은 앞으로도 계속될 것이다. 아직도 비타민이 비싼 소변을 만들어낼 뿐이라고 생각하는 의사도 많다. 그렇게 따지면 물도 그만 마셔야 한다. 어차피 소변으로 다 나갈 테니까 말이다! 우리 몸은 필요한 만큼만 쓰고 나머지는 밖으로 배출한다. 괴혈병이나 구루병 같은 결핍

증을 제외하면 사람들은 영양소가 우리의 기본적인 생화학 과정에서 어떤 역할을 하는지 이해하지 못한다. 우리 몸속에서는 화학 작용이 1분에 수조 번씩 일어난다. 모든 화학 작용에는 도움을 주는 효소가 있어야 하며, 또한 모든 효소는 작용에 도움을 주는 코엔자임을 필요로 한다. 비타민과 미네랄은 수많은 신진대사 경로의 바퀴에 기름칠하는 데 꼭 필요한 코엔자임이다.

로버트 히니Robert Heaney는 비타민 D 연구의 선구자다. 히니가 '장기 잠복 결핍증long-latency deficiency disease'이라고 부르는 질병은[1] 비타민 D가 급격하게 부족하면 생긴다. 처음에는 구루병에 걸리며 장기적으로 부족하면 골다공증, 암, 우울증, 근육 약화, 심장 질환, 치매가 올 수 있다. 현재의 비타민 일일 섭취 권장량은 결핍증에 걸리지 않는 데 필요한 비타민의 '최소' 섭취량이다. 건강을 위한 이상적인 최적량이 아니다. 그렇다면 비타민 D를 얼마나 섭취해야 구루병을 예방할 수 있을까? 하루에 비타민 D_3 약 2,000~5,000IU를 먹어야 한다. 다른 영양소도 거의 다 비슷하다.

나를 찾아온 환자 1만 명의 영양 상태를 30년에 걸쳐서 검사한 결과, 영양 결핍증은 매우 흔한 병이라고 확실하게 말할 수 있다. 거의 모든 환자가 건강에 신경 쓰는 사람들이었는데도 말이다. 미국 국민건강영양조사National Health and Nutrition Examination Survey; NHANES에 의하면 미국인의 90퍼센트 이상이 영양소 한 종 이상의 일일 섭취 권장량을 채우지 못한다고 한다.[2] 믿기 어렵지만, 미국인의 10퍼센트는 비타민 C가 부족해서 괴혈병에 걸린 상태다. 미국인의 90퍼센트 이상은 오메가3 지방산이 부족하고, 80퍼센트 이상은 비타민 D가 부족하며, 45퍼센트 이상은 마그네슘과 철분이 부족하다. 엽산과 아연도 수치가 아슬아슬하다. 이런 영양소가 부족하면 질병과 노화로 향하는 지름길에 들어선다.

인류가 20만 년 동안 영양 보충제 없이 진화했는데 이제 와서 비타민을 따로 챙겨 먹어야 하는 이유가 궁금할지도 모르겠다. 물론 우리가 선조들처럼 사냥과 채집을 하면서 자연에서 식량을 직접 구한다면 영양 보충제를 먹지 않아도 된다. 오메가3 지방산, 식물영양소, 비타민, 미네랄이 풍부한 버섯과 야생 식물 800종, 내장육, 골수, 자연산 생선을 먹으면 영양 보충제가 필요 없다. 옷을 반쯤 걸치고 바깥에서 햇볕을 쬔다면, 환경 독소에 절대로 노출되지 않는다면, 만성 스트레스로 고생하지 않는다면, 밤에 잠을 8~9시간씩 잔다면, 해의 움직임에 맞춰서 일어나고 잠든다면 영양 보충제를 안 먹어도 된다. 하지만 현대인은 영양이 부족한 식단, 유독한 환경, 스트레스가 많은 삶에 대항할 수 있도록 영양 보충제를 꼭 먹어야 한다.

나는 영양 보충제를 두 가지 측면에서 바라본다. 첫째, 영양 보충제는 누구나 살아가는 데 필요한 기본적인 영양이다. 둘째, 각자의 고유한 필요(유전, 나이, 생활방식, 검사 결과, 핵심적인 생물학적 네트워크나 시스템의 불균형)에 따라서 맞춤형으로 섭취하는 보충제다. 종합비타민과 미네랄, 비타민 D_3, 오메가3 지방산, 마그네슘, 메틸화를 지원하는 영양소(특수한 형태의 엽산, 비타민 B_6와 B_{12}, 다른 메틸화 영양소)는 누구에게나 필요하다. 장에 부담을 주는 현대인의 생활을 생각하면 좋은 프로바이오틱스도 챙겨 먹어야 한다.

모든 영양 보충제가 똑같은 환경에서 만들어지지는 않는다. 규제가 제대로 이루어지지 않기 때문이다. 따라서 엄격한 제조 과정을 거친 제품을 선택해야 한다. 독립적인 회사 혹은 제3자가 제품의 순도와 효능을 검사하는지 확인해보자. 생체 이용률이 높고 활성화된 형태의 영양소를 함유한 제품을 골라라. 양을 늘리기 위한 혼합물, 식품 첨가제, 염료, 방부제도 없는 제품이 좋다.

youngforeverbook.com/resources에 개인적으로 추천하는 구체적인 제품, 브랜드, 섭취량을 정리했다. 내가 환자들과 가장 많이 이용하는 회사는 퓨어인캡슐레이션스Pure Encapsulations, 자이모겐Xymogen, 디자인스포헬스Designs for Health, 메타제닉스Metagenics, 빅볼드헬스Big Bold Health, 손Thorne, 내추럴팩터스Natural Factors 등이다.

장수를 위한 핵심 영양 보충제

여기에서는 개인적으로 추천하는 영양 보충제와 내가 가장 좋아하는 브랜드와 제품들을 소개하려고 한다. 여기에서 소개하는 브랜드 말고도 좋은 브랜드는 많다. youngforeverbook.com/resources에 더 다양한 브랜드를 소개해뒀다. 누구나 이런 영양 보충제를 기본적으로 먹어야 한다. 영양 보충제를 업그레이드하고 싶다면 372페이지에 있는 '장수를 지원하는 특별 영양 보충제' 섹션을 참고하길 바란다. 그 섹션에 장수 경로를 활성화하는 데 필요한 정보를 가장 많이 소개했다. 377페이지에 있는 '추가적인 영양 지원' 파트도 미토콘드리아의 기능을 최적화하는 데 도움이 될 것이다.

핵심 영양 보충 계획

- 비타민 D_3 매일 2,000∼5,000IU 섭취: 비타민 K(MK-7 형태 포함)를 곁들여라. 디자인스포헬스의 비타민 D 수프림Vitamin D Supreme을 추천한다.

- EPA/DHA(오메가3 지방산 보충제) 매일 1∼2그램 섭취: 빅볼드헬스의 더치 하버 오메가Dutch Harbor Omega는 냉압착한 제품이다. 그래서 지방의 산화를 예방하고 레졸빈이라고 불리는 항염 화합물을 활성화된 상태로 유지한다. 매일 연질 캡슐 두 알을 먹어라.

- 종합비타민과 미네랄 섭취: 신진대사의 기능을 최적화하려면 미량 영양소인 비타민과 미네랄을 골고루 챙겨 먹어야 한다. 비타민 B군을 메틸화에 적합한 형태로 전부 섭취하자. 엽산 대신 5 메틸 엽산을, 하이드록시코발라민 대신 메틸코발라민을, 비타민 B_6 대신 피리독살인산을 섭취하는 식이다. 퓨어 인캡슐레이언스의 멀티 t/dMulti t/d나 폴리페놀 뉴트리션스Polyphenol Nutrients를 추천한다. 각각 하루에 두 알, 하루에 세 알씩 먹어라.

- **메틸화 지원 영양소 추가 섭취:** 만일 호모시스테인 수치가 높게 (10mcmol/L 이상) 나왔다면 체내의 메틸화 과정을 추가로 지원해야 할 수도 있다. 디자인스포헬스의 호모시스테인 수프림 Homocysteine Supreme을 추천한다. 매일 두 알씩 먹어라.

- **글리신 마그네슘이나 구연산 마그네슘 매일 200∼600그램 섭취:** 수면, 근육의 이완과 기능에 도움이 된다(미국인의 45퍼센트는 마그네슘이 부족하다).[3] 나는 변비가 없는 사람에게는 글리신 마그네슘을, 변비가 있는 사람에게는 구연산 마그네슘을 추천한다. 두 제품 다 퓨어인캡슐레이션스에서 찾을 수 있다. 매일 두 알에서 네 알씩 먹어라.

- **프로바이오틱스 섭취:** 건강한 마이크로바이옴을 지원하는 데 도움이 된다. 퓨어인캡슐레이션스의 프로바이오틱 50B Probiotic 50B 는 품질이 뛰어난 기본적인 프로바이오틱스 제품이다. 매일 한 알씩 먹어라. 경우에 따라 더 특수화된 프로바이오틱스가 필요할 수 있다.

장수를 지원하는 특별 영양 보충제

여기서 소개하는 화합물들은 안전하고, 효과적이며, 연구를 통해 효과가 입증됐다. 이런 물질은 장수를 촉진하는 다양한 경로 (mTOR, AMPK, 인슐린 신호전달, 시르투인, 염증계와 항산화 시스템)에 작용하고 세놀리틱(염증을 일으키는 좀비 세포를 없애는 화합물)으로 작용하기도 한다. 이런 화합물 중 다수는 여러 경로에 영향을 미친다. 예를 들면, 피세틴, 레스베라트롤, 케르세틴은 전부 시르투인을 활성화한다. Nrf2 활성제는 글루타티온을 비롯한 우리의 주요 항산화 시스템을 조절하고 미토콘드리아의 기능을 최적화한다. 해독 작용을 지원하고 염증을 줄이기도 한다. 설포라판(브로콜리 추출물), 프테로스틸벤(베리류 과일, 아몬드, 포도에 들어 있고 생체 이용률이 더 높은 형태의 레스베라트롤), 커큐민, 녹차 추출물(EGCG) 등이 Nrf2 활성제에 속한다.

지금부터는 오래 살기를 원하는 독자들이 매일 섭취하길 권하는 특별한 영양 보충제를 소개한다. 여기에서는 기본적인 섭취량을 안내하지만, 나이, 건강 상태, 유전에 따라서 필요한 양이 다를 수 있다. 가능하다면 기능의학 의사를 찾아가서 자신에게 적합한 영양소의 수치와 권장량을 알아보길 바란다.

• NMN 또는 NR 매일 1,000밀리그램 섭취: NMN과 NR은 NAD+의 생산과 기능을 지원한다. 메트로인터내셔널바이오테크 Metro International Biotech가 개발한 MIB-626은 현재 임상시험 중인 의료용 NMN인데, 어쩌면 다른 물질보다 효과가 더 좋을지도 모른다.[4] 엘리시움Elysium의 시그널Signal과 레버뉴바이사이언스Revenue by Science의 NMN은 이미 시중에서 구할 수 있다. 다른 회사들은 NAD+ 부스터의 역할을 하는 다른 형태의 화합물

을 이용한다. 트루니아젠^{Tru Niagen}, 엘리시움의 베이시스^{Basis}, NAD₃(고추냉이가 들어 있는 기능 식품) 역시 NAD+ 부스터로 작용할 수 있다. NAD+는 피하 지방으로 투여(보통 매일 100밀리그램씩)하거나 정맥 주사로 투여(주로 500밀리그램)하는 방법이 있다. 하지만 어떤 형태의 NAD+를 어떤 방식으로 투여해야 가장 효과가 좋은지 알아내려면 아직 연구가 더 필요하다. 게다가, 동물 모델 실험에서는 NAD+가 시험관에 있는 일부 암세포의 성장을 촉진했다는 초기 증거도 있다. 따라서 암 환자라면 데이터가 더 축적될 때까지 이런 요법은 자제하기를 추천한다.

- 피세틴 매일 500~1,000밀리그램 섭취: 딸기, 사과, 감에 들어 있는 피세틴은 세놀리틱으로서의 효과가 가장 강력한 플라보노이드(식물에 들어 있는 폴리페놀 계열의 화합물-옮긴이)다. 피세틴은 자가포식을 자극하고 시르투인과 AMPK를 활성화하기도 한다.[5] 피세틴이 생물학적인 나이를 되돌리는 데 케르세틴과 다스티닙(화학 치료에 쓰이는 약)의 조합보다 더 효과적일지도 모른다. 디자인스포헬스의 세놀리틱 시너지^{Senolytic Synergy}에는 커큐민, 케르세틴, 적포도 파우더, 피세틴, 인삼 등의 파이토케미컬이 골고루 들어 있다. 하루에 두 번 두 알씩 먹어라.

- 케르세틴과 다른 플라보놀 섭취: 빅볼드헬스의 HTB 리쥬버네이트^{HTB Rejuvenate}에는 고농도의 케르세틴, 루테올린, 헤스페리딘과 다른 바이오플라보노이드가 들어 있다. 전부 건강한 면역기능과 장수에 도움이 된다. HTB 리쥬버네이트는 히말라야 타

타리 메밀로 만든 제품이다. 매일 한두 번 두 알씩 먹어라. 이 제품은 면역계를 젊게 만드는 효과가 탁월하다.

- 프테로스틸벤 매일 1~2회 100밀리그램 섭취: 프테로스틸벤이 시르투인을 활성화하는 데 레스베라트롤보다 효과적이다.[6] 손의 폴리레스베라트롤-SR^PolyResveratrol-SR은 프테로스틸벤, 케르세틴, 커큐민, EGCG를 적절하게 조합한 제품이다. 하루에 두 번 두 알씩 먹어라.

- 커큐민 매일 500~1,000밀리그램 섭취: 커큐민은 강황에 들어 있으며 검은 후추에 의해 활성화된다. 그래서 커큐민 제품에 후추도 들어 있을 때가 많다. 퓨어인캡슐레이션스는 (검은 후추에서 추출한) 바이오페린이 함유된 커큐민 제품을 판매한다. 하루에 두 번 한두 알씩 먹어라.

- EGCG 매일 500~1,000밀리그램 섭취: EGCG, 카테킨은 녹차에 들어 있다. 다른 영양소와 함께 먹어도 좋고(폴리레스베라베트롤-SR), 단독으로 먹어도 좋다(디자인스포헬스의 EGCG). 매일 한두 알씩 먹어라.

- 글루코라파닌 섭취: 브로콜리 씨 추출물인 글루코라파닌은 체내에서 설포라판으로 변환된다. 글루코라파닌은 강력한 해독제이자 항산화제다. 유전자 발현을 조절하는 효과도 뛰어나다. 이에 대한 연구가 많이 이루어진 브랜드인 자이모겐에서 출시한 온코플렉스^OncoPLEX를 추천한다. 하루에 두 번 30밀리그램씩 먹어라.

- 유로리틴 A 섭취: 타임라인뉴트리션의 미토퓨어를 추천한다. 매일 한 팩이나 알약 두 알을 먹어라.

근육감소증 지원

- BCAA 섭취: 가지사슬 아미노산(류신, 아이소류신, 발린)은 근육 합성에 꼭 필요한 물질이다.[7] 손의 아미노산 콤플렉스Amino Acid Complex를 매일 식사와 식사 사이에 한 숟갈씩 먹어라. 이 제품은 연구가 많이 이루어진 고농도의 류신 외에도 스포츠 및 피트니스 등 훈련과 관련된 활동에 도움이 되는 모든 필수 아미노산을 함유하고 있다. 필수 아미노산은 근육량의 증가를 촉진하므로 노인에게도 반드시 필요하며 동물 단백질을 섭취하지 않는 채식주의자에게는 특별히 중요한 영양소다. 퓨어인캡슐레이션스의 BCAA도 좋은 제품이다. 매일 3,000밀리그램이나 한 숟갈씩 먹어라.

- 크레아틴 매일 5~10그램 섭취: 유산소 운동과 근력 운동을 하면서 크레아틴을 섭취하면 근육의 합성과 미토콘드리아의 기능 향상에 도움이 된다.[8] 손의 크레아틴Creatine을 추천한다. 매일 5~10그램 또는 한두 숟갈씩 먹어라.

추가적인 영양 지원

· · · · · · · · · · · · · · · · · · · ·

  자신의 건강 상태, 목표에 따라서 다음의 영양 보충제를 일상에 추가해보자. 아래에 소개하는 영양 보충제는 미토콘드리아의 기능, 에너지 생산, 해독 작용, 염증 완화에 중요한 역할을 한다. 여러 보충제를 함께 먹어도 좋고, 단독으로 먹어도 좋다.

- 내추럴팩터스의 리제너라이프^{RegenerLife}를 매일 한 숟갈 또는 네 알 섭취: 이 제품에는 아세틸-L-카르니틴, 코엔자임 Q10, L-글루타티온, 수퍼옥시드 디스무타아제와 같은 표적 영양소가 들어 있다. 미토콘드리아의 기능을 향상하고 산화 스트레스와 염증을 줄여주는 특수한 ATP 물질도 들어 있다.
- 아세틸-L-카르니틴 매일 500~1,000밀리그램 섭취: 미토콘드리아의 기능에 도움이 된다.
- N-아세틸시스테인 매일 2회 600밀리그램 섭취: N-아세틸시스테인은 글루타티온의 생산에 도움이 된다.

> ### 장수를 돕는 파이토케미컬, 부테인
>
> 부테인은 산화 방지, 항염 작용, 항암 작용, 당뇨병 예방, 혈압 강하, 신경 보호 등 인체에 다양한 효과가 있다. 부테인은 여러 분자 표적에 영향을 미치는 것으로 밝혀졌다. 그중에는 염증의 유발을 주도하는 주요 전사 인자인 핵인자 카파 비 nuclear factor-κB; NfKB도 있다.[9] 부테인은 곧 영양 보충제로 나올 가능성이 크다.

- 피롤로퀴놀린 퀴논pyrroloquinoline quinone, PQQ 매일 100~200밀리그램 섭취: PQQ는 코엔자임 Q10의 파생물로 미토콘드리아의 기능에 도움이 된다.
- 알파리포산 매일 300~600밀리그램 섭취: 알파리포산은 항산화제이자 해독제다. 이 물질은 인슐린 민감도와 글루코스 조절 능력을 향상한다. 내가 추천하는 제품은 자이모겐의 ALA맥스 CRALAmax CR이다. 매일 600밀리그램씩 먹어라.

아직 연구 중인 약들

장수에 도움이 되는 약은 빠른 속도로 개발되고 있다. 수십억 달러가 장수 경로(mTOR, AMPK, 시르투인)를 최적화하는 약 또는 세놀리틱으로 작용하는 약을 찾는 데 쓰인다. 영 포에버 프로그램에서는 식단, 생활방식, 호르메시스, 영양소, 파이토케미컬을 활용한다. 이런 요소들은 약과 똑같은 작용을 하면서도 약만큼이나, 때로는 약보다 효과가 더 좋다. 하지만 건강과 노화를 최적화할 수 있는 기존의 약이나 신약을 위한 자리도 있을지 모른다. 아래에 소개하는 약은 연구 자료가 더 많아질 때까지 또는 의사와 상의하지 않고서 함부로 복용하지 않길 권한다.

- 메트포르민 매일 두 번 500밀리그램씩 복용: 약의 장수 효과를

테스트해보는 사람들은 메트포르민을 보통 점심 식사와 저녁 식사 전에 복용한다(4장 참고). TAME^{Targeting Aging with Metformin} 임상시험(메트포르민이 노화 방지 약물로서 효과가 있는지 알아보는 시험-옮긴이)의 결과가 나오면 메트포르민이 얼마나 효과가 있는지 곧 알 수 있을 것이다. 하지만 지금으로서는 생활방식의 변화가 인슐린 저항성을 줄이는 데 메트포르민보다 훨씬 효과적이다.

- 라파마이신 일주일에 세 번 2밀리그램씩 복용(5주 복용 후 8주 중단): 라파마이신은 장수에 관심이 많은 사람들이 복용하는 약 중 하나다. 하지만 안전하고 효과적인 복용량과 복용 기간을 알아내려면 아직 연구가 많이 이루어져야 한다(4장 참고). 라파마이신을 복용 중인 사람들은 다양한 복용량과 복용 기간을 테스트하고 있다. 어쩌면 라파마이신과 유사한 물질인 라팔로그^{rapalog}가 효과가 더 좋고 잠재적인 부작용도 더 적을지도 모른다. 라파마이신은 중년인 쥐의 기대 수명을 60퍼센트나 연장했고 나이와 관련된 모든 기능 장애를 되돌렸다. 이는 매우 흥미로운 데이터이며 장차 인간에게서도 이런 효과가 나타나기를 기대해본다.

영 포에버 프로그램의 토대는 식단이다. 하지만 효과가 입증된 영양 보충제를 신중하게 챙겨 먹으면 큰 도움이 될 수 있다. 게다가 라파마이신이나 메트포르민과 같은 잠재적인 약에 관한 연구도 진행 중이다. 연구 결과가 좋으면 이 두 가지 성분이 곧 모두의 장수 전략에 포함될지도 모른다. 지금부터는 간단한 생활방식의 변화가 우리의 건강과 건강 수명에 미치는 강력한 영향을 알아보자.

Chapter
16

생활 속에서 장수 스위치를
활성화하는 법

• • •

미래의 의사는 약을 주지 않을 것이다.
그 대신 환자들이 스스로 몸을 돌보게 하고,
식단과 질병의 원인 및 예방에 신경 쓰게 할 것이다.

토머스 에디슨

간단하고 비용이 많이 들지 않는 생활 속 실천법은 우리의 건강을 증진하고 장수 경로를 활성화한다. 운동, 스트레스 해소, 수면을 최적화하는 방법을 배워야 건강하게 오래 살 수 있다. 인생을 살면서 자신만의 의미와 목적을 찾기 위한 다양한 방법을 시도해보자. 그러면 자신, 가족, 일과 더 깊은 관계를 맺을 수 있다. 더 오래 사는 데도 도움이 된다! 호르메시스를 활성화하는 방법을 일상에서 정기적으로 실천하면, 아주 간단한 행동으로도 몸을 젊게, 강하게, 건강하게 유지할 수 있다.

운동의 효과를 극대화하는 법

지금 움직이지 않으면 나중에 움직이지 못하게 된다는 말이 있다. 다행히 운동을 전혀 안 하다가 하루에 30분이라도 걸으면 건강과 장수에 엄청난 효과가 있다. 하지만 운동 효과를 극대화하고 싶다면 체력의 세 가지 측면에 초점을 맞춰야 한다.

- 최대산소섭취량을 극대화하기 위한 유산소 훈련
- 근력, 근육량, 근육의 기능
- 유연성과 민첩성

몸을 움직이는 방법은 많으며, 그중 일부는 운동보다는 놀이에 더 가깝게 느껴질 수 있다. 자전거, 수영, 춤, 스키, 테니스 같은 운동을 떠올려보자. 그렇다면 어떤 요소가 중요할까?

핵심은 **유산소 훈련**이다. 지금까지 운동을 전혀 하지 않았다면 그냥 걷기부터 시작하라.

만일 자신의 최대산소섭취량과 체력을 극대화하고 싶다면 일주일에 세 번 이상 더 격렬한 운동을 하면 된다. 조깅, 자전거, 테니스, 춤, 조정을 즐기거나 트레드밀이나 일립티컬 머신elliptical machine을 이용해보자. 그러면 림프계가 움직일 것이다.

건강을 위해서 조금 더 노력하고 싶다면 고강도 인터벌 트레이닝 프로그램을 시작하자. 호랑이에게 쫓기는 것처럼 45~60초

동안 전력 질주를 하다가 3분 동안 천천히 걷거나 가볍게 뛰면 된다. 일주일에 세 번 30분씩 이 훈련을 여러 번 반복해보자. 그러면 건강이 눈에 띄게 좋아진다. 신진대사가 더 원활해지고, 체중이 줄고, 최대산소섭취량이 크게 늘어난다.

건강과 장수를 위해 운동하는 방법

운동을 시작하고 건강한 습관을 들이는 데 도움을 주는 프로그램, 앱, 도구는 너무나 많다(youngforeverbook.com/resources). 아래에 몸을 움직이기 좋은 기본적인 방법을 소개한다.

- 아침에 일어나자마자 20분 동안 걸어라.
- 스포츠를 즐겨라. 아이들과 캐치볼을 하거나 프리스비 골프(프리스비를 던져서 골프처럼 홀에 집어넣는 스포츠-옮긴이)를 쳐라. 피클볼(연습용 골프공처럼 구멍이 숭숭 뚫린 플라스틱 공을 탁구채 같은 패들로 치는 스포츠-옮긴이)이나 후프 던지기도 좋다.
- 스탠딩 책상이나 트레드밀 책상을 사용해보자. 아니면 책상 아래에 미니 일립티컬 머신을 두자. 평소보다 더 오래 서 있기만 해도 건강이 크게 좋아진다.[1]
- 야외에서 하는 취미를 만들어라. 정원 가꾸기, 조경, 하이킹, 새 관찰, 사진 찍기, 낚시, 카누나 카약 타기 등에 도전해보자.
- 친구들과 함께 운동 클래스에 등록하라. 건강해지려고 노력하는 행위 자체가 팀 스포츠다. 거의 모든 헬스장과 피트니스 센

터에서 그룹 클래스를 제공한다. 스피닝, 줌바, 의자를 활용하는 요가 등 운동 종류도 다양하다. 운동을 열심히 하는지 확인해주는 친구가 있으면 운동을 훨씬 꾸준히 할 수 있다.

• 즐겁게 움직여라! 헬스장을 가지 않고서도 일상생활에서 몸을 움직일 방법은 많다.

근력 운동

근육을 유지하고, 근육량을 늘리고, 근육의 기능을 최적화해야 젊음을 유지할 수 있다.[2] 그러기 위해서는 근육을 사용해야 한다.

웨이트 리프팅, 저항 밴드, 체중을 이용한 운동을 해보자. 나는 60세가 되어서야 웨이트 트레이닝을 시작했다. 자전거, 테니스, 요가만으로도 충분하다고 착각했기 때문이다. 하지만 내 생각은 틀렸다. 웨이트 트레이닝을 하고 나서 나는 전반적인 건강, 근육량, 균형감, 민첩성, 근력, 허리 통증(수술 2회)이 눈에 띄게 좋아졌다. 나는 63세에 이르러서 20세, 30세, 40세, 50세일 때보다 몸이 더 튼튼하고 탄탄해졌다. 자신에게 적합한 근력 운동을 찾아보자. 나는 개인적으로 헬스장에서 하는 운동을 좋아하지 않는다. 그래서 집에서 근력 운동 프로그램을 시작했는데, TB12 스포츠(tb12sports.com)에서 제공하는 톰 브래디Tom Brady의 프로그램을 애용한다. 밴드 운동과 유연성 운동으로 구성된 프로그램이다. 나는 일주일에 서너 번은 밴드를 이용해서 고강도 운동을 30분씩 한다. 밴드는 값이 저렴하고, 앱을 이용하면 운동 프로그램을 안내받을 수 있다. 나는 여행이나 출장을 갈 때도 밴드를 들고 다니며 어디서든 운동한다. 밴드가 웨이트보다 부상을 유발할 확률이 낮다.

근력 운동이 처음이라면 트레이너처럼 경험이 풍부한 사람과 함께 운동해보자. 그러면 동작을 정확하게 배우고 부상을 방지할 수 있다. 근력 운동은 언제 시작해도 늦지 않다. 우리 아버지는 나의 권유로 89세에 근력 운동을 시작하셨다. 의자에서 일어나기가 어려워지셨기 때문이다. 노인들은 근육감소증과 일상에서 맞닥뜨리는 어려움 때문에 양로원을 찾는다.

근육량을 늘리고 유지하고 미토콘드리아의 수를 증가시키려면 일주일에 세 번씩 근력 운동을 해보자. 그러면 에너지가 더 많이 생기고, 지방이 더 많이 연소하고, 더 오래 살 수 있다.

유연성과 민첩성

〈오즈의 마법사〉에 나오는 양철 나무꾼처럼 인간은 나이가 들면서 몸이 뻣뻣해진다. 그래서 기름칠을 해야 한다. 유연성과 민첩성이 있어야 통증 없이 활동적으로 생활할 수 있다. 요가는 나이가 많은 사람들이 신체 기능을 유지하고 통증 없이 지내는 데 가장 효과적인 운동이다.[3]

전통적인 요가 자세, 호흡법, 명상으로 구성된 12주짜리 프로그램을 수행하기만 해도 몸에 긍정적인 변화가 많이 생긴다. 이 프로그램으로 운동한 사람들은 세포의 노화를 나타내는 생체 지표(DNA 손상의 산물인 8-OH2dG 포함), 산화 스트레스 지표, 텔로미어의 길이가 전부 개선됐다. 신경 연결, 기억력, 염증도 좋아졌다. 스트레칭을 약간 한 것치고는 놀라운 효과다!

요즈음에는 온라인 요가 클래스도 많고, 요가 학원도 거의 동네마다 있다. 요가는 간단하면서도 몸을 유연하게 해주고, 행복한 기분이 들게 해준다. 나는 핫요가를 가장 좋아하는데, 스트레칭, 근력 향상, 유산소 훈련, 스트레스 감소, 온열 요법 등 여러 효과를 한꺼번에 누릴 수 있기 때문이다.

만성 스트레스에 시달리는 마음 치유하는 법

20세기부터 21세기에 걸쳐 우리의 정신, 마음, 영혼을 치유하는 도구는 한정되어 있어, 정신 요법의 모델과 정신 의학 약에만 의지해왔다. 하지만 이제는 일류 대학에도 영양과 신진대사가 정신 건강 및 심리적인 장애에 어떤 영향을 미치는지 연구하는 학과가 따로 있다. 이런 학과에서는 건강 문제의 생물학적인 원인에 초점을 맞춘다. 영양실조와 영양 부족, 환경 독소, 호르몬 불균형, 장내 박테리아의 불균형, 염증을 일으키는 근본 원인 등이 대표적이다.

오늘날 정신 질환, 트라우마, 스트레스 치료에 혁명이 일어나고 있다. 이제는 의사들이 정신 질환의 바탕에 깔린 심리적인 원인을 새로운 방식으로 알아본다. 가보 마테는 트라우마를 통해서 정신 건강을 재해석하는 데 일생을 바친 의사다. 그는 우리가 심리적·감정적 기능 장애에 대한 접근법을 다시 생각하게 한다. 마테의 어머니는 제2차 세계대전이 끝나갈 무렵에 아들을 나치로부터 보호하려고 아기였던 마테를 낯선 사람에게 맡겼다. 마테는 그 후로 부모에게서 버려졌다는 생각 때문에 트라우마에 시달렸다. 이러한 경험으로 인해 그는 살면서 얻은 트라우마가 크든 작든 그 트라우마를 살펴야 한다고 주장한다.

마테는 트라우마를 두 종류로 구분한다. 하나는 미세 외상이고, 또 하나는 거대 외상이다. 미세 외상은 부모로부터 충분히 사랑받지 못하거나 방치될 때 또는 스트레스를 많이 받는 해로운 분위기에서 생활할 때 생긴다. 거대 외상은 성적이나 신체적인 폭행을 당하는 등의 끔찍한 일을 겪을 때 생긴다. 마테는《정상이라는 신화The Myth of Normal》라는 책을 집필했다. 그는 이 책에서 우리가 성취감을 느끼면서 완전한 인생을 사는 데 방해가 되는 트라우마를 치유할 수 있도록 새로운 로드맵을 제시한다. 더는 오래된 조건 반사에 휘둘릴 필요가 없다.

17장에서는 환각 요법을 이용해서 트라우마와 정신 질환에 대항하는 새로운 치료법을 알아볼 것이다. 여기서는 기본적인 스트레스 관리를 위한 간단한 방법을 소개한다. 아래의 방법을 동원해서 자신을 돌보고 스트레스에 대한 반응을 리셋해보자.

- 간단한 호흡법을 시도해보자. '테이크 5$^{Take\ 5}$' 호흡법은 천천히 심호흡을 다섯 번 하는 방법이다. 잠에서 깨고 나서, 식사 전에, 잠들기 전에 하는 것이 좋다.

- 명상하는 방법을 배워라. 나에게는 명상이 정말 큰 도움이 됐다. '지바 명상(zivameditation.com)'에서 어디서나 할 수 있는 간단한 20분짜리 명상법을 배워보자.

- 유도 명상$^{guided\ meditation}$이나 요가 수면법인 요가 니드라$^{yoga\ nidra}$를 시도해보자. 매일 10분이라도 하면 도움이 된다. 하루 10분도 여유가 없다면 그런 생활이 맞는지 다시 생각해봐라!

- 요가를 정기적으로 해보자. 호흡과 스트레칭에 매일 15분만 투자하더라도 신경계를 리셋할 수 있다.

- 산림욕을 즐겨라. 숲에서 편안한 마음으로 걸으면 된다.

- 일기에 내밀한 감정과 생각을 적어보자. 일기를 매일 쓰면 염증 수치가 낮아지고 전반적으로 더 건강해지고 더 행복해진다. 이것은 과학적으로 입증된 사실이다.[4]

- 침대 근처에 노트를 두고 아침에 일어날 때마다 감사하게 생각하는 일 세 가지를 중복되지 않게 적어보자. 마틴 셀리그만$^{Martin\ Seligman}$은 저서《플로리시^{Flourish}》에서 감사하는 마음이 우리의 건강과 행복에 미치는 영향을 알아본다. 무엇이 잘못됐거나 나쁜지보다 무엇이 잘되고 좋은지에 초점을 맞추라.

- 친한 친구들로 구성된 친목 그룹을 만들어라. 친구들을 직접 만나거나 줌^{Zoom} 같은 온라인 화상회의를 통해 서로를 지지해

주자. 자신만의 안전한 치유 환경을 만들고, 친구들과 인생의 희로애락을 함께 나눌 수 있어야 한다. 누군가가 우리를 알아주고, 봐주고, 사랑해주는 것만큼 좋은 약은 없다.

- 배우자나 친구와 서로 마사지해주거나 전문가에게서 마사지를 받아라. 가능하다면 일주일에 한 번씩 받는 것이 좋다.
- 유산소 운동과 근력 운동으로 구성된 루틴을 시작해라. 운동을 하면 기분을 좋아지게 하는 신경전달물질인 세로토닌과 도파민이 분비된다.[5] 근력 운동은 나이가 들면서 테스토스테론 분비량이 줄어드는 현상을 완화한다.[6] 운동을 하면 기분 전환과 동시에 호르몬도 조절할 수 있다!

생체 리듬을 리셋해 수면을 최적화하기

이제부터 우리의 자연적인 수면 리듬을 회복하는 방법을 알아보자. 이 과정에 몇 주나 몇 달이 걸릴 수도 있지만, 아래에 소개하는 도구들을 체계적으로 활용하면 결국에는 생물학적인 리듬을 리셋할 수 있을 것이다.

- 수면 리듬을 규칙적으로 유지하도록 연습하라. 매일 같은 시간에 자고 일어나는 것이 좋다.
- 침대는 수면과 로맨스를 위해서만 이용하라. 침대에서 책을 읽거나 TV를 보지 마라.
- 침실을 꾸밀 때 잠이 잘 오는 환경을 조성하라. 마음이 편안하

고 평화로워지는 색을 활용하자. 잡동사니나 주의를 흐트러뜨릴 만한 물건들은 치워두자.

- 완전히 깜깜하고 조용한 환경을 만들어라. 수면 안대와 소음 방지용 귀마개를 사용하는 방법도 있다.

- 전자파를 조심하라. 전자파는 수면을 방해할 위험이 있다. 자기 전에 와이파이를 꺼두고 전자 기기를 침대에서 먼 곳에 두자. 집의 공용 공간에 충전 스테이션을 마련해서 잠들기 전에 전자 기기를 '체크인'해보자.

- 잠들기 두세 시간 전부터 블루라이트에 노출되지 마라. 컴퓨터, 스마트폰, 태블릿, TV는 잠들기 두 시간 전부터 사용하지 않는 것이 좋다. 해가 지고 나서 블루라이트를 멀리하면 뇌가 수면을 위해 리셋하는 데 도움이 되고 멜라토닌 분비량도 증가한다. 해가 지고 나면 블루라이트 차단 안경을 써보자. 간단한 방법이지만 수면과 건강에 큰 도움이 된다.

- 카페인을 멀리하라. 카페인은 우리가 낮에 깨어 있도록 도움을 줄 수는 있지만 수면에는 방해가 된다.

- 술을 멀리하라. 술은 잠드는 데는 도움이 되지만, 술을 마시면 자다가 자꾸 깨고 수면의 질이 떨어진다.

- 햇볕을 매일 20분 이상 쬐라. 햇볕은 눈으로 들어가서 뇌가 멜라토닌과 같은 화학물질과 호르몬 분비를 촉진한다. 멜라토닌은 건강한 수면, 기분, 노화를 위해 꼭 필요한 호르몬이다.

- 아무리 늦어도 잠들기 세 시간 전부터는 아무것도 먹지 마라.

자기 전에 배불리 먹으면 수면의 질이 떨어질 수밖에 없다.

- 저녁 식사 이후에 격렬한 운동은 하지 마라. 격렬한 운동은 몸을 깨어나게 한다. 그래서 잠들기가 더 어려워진다.

- 잠들기 한 시간 전에 마음을 불안하게 만드는 걱정거리를 적어보자. 걱정을 덜기 위해서 그다음 날 해야 할 일들을 떠올리면서 계획을 세워도 좋다. 그러면 마음이 덜 복잡해지고 에너지를 낭비하지 않아도 돼서 편안하고 깊은 잠에 빠질 수 있다.

- 물에 엡섬 솔트Epsom salt와 라벤더 오일을 넣고 아로마테라피 목욕을 즐겨라. 잠자리에 들기 전에 체온을 올리면 수면을 유도하는 데 도움이 된다. 온수욕은 근육을 이완시키고 신체적·정신적 긴장을 완화한다. 엡섬 솔트는 황산마그네슘을 함유하고 있어, 목욕물에 엡섬 솔트 두 컵, 라벤더 오일을 열 방울을 넣으면, 마그네슘이 피부를 통해 체내로 들어가서 근육이 이완된다. 라벤더는 코르티솔 수치를 낮추는 효과가 있다.

- 자기 전에 마사지를 받거나 스트레칭하라. 그러면 몸이 편안해져서 잠들기가 더 쉬워진다.

- 복부를 따뜻하게 하라. 뜨거운 물주머니, 전기담요, 다른 사람의 체온을 활용해보자. 그러면 심부 온도가 올라가고 수면을 위한 체내의 화학 작용이 촉발된다.

- 수면 장애를 유발하는 약을 멀리하라. 진정제는 불면증 치료제로 쓰이지만 결국에는 환자가 약에 의존하게 되며 정상적인 수면 리듬과 구성을 깨뜨린다. 따라서 진정제, 항히스타민제, 홍

분제, 감기약, 스테로이드, 카페인이 들어 있는 두통약 등은 피하는 것이 좋다.

- 약초 테라피를 이용하라. 잠자리에 들기 한 시간 전에 시계초 100~200밀리그램이나 힐초 뿌리 추출물(길초산 0.2퍼센트로 표준화한 제품) 320~480밀리그램을 먹어보자.

- 자기 전에 구연산 마그네슘이나 글리신 마그네슘 200~400밀리그램을 먹어라. 마그네슘은 신경계와 근육의 긴장을 풀어주는 효과가 탁월한 미네랄이다.

- 자기 전에 멜라토닌 0.5~2밀리그램을 먹어라.

- 다른 영양 보충제나 약초도 잠드는 데 도움이 될 수 있다. 칼슘, L-테아닌(녹차에 있는 아미노산), 감마아미노부티르산Gamma-Amino Butyric Acid; GABA, 5-하이드록시트립토판5-hydroxytryptophan; 5-HTP, 목련을 먹어보자.

- 온라인에서 유도 명상, 요가 니드라, 명상, 유도 심상guided imagery에 관한 영상을 찾아보자. 자기 전에 소리에 집중해보자. 잠드는 데 도움이 되는 영상을 찾을지도 모른다.

- 바이노럴 비트binaural beat의 도움을 받아라. 이는 잠을 깊이 잘 수 있도록 뇌파를 동기화하는 소리 명상이다. 영상은 유튜브에서 찾을 수 있다. 영상은 자기 전에 이용해도 좋고, 자다가 깨서 다시 잠들어야 할 때도 좋다.

- 내가 무료로 제공하는 '수면 마스터 클래스Sleep Master Class'에 참가해보자(drhyman.com/sleep).

이런 전략이 도움이 되지 않아서 여전히 잠을 잘 자지 못한다면 기능의학 의사를 꼭 찾아가길 바란다. 그러면 식품 민감증, 갑상샘 문제, 폐경, 섬유근육통, 만성피로증후군, 중금속 독성, 스트레스, 우울증 등 가운데 어떤 요인이 수면을 방해하는지 알아볼 수 있다. 수면 무호흡증과 같은 수면 장애가 없는지 검사를 받아보는 방법도 있다.

삶의 의미와 목적을 찾는 법

자신만의 삶의 목적을 찾으려면 어떻게 해야 할까?

1. 성장형 사고방식을 개발하라. 자신과 세상을 배우고 알아가는 방법을 다양하게 연구해보자. 자신의 마땅치 않은 부분과 인생에서 제대로 돌아가지 않는 문제를 파악하고 더 발전할 방법을 생각해보자.
2. 비전 선언문을 작성하라. 당신에게 무엇이 중요한가? 당신의 개인적인 목표가 무엇인가? 당신의 꿈이 무엇인가?
3. 이타적으로 사람들을 도와라. 코카인이나 헤로인을 할 때 보상받는 뇌의 회로는 이타적인 행동을 할 때도 똑같이 자극받는다. 당연한 말이지만 마약보다는 이타적인 행동이 훨씬 안전하고 건강하다! 자신에게 중요한 대의를 찾아서 세

상을 더 나은 곳으로 만들어보자. 인도의 유명 지도자 님 카롤리 바바Neem Karoli Baba는 깨달음을 얻으려면 간단한 일을 하면 된다고 가르쳤다. "모두를 사랑하고, 모두에게 봉사하라." 그러고는 이렇게 덧붙였다. "모두를 먹여라!" 봉사 활동을 해보자. 지역사회 안에서 다른 사람들에게 베풀 방법을 찾아라. 모르는 사람들을 위해서 친절을 베푸는 습관을 들여보자.

4. **역경과 고통을 목적으로 승화시켜라.** 모든 사람이 살면서 크고 작은 외상을 겪는다. 이런 경험을 이용해서 다른 사람들을 도우면 행복을 향해 나아갈 수 있다. 나는 30대 중반에 수은 중독과 라임병 때문에 만성피로증후군에 시달렸다. 그때 기능의학의 도움으로 건강을 되찾았는데, 그 일을 계기로 통증 때문에 고생하는 사람들을 돕고 싶다는 마음이 생겼다. 고통을 통해서 내 인생의 목적을 찾은 것이다.

5. **열정을 느끼는 일을 찾아라.** 좋아하는 일, 기쁨을 느낄 수 있는 일을 하면서 시간을 보내보자. 자신이 무엇에 열정을 느끼는지 알아보는 데 시간을 투자해라. 우리는 사회의 기대에 매몰되어 '이렇게 살아야 한다'는 생각으로 인생을 사는 경우가 많다. 그러다 보면 꿈을 따르거나 꿈을 이룰 방법을 찾아보지도 않게 된다. 어느 나이에든 인생을 재창조할 수 있다. 시간을 들여서 지금의 인생을 면밀하게 살펴보고, 하는 일에 열정과 기쁨을 더 느낄 수 있도록 다양한 변화를 시도해보자.

6. **공동체에 속하라.** 공동체에 속하면 삶의 목적을 찾고 건강하게

지낼 수 있다. 북클럽이나 볼링 동호회에 가입해보자. 다른 사람들과 긴밀한 유대감을 느끼는 사람이 더 오래 산다. 나는 코로나 팬데믹 기간에 친하게 지내는 남자 친구들을 모아서 남성 친목 모임을 만들었다. 우리는 줌에서 매주 두 시간 동안 만난다. 이 모임 덕택에 내 삶이 훨씬 풍성해졌다.

7. **영감을 주는 친구들과 어울려라.** 같이 어울리는 친구들이 요가를 배우러 다니고 건강한 먹거리, 성장과 개인적인 발전에 관심이 많다고 생각해보자. 그러면 친구들이 정크푸드를 먹고 넷플릭스를 정주행할 때보다 더 건강해질 것이다.

8. **독서로 마음의 양식을 쌓아라.** 세상과 스스로를 배워라. 비소설과 소설을 골고루 읽고 우리보다 위대한 것과의 긴밀한 관계를 위해서 어떻게 보고, 존재하고, 알아야 하는지 살펴보자.

9. **자신을 사랑하고 스스로를 따뜻하게 대하는 법을 배워라.** 우리가 자신에게 말하듯 친구들에게 말한다면 무척 외롭게 지내야 할 것이다. 영적인 지도자 람 다스Ram Dass는 자신을 비판하지 않고 애정으로 대하는 자기 인식을 설파한다. 부정적인 내면의 목소리를 인식하는 방법을 배워라. 정신과 의사인 대니얼 에이멘 박사는 이런 목소리를 '자동적인 부정적 사고'라고 부른다. 좋지 않은 생각이 들더라도 흘려보내는 방법을 배워보자.

10. **자신을 돌볼 시간을 마련하라.** 스스로의 웰빙에 신경 쓰면 자신뿐만 아니라 다른 사람들에게도 힘과 기쁨을 줄 수 있다. 현재 우리의 문화는 마음과 영혼을 채우는 일보다 생산성을 더 중

요하게 여긴다. 시간을 들여서 자신을 되찾고 몸, 정신, 마음의 건강을 챙기는 간단한 실천법을 개발해보자.

호르메시스를 활성화하는 법

인간은 스트레스를 많이 받는 환경에서 진화했다. 우리 선조들이 사는 환경은 온도가 20도로 섬세하게 맞춰지지도 않았고, 음식을 아무 때나 먹을 수도 없었다. 그들은 살아남기 위해서 움직이고, 무거운 것을 들고, 몸을 구부리고, 뛰어야 했다. 하지만 우리는 현대적인 생활을 하면서 고된 신체적인 어려움을 거의 경험하지 못한다. 지금부터 우리 몸에 안전하게 스트레스를 주는 간단한 방법을 소개한다. 이를 통해 몸을 더 강하고 행복하며 젊어지게 만들 수 있으며, 회복력도 좋아진다.

칼로리 제한하기

칼로리를 더 적게 섭취하거나 단기간 단식을 하면 건강 수명과 실제 수명이 늘어난다는 사실이 입증됐다.[7] 식사 시간의 제한, 간헐적 단식, 단식과 비슷한 효과가 있는 식단, 키토제닉 식단(기아 반응 유도)에 관해서 더 자세히 알고 싶다면 14장을 참고하길 바란다. 우선, 밤새 12~14시간 동안 공복을 유지하는 습관부터 들여보자. 식사는 낮에 10~12시간 동안 몰아서 하는 것이 좋다.

14장에서 살펴본 것처럼 칼로리를 제한했을 때와 비슷한 효과를 보이는 파이토케미컬을 식단에 추가해보자.

장수하기 위해 운동하기

장수를 위한 알약이 있다면 그 안에는 운동이 들어 있을 것이다. 특히 특정한 종류의 운동은 우리의 건강, 신진대사, 장수를 최적화하는 데 더 효과적이다. 유산소 능력, 근력, 근육량, 유연성과 민첩성이 있어야 건강하게 지내고 우아하게 늙을 수 있다. 운동이 젊음을 유지하는 효과가 그토록 큰 이유는 호르메시스 효과 때문이다. 우리는 15장에서 호르메시스에 관해서 자세히 살펴봤다. 하지만 여기서 운동을 통해서 호르메시스를 활성화하는 방법을 다시 짚어보자.

1. 최대산소섭취량 늘리기: 최대산소섭취량을 측정하면 신진대사와 미토콘드리아의 상태, 체력 수준을 알 수 있다. 최대산소섭취량이 많을수록 오래 살 수 있다.[8] 최대산소섭취량을 끌어올리려면 고강도 인터벌 트레이닝이 가장 좋다.

2. 근육량 극대화하기: 건강한 노화를 위해서는 몸에 군살이 없고 성능이 좋은 근육이 있어야 한다. 꼼수를 써서 근육량을 늘릴 수는 없다. 하지만 일주일에 세 번 30분만 운동하더라도 근육량을 늘릴 수 있다. 자신에게 맞는 근력 운동을 찾아서 꾸준히 노력해보자.

3. 유연해지기: 근육, 힘줄, 인대의 유연성을 유지하면 기동성, 민
   첩성, 균형감을 유지할 수 있으며, 나이가 들었을 때도 통증 없
   이 살 수 있다. 요가는 나이 드는 몸을 유연하고 민첩하게 관리
   하는 가장 좋은 방법이다.

온열 요법과 한랭 요법을 실시하기 전에

온도가 일정하게 유지되는 환경을 벗어나면 몸이 건강과 장수
에 큰 도움이 되는 자극을 받는다. 온열 요법과 한랭 요법은 거의
모든 사람이 저렴하게 또는 비용을 전혀 들이지 않고도 실천할
수 있다. 한랭 요법을 할 때는 몸이 낮은 온도에 적응할 수 있도
록 호흡법을 곁들이는 것이 좋다. 온도가 낮으면 숨쉬기 어려워
질 수도 있기 때문이다. 아래에 빔 호프의 호흡법을 소개한다.

1. 편한 자세로 눕거나 앉는다.
2. 심호흡을 30~40번 한다. 코나 입으로 공기를 들이마시고, 입으
   로 공기를 조금씩 내보낸다. 공기가 배와 가슴을 가득 채울 만
   큼 심호흡을 하는 것이 좋다.
3. 마지막 숨을 내쉬고 나서 숨을 참는다(마지막 숨을 내쉬고 나면
   크게 심호흡을 한 번 하고 그 공기를 내보내라. 그러고 나서 숨을 다시
   쉬어야 할 때까지 숨을 최대한 오래 참으면 된다).
4. 숨을 다시 쉬어야 할 때가 오면 심호흡을 하고 15초 동안 숨을
   참는다.

5. 이런 호흡법을 서너 번 반복한다. 그 후에 찬물 샤워를 하면 더 좋지만, 이 호흡법만 열심히 해도 생활에 활력이 생긴다.

한랭 요법

한랭 요법은 신진대사를 활성화할 뿐만 아니라 도파민의 분비를 자극하기도 한다. 도파민은 집중력, 주의력, 보상을 관장하는 신경전달물질이다. 한랭 요법을 매일 1~4분 동안 실천해보자. 아래에 소개하는 방법을 추천한다.

- 시작하기 전에 앞에서 살펴본 빔 호프의 호흡법을 실천하라.
- 매일 아침 1~2분 동안 찬물로 샤워하라.
- 목욕물을 찬물로 받고 1~4분 동안 냉수욕을 즐겨라.
- 냉수욕을 더 차갑게 즐기고 싶다면 욕조에 얼음을 넣는다.
- 온도를 조절할 수 있는 냉수욕 기계를 이용해도 좋다(youngforeverbook.com/resources 참고).

온열 요법

체온을 높이면 기분이 좋아질 뿐만 아니라 심혈관 건강, 장수에 이롭다는 사실이 입증됐다. 온열 스트레스에 노출되면 더 건강하게 지내고 오래 살 수 있다. 시도하기도 쉽다.

1. 주기적으로 따뜻한 물로 목욕하라. 일주일에 서너 번 정도가 좋

다. 목욕물에 엡섬 솔트 두 컵과 라벤더 오일 열 방울을 더하면 수면, 근육 회복, 코르티솔 수치 감소 효과를 볼 수 있다.

2. 사우나를 하라. 요즈음에는 다양한 옵션이 있다. 사우나 담요, 크기가 작은 이동식 1인용 적외선 사우나기, 대형 사우나기 등이 있다. 거의 모든 가정용 샤워 시설에 스팀 샤워를 쉽게 설치할 수도 있다. 아니면 동네에 있는 사우나를 이용하는 방법도 있다. 일주일에 네다섯 번 30분씩 하는 정도가 가장 좋다.

3. 핫요가나 격렬한 운동을 하라.

자연의 파이토호르메시스 이용하기

스트레스를 받은 식물을 먹으면 건강해지고 더 오래 살 수 있다. 현대 식물은 너무 곱게 자란다. 농부들이 비료, 제초제, 살충제를 뿌려주기 때문이다. 수확량과 녹말 함유량을 늘리려다 보니 끔찍한 부작용이 생기기도 한다. 우리는 치유 능력이 있는 거의 모든 파이토케미컬을 식단에서 없애버렸다. 우리가 먹는 음식은 선조들이 먹던 음식보다 단백질, 비타민, 미네랄이 더 적다는 문제도 있다. 식단에 자연산 식품을 추가해보자. 산나물, 자연산 버섯, 해초, 민들레의 연한 어린잎, 재래 작물 등을 먹어보자. 그다음으로 파이토케미컬이 풍부한 식품은 재생 농업으로 재배한 작물, 그다음이 유기농 식품이다. 재래 작물이 있는지 찾아보고, 농산물 직판장을 찾아가라. 모든 장수 스위치를 활성화하고 연구가 많이 이루어진 식품 위주로 식단을 짜보자. 아래에 소개하는 파이토케미컬이 식단에 많을수록 좋다.

- 적포도에 있는 레스베라트롤
- 마늘에 있는 알리신
- 고추에 있는 캡사이신
- 브로콜리과 채소에 있는 설포라판
- 강황에 있는 커큐민
- 베리류 과일과 흑미에 있는 안토시아닌
- 히말라야 타타리 메밀, 양파, 사과에 있는 케르세틴과 플라보노이드
- 녹차에 있는 EGCG
- 엑스트라 버진 올리브유에 있는 올레유로핀
- 버섯(표고버섯, 잎새버섯, 노루궁뎅이버섯 등)에 있는 페놀산

이런 강력한 파이토호르메시스 화합물을 최대한 좋은 품질로 구해서 매일 먹자. 아침에 녹차를 마시고, 브로콜리를 먹을 때 마늘과 양파를 곁들이면 좋다. 히말라야 타타리 메밀로 만든 팬케이크를 사과와 같이 먹거나, 진한 녹색이 나는 잎채소로 만든 샐러드에 엑스트라 버진 올리브유를 뿌려보자. 버섯을 볶아 먹어도 좋고, 집에서 강황이 들어간 카레를 만들어 먹어도 좋다.

더 특별한 호르메시스 테라피

호르메시스 치료법 중에는 앞에서 소개한 치료법처럼 쉽게 이용하기 더 어려운 방법도 있다. 하지만 시간과 돈이 있다면 이런 치료법에 투자할 가치가 있을 것이다. 아래에 소개하는 치료법은 매일 받을 필요는 없다. 한 달에 한 번 또는 일주일에 한 번만 받아도 충분하다.

고압 산소 요법

고압 산소 챔버의 정기적인 이용에 관한 연구 결과는 대단히 흥미롭다. 미국에서는 정식 허가가 아직 나지 않은 off-label 치료를 제공하는 센터가 많다. 치료비는 비싸지만, 일 년에 한 번씩 고압 산소 치료를 30~60회 받으면 건강 수명을 늘리는 데 큰 보탬이 된다. 요즈음에는 가정용 고압 산소 치료기도 나온다. 의학용 치료기만큼 압력이 높지는 않지만 건강에 큰 도움이 될 것이다.

저산소 요법

미국의 콜로라도주나 와이오밍주처럼 고도가 높은 지역에 살지 않는 이상 저산소 상태를 경험하기는 어렵다. 산소가 줄어들면 우리 몸은 오래된 미토콘드리아를 청소한다. 세포의 청소 속도도 빨라진다. 다행히 셀짐을 비롯한 여러 가정용 기기 덕택에 에베레스트산을 등반하는 것과 비슷한 경험을 할 수 있다

(youngfor everbook.com/resources 참고). 산소의 흐름을 제한하는 저산소 마스크도 있다. 이런 마스크는 하루 중에 주기적으로 사용해도 좋고, 운동 중에 사용해도 좋다. 운동선수들이 훈련 목적으로 저산소 마스크를 자주 사용한다. 만일 심장 질환이나 폐 질환이 있다면 저산소 요법을 시도하기 전에 의사와 상의해야 한다.

오존 요법

오존 요법은 이상한 치료법처럼 들리지만, 10장에서 살펴본 것처럼 전반적인 건강을 증진하고 장수를 실현하는 데 탁월한 효과가 있다. 점점 더 많은 의사가 환자들에게 오존 요법을 권하는 추세이며, 가정용 오존 치료기로 집에서 안전하게 치료받을 수도 있다(youngforeverbook.com/resources 참고).

아래에 오존 요법의 기본적인 방법을 소개한다.

1. **가정용 오존 발생기**: 직장이나 질을 통해서 체내로 오존을 주입하는 방식이다. 하루에 200~1,000cc를 주입할 수 있다. 직장용 튜브에 연결된 작은 주머니를 오존으로 채운다. 그러고 나서 10~15분 동안 오존을 천천히 몸속에 주입하고 근육을 최대한 오래 조이다가 변기로 내보내면 된다.
2. **자가 혈액 오존 요법**major autohemotherapy; MAH: 이 기술은 중력을 이용해서 혈액을 유리병 안으로 보낸다. 혈액은 유리병 안에서 오존과 산소의 혼합물과 섞인 후 몸속으로 되돌아온다. 이 요

법과 아래의 다른 요법들은 반드시 의사에게서 받아야 한다.

3. 멀티패스 오존 요법 또는 고압 오존 요법: 이 기술은 진공보조장치를 이용해서 혈액을 빼낸 다음 오존 및 산소와 섞는다. 그러고 나서 혈액에 압력을 가한 채로 몸속으로 돌려보낸다. 멀티패스 오존 요법 한 사이클은 자가 혈액 오존 요법 1회에 해당한다. 치료는 보통 한 시간 정도 걸린다. 고압 오존 요법을 이용하면 한 시간도 안 걸려서 오존을 열 번 이상 주입할 수 있다.

4. 오존 투석: 보다 진보된 치료법으로, 혈액을 투석 필터로 걸러서 깨끗하게 만든 뒤 오존화해서 몸속으로 돌려보내는 방식이다.

적외선 요법

적외선의 효능을 입증하는 연구 결과가 점점 많아지고 있다. 적외선 요법은 몸의 치유, 통증 완화, 근육의 회복, 림프 순환 개선, 면역 기능 강화, 콜라겐 생산량 증가, 피부 건강 증진, 미토콘드리아의 건강 증진과 세포의 에너지 증가에 효과가 있다. 요즈음에는 매일 이용하거나 편할 때 언제든 이용할 수 있는 가정용 적외선 치료기도 많다(youngforeverbook.com/resources 참고).

지금까지 건강 수명과 실제 수명을 늘리는 데 필요한 기본적인 실천법을 전부 알아봤다. 이제부터는 체내의 일곱 가지 핵심 시스템에서 발생한 불균형을 해결하는 개인별 맞춤 프로그램을 만드는 방법을 알아보자.

Chapter
17

핵심 시스템의 불균형을 치료하라

· · ·

시스템 생물학에서는 생물학적인 정보의 상호 작용을 연구한다.
시스템 생물학 덕택에 우리는 복잡한 질병을 치료하고 개인의 건강 수명과 실제 수명도
예측할 수 있을 것이다. 시스템 생물학에 기초한 예방의학과 맞춤형 의학은
의학의 변혁이다. 시스템의학은 우리의 삶으로 깊이 파고들 것이다.

라스커상, 교토상, 레멜슨—MIT상 수상자이자
시스템생물학연구소 창립자 겸 소장인 리로이 후드

영 포에버 프로그램을 따르면 일곱 가지 핵심적인 생물학적
시스템에서 발생한 거의 모든 불균형을 바로잡을 수 있다. 하지
만 더 심각한 건강상의 문제를 해결하기 위해서 도움이 필요한
사람들도 있다. 우리는 6장에서 핵심적인 생물학적 시스템에서
발생한 불균형이 노화로 인한 징후의 근본 원인이라는 점을 살
펴봤다. 이런 불균형은 어떻게 해결할 수 있을까? 특별한 식단,
생활방식, 영양 보충제, 약, 호르메시스 테라피를 이용해서 우리
의 생물학적인 시스템을 최적화하면 된다.

지금부터 오래 건강하게 살기 위해 자신만의 맞춤형 계획을
세우는 방법을 알아보자.

1. 13장의 자가 진단을 해보자. 진단을 통해서 핵심 시스템 중 어느 영역이 균형을 잃었는지 알아보자. 점수가 10~50퍼센트 사이라면 이 장의 조언을 참고해서 문제가 되는 시스템을 돌보아야 한다. 50퍼센트가 넘는 사람들도 이 장에서 소개하는 원칙을 실천해보자. 하지만 점수가 50퍼센트 아래로 떨어지지 않는다면 기능의학 의사를 찾아가서 도움을 받아라.

2. 영 포에버 기능 건강 패널 검사를 받아보자. 이 검사는 기본적인 로드맵으로 활용하기 좋다.

3. 점수가 50퍼센트 넘게 나온 체내 시스템의 불균형을 진단하기 위해서 13장에서 소개하는 추가 검사를 받아보자. 추가 검사 대부분은 기능의학 의사에게서 받아야 할 것이다.

4. 내가 추천하는 식단, 생활방식, 영양 보충제를 일상에 도입해보자. 균형을 잃은 체내 시스템을 치유하는 데 도움이 된다.

5. 핵심 시스템 1(장)과 핵심 시스템 2(면역계)부터 시작해보자. 이 두 시스템의 불균형을 해결하면 다른 시스템에서 생긴 문제들도 해결되는 경우가 많다.

6. 이 책에서 소개하는 방법대로 했는데도 여전히 몸이 좋지 않거나 자가 진단 점수가 10퍼센트 이하로 떨어지지 않는다면 기능의학 의사를 찾아가라.

이제 일곱 가지 핵심 시스템에서 발생한 불균형을 치료하는 방법을 알아보자. 지금부터 소개하는 방법은 혼자의 힘으로 생활에 적용할 수 있다. 하지만 몸이 완전히 나으려면 기능의학 의사의 도움이 필요할 수도 있다.

핵심 시스템 1: 마이크로바이옴과 장의 최적화

체내의 정원인 장을 치유하면 건강을 회복할 수 있다. 장 건강은 건강한 노화와 장수에 필수적인 요소다. 나도 치료를 시작할 때 환자의 장부터 살펴본다.

그렇다면 장을 어떻게 치유해야 할까? 나는 이를 정원에서 잡초를 뽑고, 씨앗을 뿌리고, 먹이를 주는 데 비유한다. 나쁜 요소를 뽑아내고, 프로바이오틱스를 투입하고, 유익균을 먹이면 장벽이 튼튼해져서 장누수증후군을 치료할 수 있다.

1. 알레르기 유발 항원과 염증을 유발하는 식품을 식단에서 제거하라. 이는 주로 제거 식단이라고 불린다. 가장 문제가 되는 식품은 글루텐, 유제품, 설탕, 술이다. 곡물과 콩도 체질에 맞지 않는 사람이 많다. 식품 첨가제, 특히 유화제와 증점제, 당알코올, 인공 감미료가 최악이다.
2. 장을 망가뜨리는 약의 복용을 중단하라. 이부프로펜이나 아스피린 같은 비스테로이드성 항염증제, 항생제, 스테로이드, 위산 억제제 등의 복용을 멈춰보자. 증상의 완화를 위해서 단기간

복용해야 할 수도 있겠지만 장기간 복용해서는 안 된다.

3. 기생충이 있는지 검사해보고, 있다면 치료하라. 나쁜 박테리아와 효모균의 과잉 성장도 치료하라. 13장을 참고하자.

4. 소화 효소를 보충하라. 소화 효소 알약이나 캡슐을 먹으면 된다.

5. 프리바이오틱스 영양 보충제와 프리바이오틱스 식품을 섭취하라. 플랜틴 바나나, 아티초크, 아스파라거스, 해초, 멕시코 감자인 히카마[jicama], 민들레의 연한 어린잎, 양파, 이탈리안 치커리를 많이 먹자.

6. 프로바이오틱스로 마이크로바이옴을 지원하라. 장 건강의 여러 측면을 지원하고 질병의 치료를 도울 수 있는 중요한 프로바이오틱스가 많다(youngforeverbook.com/resources 참고). 된장, 낫토, 템페, 김치, 사우어크라우트, 요구르트, 피클 같은 프로바이오틱스 식품의 섭취량을 늘리는 방법도 있다.

7. 폴리페놀의 섭취량을 늘려라. 폴리페놀은 마이크로바이옴을 지원한다. 석류, 크랜베리, 녹차, 커큐민, 올리브유, 가시선인장의 열매 등 색이 있는 모든 식물성 식품에 폴리페놀이 들어 있다.

8. 젖소로부터 얻은 면역글로불린의 섭취도 고려하라. 장을 치유하기 위해서 젖소의 초유를 마시는 방법도 생각해볼 만하다. 유제품이 아닌 제품도 출시되고 있다.

9. 것푸드를 먹어보자. 것푸드는 내가 개발한 제품이며 연구가 많이 이루어진 프로바이오틱스, 프리바이오틱스, 폴리페놀이 풍부하다. 건강한 마이크로바이옴을 장기적으로 지원하기 위해

만들어진 제품이다(gutfood.com 참고).

10. 분변 미생물군 이식도 고려해보자. 이 방법은 곧 마이크로바이옴을 지원하는 일상적인 치료법으로 자리 잡을지도 모른다. 하지만 이 아직은 연구가 더 많이 이루어져야 한다.

핵심 시스템 2: 면역계와 염증계의 최적화

염증성 노화는 노화의 징후이면서 다른 여러 징후의 근본 원인이다. 염증의 근본 원인을 해결하려면 장을 치유하고, 식품 속 알레르기 유발 항원이나 식품 민감증을 최소화해야 한다. 환경 독소를 줄이거나 제거하고, 잠복 중인 염증을 해결해보자. 삶의 균형을 되찾고 스트레스를 줄이는 방법도 배워보자.

일부 치료법은 만성적인 염증과 자가면역질환을 치료하는 데 효과를 발휘할 수 있다. 지금부터 기능의학에서 질병의 근본 원인을 해결하고 면역 기능을 최적화하는 방법을 살펴보자.

1. 항염 작용을 하는 제거 식단을 먹어라. 염증을 줄이려면 염증 유발 식품을 식단에서 빼야 한다. 나는 이 주제에 관해서 글을 많이 썼으며 염증 수치를 줄이는 데 임상적으로 효과가 있는 단기 식단도 고안했다. 이 식단은《혈당 관리법: 10일간의 디톡스 다이어트》에서 자세히 설명한다. 열흘 동안 설탕, 녹말, 가공식

품, 글루텐, 유제품, 곡물, 콩, 커피, 술을 먹지 않으면 된다. 이 식단을 따른 환자들은 단 열흘 만에 모든 질병의 증상이 평균 적으로 70퍼센트나 완화됐다. 이 식단을 석 달 동안 꾸준히 따를 수 있으면 결과는 더 좋아진다. 증상과 질병에 도움이 된다고 느끼면 이 식단을 계속 이어가도 좋다.

2. **자가면역질환자를 위한 팔레오 식단을 먹어라.** 자가면역질환을 앓고 있다면 견과, 씨앗류, 달걀, 가지를 피하라. 하지만 일반인들은 이보다 덜 엄격한 열흘짜리 디톡스 식단이 효과적이다.

3. **염증을 치료하라.** 인간은 바이러스, 박테리아, 기생충과 함께 살아가며, 면역계가 이를 전부 감당한다. 하지만 면역계가 억제되면 체내의 균형이 무너질 수 있다. 헤르페스 바이러스에 감염돼서 입술에 발진이 생기는 경우를 생각하면 이해하기 쉽다. 바이러스가 잠복하다가 스트레스를 받으면 발현되는 식이다. 만성 염증의 가장 흔한 원인은 라임병과 같은 진드기 매개 감염병이다. 의사가 제대로 진단할 때도 있고 오진할 때도 있다. 진드기 매개 감염병에 걸리면 의사가 처방하는 약이나 약초로 만든 항균제가 필요할 수도 있다. 하지만 오존 요법, 고압 산소 요법, 발열 요법(이 목록의 9번 참고) 등 다른 치료법이 전통적인 항균 요법만큼 또는 그보다 더 효과적일 때가 많다.

4. **곰팡이 독성으로 인한 질병을 치료하라.** 곰팡이 독성에 노출됐는데도 진단받지 못하는 일이 비일비재하다. 곰팡이 독성 치료 경험이 풍부한 기능의학 의사에게 치료를 받자.

5. **세놀리틱을 섭취하라.** 좀비 세포는 질병과 노화를 촉진하는 염증을 줄줄이 일으킨다. 케르세틴, 피세틴, 커큐민과 같은 식물 화합물과 현재 개발 중인 신약들은 좀비 세포를 표적으로 삼아서 제거한다.

6. **펩타이드를 활용하라.** 펩타이드도 면역 기능을 지원한다. 감염을 치료하고 건강한 노화를 지원할 수 있다(11장 참고).

7. **오존 요법에 도전하라.** 오존 요법은 가장 강력한 살균 기능과 소염 작용을 하는 치료법이다(16장 참고). 만성적인 감염, 자가면역질환, 염증성 노화를 치료하는 데 도움이 된다.[1]

8. **고압 산소 요법을 받아라.** 고압 산소 요법도 만성적인 감염에 효과가 좋다(병원균 대부분이 산소를 좋아하지 않는다). 이 치료법은 좀비 세포를 죽이는 강력한 세놀리틱 요법으로 입증됐다.

9. **발열 요법을 받아라.** 발열 요법은 유럽과 라틴아메리카에서 쓰이는 치료법이다. 미국에서는 아직 받을 수 없다. 이 치료법은 진드기 매개 감염을 비롯한 여러 만성 감염을 치료하는 데 탁월한 효과를 발휘한다.[2] 우리 몸은 감염원을 죽이기 위해서 자연적으로 열을 발생시킨다. 따라서 체온을 끌어올리는(최고 41.6도까지) 동시에 항균제까지 사용하면 내성 감염의 치료 효과가 더 좋아진다. 암을 치료할 때도 발열 요법이 쓰인다.[3]

10. **엑소좀 치료도 고려하라.** 엑소좀은 줄기세포를 비롯한 여러 세포가 생산한 분자들로 구성된 소낭 또는 작은 꾸러미다. 자가면역질환, 감염, 암, 염증, 노화를 치료하는 데 엑소좀이 큰 가

능성을 지니고 있다.[4] 아직 연구가 더 이루어져야 하지만, 엑소좀은 여러 질병을 이겨내는 데 필요한 핵심 치료 물질로 자리 잡을 확률이 높다. 어쩌면 엑소좀으로 노화 자체도 치료할 수 있을지 모른다. 나는 두 번의 허리 부상과 코로나바이러스-19로부터 회복할 때 엑소좀의 도움을 많이 받았다. 11장으로 돌아가서 엑소좀에 관해 알아보자.

핵심 시스템 3: 미토콘드리아와 에너지 생산 시스템의 최적화

지금쯤이면 우리의 현대적인 식단이 미토콘드리아의 건강에 얼마나 치명적인지 이해했을 것이다. 설탕, 녹말, 가공식품으로 가득한 식단은 우리의 장수 스위치를 꺼버린다. 주로 앉아서 생활하면서 근력 운동을 하지 않으면 노화가 촉진될 수밖에 없다. 그런 생활방식이 미토콘드리아에 해로운 영향을 미치기 때문이다. 미토콘드리아를 재생하고 미토콘드리아의 수를 늘리면서 기능을 향상하려면 다음의 방법이 효과적이다. 이런 방법들은 몸의 에너지를 끌어올리고 우리가 더 오래 살 수 있도록 돕는다.

1. 영 포에버 장수 식단을 따라라(14장 참고). 이 식단은 녹말과 설탕은 적게, 좋은 지방과 파이토케미컬은 많이 들어 있다.
2. 환경 독소를 없애거나 줄여라(이 장에서 나중에 소개하는 '핵심 시

스템 4: 해독 작용의 최적화' 섹션 참고).

3. **호르메시스를 매일 실천하라**(16장 참고). 식사 시간의 제한, 간헐적 단식, 키토제닉 식단, 파이토호르메시스 식품과 향신료, 근력 운동과 고강도 인터벌 트레이닝, 한랭 요법과 온열 요법, 고압 산소 요법, 저산소 요법, 호흡법, 오존 요법은 전부 미토콘드리아의 건강에 도움이 된다. 이런 다양한 방법 중 최대한 여러 가지를 일상생활에 투입해보자.

4. **영 포에버 프로그램에서 추천하는 영양 보충제를 섭취하라**(15장 참고).

5. **미토콘드리아 치료법을 받아보자.** 건강 상태와 검사 결과에 따라서 (기능의학 의사와 함께) 미토콘드리아 치료법을 고려해보자. 미토콘드리아 치료법은 코엔자임 Q10이나 PQQ, 알파리포산, 아세틸-L-카르니틴 등을 이용한다.(15장의 '장수를 지원하는 특별 영양 보충제' 참고) '장수를 지원하는 특별 영양 보충제' 섹션을 참고하자.

6. **NMN, 프테로스틸벤, 유로리틴 A를 섭취해보자**(15장 참고).

7. **적외선 치료법을 이용해보자**(10장 참고). 적외선을 이용해서 미토콘드리아의 에너지 생산량을 많이 늘릴 수 있다.

8. **펩타이드 요법을 받아보자.** SS 31, 휴마닌, MOTS-c와 같은 펩타이드를 이용해보자. 펩타이드는 미토콘드리아를 비롯한 인간 생리의 거의 모든 측면을 조절하는 작은 단백질이다. 이제는 펩타이드를 피하 주사의 형태로 맞을 수 있다(11장 참고).

9. 칼로리 제한과 효과가 비슷한 치료법도 고려해보자. 라파마이신 이나 메트포르민을 이용한 치료법이 있다(환자들에게 일상적으로 권하는 치료법은 아니다. 인간에게 미치는 영향을 더 연구할 필요 가 있기 때문이다. 하지만 이런 치료법 덕택에 미토콘드리아가 좋은 영향을 받을 수도 있다. 15장 참고).

핵심 시스템 4: 해독 작용의 최적화

우리가 사는 세상은 독소로 가득하다. 우리의 음식, 물, 공기, 청소용품과 생활용품 등에 독소가 들어 있다. 독소에 조금이라 도 덜 노출되고 해독 시스템이 체내에 축적된 독소를 제거하려 면 아래의 방법을 시도해보자.

1. 독소에 노출되는 빈도를 줄여라.
 – 최대한 유기농 식품이나 재생 농업으로 재배한 식품을 먹어라.
 – 환경워킹그룹의 '더티 더즌' 혹은 '클린 피프틴' 같은 가이드 를 통해 과일과 채소의 오염 정도를 알아보자(ewg.org 참고).
 – 물을 여과해서 마셔라. 가능하다면 역삼투 필터를 이용하는 것 이 좋다. 집에 공기 필터도 설치해보자(drhyman.com/filter 참고).
 – 수은 함량이 높은 생선은 피하라. 환경워킹그룹의 '소비자를 위한 해산물 가이드'를 참고하자.

- 유독한 가정용 청소용품과 생활용품을 없애버려라. 환경워킹
  그룹의 가이드를 참고하자.

2. **몸의 해독 시스템을 향상하라.**

- 하루에 정수된 물을 8~10잔씩 마셔라.

- 하루에 한두 번 장을 비워라. 변비가 있다면 구연산 마그네슘,
  공복에도 먹을 수 있는^{buffered} 비타민 C, 프로바이오틱스, 아마
  씨와 치아시드 같은 섬유질을 먹어보길 권한다. 그 후에도 차
  도가 없으면 기능의학 의사를 찾아가서 진단을 받아보자.

- 운동, 사우나, 스팀 샤워, 온수욕으로 매일 땀을 내라.

3. **체내의 해독 경로를 상향 조절하라.**

- 해독 작용을 하는 식품을 매일 섭취하라. 십자화과 채소 한두
  컵, 마늘, 양파, 아티초크, 물냉이, 비트, 아보카도, 레몬, 녹차, 인
  삼, 로즈메리, 강황을 먹어보자(식품과 해독은 7장 참고).

- 해독 작용을 지원하는 영양 보충제를 먹어라. 간에는 비타민,
  미네랄, 아미노산이 필요한 해독 경로가 여럿 있다. 비타민 B군,
  특히 엽산, 비타민 B_{12}, 비타민 B_6, 셀레늄, 아연, 마그네슘은 해
  독에 필수적인 영양소다.

- 글루타티온 생산을 위한 음식을 먹자. 글루타티온은 체내에서
  생성되는 가장 중요한 해독 물질이다. 이 물질은 아미노산인 글
  리신, 시스테인, 글루타민으로 만들어진다. 염소의 유장이나 재
  생 농업으로 키운 A2 소의 유장, 십자화과 채소, 마늘, 양파는 전
  부 글루타티온의 생산을 촉진한다. 우리 몸의 해독 효과를 높이

는 영양 보충제와 약초에는 N-아세틸시스테인, 알파리포산, 밀크 티슬, 커큐민이 들어 있다.

- 글루타티온을 정맥 주사로 맞아라. 이는 해독 작용을 정기적으로 돕는 방법이다.

4. 체내에 쌓인 중금속을 해결하라. 수은을 함유한 생선을 자주 먹는가? 아말감으로 때운 치아가 있는가? 아니면 오염된 환경에서 사는가? 기능의학 의사를 찾아가서 몸속에 쌓인 고농도 독소를 검사하고 치료하자. 중금속 킬레이션 유발 검사를 받아서 체내에 쌓인 중금속의 양을 알아보고, 디메르캅토호박산 또는 에틸렌다이아민테트라아세트산ethylenediaminetetraacetic acid, EDTA과 같은 킬레이션제를 이용해서 중금속을 제거하라.

5. 곰팡이 문제를 살펴라. 곰팡이에 노출된 것 같다면 기능의학 의사를 찾아가자. 실제로 곰팡이에 노출됐는지 검사해보고 항진균제와 결합제로 치료를 해야 한다. 또한 곰팡이의 근원을 밝혀내고 제거할 필요도 있다. 이를 위해 곰팡이 전문가가 집을 살펴보고 환경 복원remediation을 해야 할 수도 있다.

핵심 시스템 5: 호르몬의 균형, 전달 시스템의 최적화

글루코스 수치와 인슐린 대사 최적화하기

질병을 예방하고 치료하고 싶은가? 건강 수명을 늘리고 싶은가? 그렇다면 인슐린 수치를 낮게 유지하고 혈당의 균형을 잘 조절해야 한다. 아래에 구체적인 방법을 소개한다.

1. 식단을 조절하라. 정제된 탄수화물의 섭취량은 줄이고 지방의 섭취량은 늘리자. 섬유질도 더 많이 먹고, 식물영양소가 풍부한 식품을 잘 챙겨 먹어야 한다.

2. 설탕 중독에서 벗어나라. 《혈당 관리법: 10일간의 디톡스 다이어트》를 참고해보자. 몸의 생리를 리셋하는 데 도움을 받을 수 있다(youngforeverbook.com/resources 참고).

3. 키토제닉 식단에 도전하라. 제2형 당뇨병이 있다면 도움이 많이 된다. 당뇨병의 작용을 되돌릴 수 있을 때까지 도전해보자.

4. 열심히 운동하라. 근육량을 늘리고 최대산소섭취량을 극대화해보자.

5. 핵심 영양 보충 계획을 실행에 옮겨라(15장 참고). 마그네슘, 크로뮴, 비오틴, 비타민 D, 오메가3 지방산 등의 핵심 영양소는 전부 글루코스 조절 능력을 극대화한다.

6. 장수를 지원하는 특별 영양 보충제를 섭취하라(15장 참고). 그러면 인슐린 신호전달, 시르투인 경로, AMPK가 활성화돼서 인슐린 민감도와 글루코스 조절 능력이 개선된다.

7. 알파리포산을 섭취하라. 하루에 두 번 600밀리그램씩 먹으면 된다. 베르베린도 매일 1그램씩 먹어보자(오소멀레컬러프로덕츠 Ortho Molecular Products의 CM 코어CM Core 같은 제품들이 있다).

8. 염증의 원인을 해결하라. 장내 박테리아의 불균형, 환경 독소 등
   이 문제일 수 있다.

9. 메트포르민 처방을 고려해보자. 점심 식사와 저녁 식사를 하기
   전에 메트포르민 500밀리그램을 섭취해보자. 다만 혈당에 문
   제가 없는 사람의 경우에는 메트포르민의 수명 연장 효과가 아
   직 입증되지 않았다.

10. 지속적인 글루코스 모니터링 기기를 이용하라. 이런 기기의 도
    움으로 식품에 대한 우리 몸의 반응을 추적해보자. 레벨스헬
    스에서 개발한 제품으로 혈당을 추적하고 상태가 개선되는지
    꾸준히 모니터해보자(levelshealth.com/hyman 참고).

호르몬 최적화 요법

우리가 사는 현대적인 세상은 대체로 호르몬에 치명적이다.
특히 성호르몬, 갑상샘호르몬, 부신호르몬 또는 스트레스 호르
몬이 큰 타격을 받는다. 하지만 영 포에버 프로그램의 도움으로
거의 모든 호르몬을 최적화할 수 있다. 그래도 나이가 들면서 추
가적인 지원이 필요한 경우가 생긴다.

[생동일성 호르몬의 최적화]

남녀 모두 나이가 들면서 호르몬의 변화를 겪는다. 설탕, 녹말,
술, 카페인, 주로 앉아서 지내는 생활방식, 스트레스, 환경 독소
는 전부 성별과 관계없이 호르몬 불균형을 유발한다. 평소에 생

활방식이 건강한 여성들은 갱년기에 접어들어도 증상이 최소한으로 나타날 때가 많다. 피부의 열감, 기분 변화, 수면 장애, 성욕 감퇴, 질의 건조함과 같은 증상이 크게 나타나지 않는다. 남성은 테스토스테론 수치가 낮아지면 호르몬 불균형이 생긴다. 인슐린 저항성, 스트레스, 운동 부족, 특히 근력 운동이 부족할 때 이런 문제가 발생한다. 남성 갱년기 증상으로는 근육 손실, 피로, 의욕 저하, 성욕 감퇴, 발기 부전 등이 있다.

가장 먼저 원인을 해결해야 한다. 그래도 증상이 나아지지 않으면 호르몬 요법을 받아보자. 아래에 호르몬 요법을 받을 때 지켜야 하는 기본적인 규칙을 소개한다.

1. 생동일성 호르몬만 이용하라(생동일성 호르몬은 우리 몸이 만들어내는 호르몬과 형태가 같다).
2. 최소한의 용량만 주입하라.
3. 치료를 최대한 짧은 기간 동안 받아라.
4. 호르몬을 국소 부위에 또는 주사를 통해서 주입하라.
5. 기능의학 의사의 도움을 받아라. 가능하다면 호르몬 요법을 시행한 경험이 풍부한 의사가 좋다.

[**여성 호르몬의 최적화**]

여자를 위한 호르몬 요법을 둘러싼 과학은 상당한 기복을 겪었다. 흔한 호르몬 대체 요법에는 말 에스트로겐인 프레마린

Premarin과 합성 프로게스테론인 프로베라Provera가 있다. 프레마린
은 부작용이 큰 편이다. 프레마린으로 치료를 받으면 심장마비,
염증, 뇌졸중, 여성 암에 걸릴 확률이 높아진다. 프로베라도 부작
용이 있다. 체중이 늘어나고, 얼굴에 털이 나고, 우울증에 걸리기
쉽다. 하지만 생동일성 호르몬 요법은 인간의 호르몬이나 생동
일성 호르몬을 사용하기 때문에 몸이 훨씬 쉽게 받아들인다. 그
래서 일반적인 호르몬 요법보다 부작용과 위험이 더 적다.

　나는 대체로 환자들이 폐경을 맞고 나서 몇 년 안에 없어질 증
상은 치료를 짧게 하려고 한다. 80세가 됐는데도 피부에 열감을
느끼는 여성은 별로 없다! 오랫동안 이어지는 증상은 유방, 자
궁, 자궁경부, 난소의 건강을 꼼꼼하게 모니터하면서 적은 용량
을 이용하면 치료 기간이 길어도 안전하게 치료받을 수 있다. 어
떤 치료를 받든 먼저 산부인과 의사를 찾아가서 유방 검사, 유방
촬영술, 자궁경부 세포진 검사, 질내 초음파 검사를 받아야 한다.
또 1년에 한 번씩 꾸준히 검사를 받으러 가자. 호르몬 치료가 필
요한 여성에게 좋은 방법을 소개한다.

1. 국소 부위에 사용하는 생동일성 에스트라디올과 프로게스테론: 크
   림, 젤, 액상, 패치 형태로 사용한다.
2. 질 에스트라디올: 질이 건조해지는 문제를 해결하기 위해서 크
   림을 바르거나 바지펨Vagifem과 같은 알약을 복용한다.
3. 적은 양의 테스토스테론 투여: 성욕이 감퇴하는 문제를 해결하

기 위해서 조제한 크림, 젤, 액상에 테스토스테론을 추가한다.

4. 음핵에 바르는 테스토스테론 액상: 조제 약국에서 구매한 액상을 밤마다 5mg/mL, 즉 두 방울을 바르면 된다. 꾸준히 바르면 성욕 감퇴에 큰 도움이 된다.

5. 펩타이드 요법: 브레멜라노타이드라고도 알려진 PT-141은 남녀 모두의 성욕과 성 기능을 향상하는 효과가 있다.

[남성 호르몬의 최적화]

테스토스테론 수치가 매우 낮고(500ng/dL 미만) 비만인 남성은 테스토스테론을 이용한 일시적인 치료를 고려해볼 수 있다. 근육량을 늘리고, 체중을 줄이고, 운동 효과를 극대화하는 데 도움이 된다. 성욕이 적고 발기 부전이나 근육감소증이 있는 나이 든 남성들도 효과를 볼 수 있다. 테스토스테론 수치를 자연적으로 끌어올리려면 좋은 지방(포화지방 포함. 성호르몬은 전부 콜레스테롤로 만들어진다)을 먹고, 스트레스를 줄이는 활동(명상 등)을 하고, 근력 운동을 해야 한다. 테스토스테론 요법을 받으면 콜레스테롤 수치 증가, 혈액의 점도 증가, 잠복 중인 전립선암 자극 등이 나타날 위험이 있다. 따라서 의사가 환자의 상태를 주의 깊게 살펴야 치료를 안전하게 받을 수 있다. 호르몬 치료가 필요한 남성에게 좋은 방법을 소개한다.

1. 근육 내 테스토스테론 주사: 테스토스테론 수치 500~1,000ng/dL

을 달성하기 위해서 매주 80~100밀리그램을 투여하면 된다.

2. 국소 부위에 바르는 테스토스테론 젤이나 크림: 안드로젤^AndroGel 이나 테스토스팀^Testostim을 사용한다.

3. 체내 삽입형 테스토스테론 환약

4. 펩타이드 요법: 브레멜라노타이드라고도 알려진 PT-141은 남자의 성욕 증진과 발기 개선에 효과가 있다. 비아그라^Viagra나 시알리스^Cialis 등의 약과 함께 사용해도 좋다.

[갑상샘호르몬 대체 요법]

여성은 다섯 명 중 한 명꼴로, 남성은 열 명 중 한 명꼴로 갑상샘 기능 장애를 앓는다. 갑상샘에 문제가 생기면 심장 질환, 기억력 감퇴, 우울증, 피로, 근육 손실, 성욕 감퇴, 탈모, 변비, 피부와 모발의 건조함 때문에 고생할 확률이 높아진다. 글루텐과 환경 독소는 갑상샘이 망가지는 주요 원인이다. 하지만 갑상샘에 문제가 있다고 진단을 받은 환자들도 치료를 제대로 받지 못할 때가 많다. 거의 모든 의사가 레보티록신^levothyroxine; T4과 같은 비활성 갑상샘호르몬을 사용하기 때문이다. 이런 치료법으로는 모든 환자가 효과를 보지 못한다. 처음부터 적합한 검사(13장 참고)를 받아야 한다. 의사들은 갑상샘자극호르몬 수치만 확인하는 경우가 많아서 갑상샘 기능 장애를 자주 놓친다. 나는 《확실한 갑상샘 솔루션^The Ultra Thyroid Solution》이라는 e북에서 갑상샘 기능 장애를 평가하고, 원인을 파악하고, 갑상샘을 치료하는 방식을 자세히 설명했다(drhyman.com/ty-thyroid 참고). 만일 갑상샘 대체 치료가 필요하다면 아래와 같은 방식을 추천한다.

1. 생동일성 갑상샘 대체 요법을 받아라.

2. 비활성 호르몬인 레보티록신과 활성 호르몬인 리오티로닌liothy-ronine; T3을 결합해서 사용하라. 의사가 환자의 상태에 맞게 투여량을 조절해야 한다.

3. 건조한 돼지 갑상샘을 사용하는 것이 가장 좋다. 갑상샘이 최적의 기능을 발휘하도록 지원하는 모든 화합물(T4, T3, T2 포함)이 적절한 균형을 맞추어 들어 있기 때문이다. 이런 제품을 생산하는 브랜드에는 아머사이로이드Armour Thyroid와 네이처사이로이드Nature-Throid 등이 있다.

[부신 지원]

우리는 나이가 들면서 스트레스에 대한 회복력이 점점 떨어진다. 설탕, 녹말, 술, 스트레스, 수면 부족, 카페인, 야식은 전부 부신피질에 부담을 준다. 부신피질은 코르티솔과 아드레날린을 분비해서 우리가 스트레스에 대항할 수 있도록 돕는다. 하지만 스트레스를 만성적으로 오랫동안 받으면 문제가 생긴다. 처음에는 스트레스가 부신을 지나치게 자극해서 코르티솔과 아드레날린 수치가 높아진다. 그런 일이 계속 일어나면 부신이 견디지 못하고 '피로'에 시달리게 된다. 그러면 우리가 스트레스를 받더라도 부신이 코르티솔을 분비하지 못하는 부신 번아웃 현상이 일어난다. 부신의 기능을 회복하려면 건강한 생활 습관을 들여야 한다. 영양 보충제와 약초 보충제도 도움이 된다. 드물게는 부신호르몬 지원이 필요할 때도 있다. 지금부터 부신 번아웃을 예방하고 부신의 기능을 최적화하는 데 필요한 핵심 전략을 살펴보자.

1. 매일 같은 시간에 잠들고 일어나라.

2. 아침에 햇볕을 쬐라. 하루 20분이면 충분하다.

3. 밤에 블루라이트에 노출되지 마라. 블루라이트 차단 안경을 쓰고 적색광 전구를 사용해보자.

4. 열심히 운동하라. 그렇다고 해서 운동을 지나치게 해서는 안 된다(마라톤을 하지 않는 이상 이런 문제는 잘 일어나지 않는다).

5. 설탕과 녹말을 먹지 마라. 설탕과 녹말은 코르티솔과 아드레날린 수치의 증가를 유발한다.

6. 스트레스를 감소시키는 활동을 매일 꾸준히 하라. 호흡법, 요가, 명상, 마사지, 온수욕, 사우나 등 여러 방법이 있다.

7. 영 포에버 프로그램에서 권하는 핵심 영양 보충제를 섭취하라. 비타민 C, 비타민 B군, 마그네슘은 부신의 기능에 도움이 된다.

8. 약초를 섭취해보자. 동충하초나 영지버섯처럼 강장제의 역할을 하는 버섯, 홍경천, 가시오갈피, 인삼, 아슈와간다 등의 약초를 먹어보자.

9. 저용량 DHEA를 이용해보라. DHEA는 부신호르몬이다. 이 호

르몬은 우리의 에너지와 전반적인 웰빙을 개선할 수 있다. 여자는 10밀리그램부터 시작해서 최대 50밀리그램까지, 남자는 25밀리그램부터 시작해서 최대 50밀리그램까지 투여할 수 있다. DHEA로 치료를 받다 보면 남성 호르몬인 안드로겐과 비슷한 효과가 나타날 때가 있다. 그래서 여자는 얼굴에 털이 더 많이 나고, 남자는 머리카락이 빠질 위험이 있다.

성장호르몬이 장수에 도움이 될까

인간성장호르몬은 신체의 성장과 적절한 체질량 유지에 필수적인 호르몬이다. 이 호르몬은 뇌하수체 전엽에서 분비되며 아이의 성장을 조절하고 성인이 같은 키를 유지하게 한다.

한편 인간성장호르몬은 중성지방이 분해되도록 자극한다. 체내에 지방이 많이 쌓이지 않게 하고, 단백질과 근육을 늘리는 데 도움을 주며, 혈당을 정상 수준으로 조절하는 역할도 한다. 나이가 들면 인간성장호르몬의 분비량이 줄어들고, 그러면 근육량 감소, 성욕 감퇴, 에너지 저하가 일어나며 지방이 체내에 더 많이 축적된다. 성장호르몬은 나이가 들면서 감소하지만, 호르몬의 분비량을 자연스럽게 늘리는 방법도 있다. 부신의 기능을 지원하고(앞 장 참고), 수면을 최적화하고, 웨이트 트레이닝을 하고, 펩타이드 요법(11장 참고)을 받으면 된다.

노화를 연구하는 의사들은 수명 연장과 신체 기능 향상에 도움이 된다고 여겨 성장호르몬 사용을 권장해왔다. 그러나 성장호르몬을 인체에 주입하는 치료는 위험 부담이 따른다. 당뇨병과 암에 걸릴 위험이 커지기 때문이다. 인간의 건강 수명과 실제 수명을 연장하는 방법은 많다. 따라서 안전하고 효과적이라고 확신하기 어려운 성장호르몬 대체 요법을 개인적으로 추천하지는 않는다.

핵심 시스템 6: 운반 시스템의 최적화

세포 간의 신호전달과 해독 작용이 원활하게 이루어지려면 몸 안에서 모든 요소가 잘 돌아가야 한다. 순환계와 림프계의 건강 상태가 좋아야 건강하게 늙을 수 있다.

1. 영 포에버 장수 식단을 따르라. 이 식단에는 혈관과 림프계의 건강 개선에 도움이 되는 식품이 많다.

2. 몸을 움직여라. 어떤 운동을 하든 순환계와 림프 순환에 도움이 된다.

3. 요가를 꾸준히 하라. 심호흡과 스트레칭을 병행하면 해독에 큰 도움이 된다. 이런 방법은 림프의 순환에 도움이 되고 장, 간, 신장을 자극하는 효과가 있다. 특히 핫요가를 하면 땀을 더 많이 흘린다는 장점이 있다. 16장에서 살펴본 빔 호프의 호흡법을 매일 실천해보자. 이 호흡법은 림프의 순환을 심장으로 돌려보내는 주요 근육인 횡격막을 움직이게 한다.

4. 사우나를 자주 이용하거나 온수욕을 정기적으로 즐겨라. 혈액 순환이 더 원활해지고 신경계를 리셋하는 데 도움이 된다. 전반적인 건강이 개선되고, 장수할 확률도 높아진다.

5. 온열 요법을 마치고 바로 찬물 샤워를 즐겨라. 찬물이 림프 순환을 원활하게 하는 데 도움이 된다.[5]

6. 주기적으로 마사지를 받아라. 특히 림프 마사지를 받는 것이 좋

다. 그러면 근육에 쌓인 노폐물이 빠져나가고 림프 순환이 더 원활해진다.

7. 근육의 회복을 돕는 기기를 이용하라. 이런 기기는 공기압을 이용해서 다리의 림프 순환을 원활하게 해주는 역할을 한다. 하이퍼라이스(hyperice.com)와 같은 제품들이 있다.

핵심 시스템 7: 신체 구조의 최적화

나이가 들면 몸 여기저기가 안 좋아져 만성적인 통증으로 고생한다. 활동과 움직임에 제약이 생기기도 한다. 몸이 아플수록 몸을 덜 움직이고, 그러면 더 빨리 늙는다. 다행히 신체의 기능을 향상하고 통증을 완화하는 치료법이 등장하면서 근골격계를 관리하는 방식에 혁명이 일어났다. 이를 재생의학이라고 부른다.

나는 만성 통증 때문에 수십 년 동안 재활 훈련을 해야 했다. 신체 활동, 요가, TB12 스포츠에서 제공하는 물리 치료와 트레이닝 프로그램의 도움을 받았다. 재생의학 의사를 찾아가기도 했다. 그 결과, 지난 30년과 비교했을 때 현재 더 강하고 튼튼해졌으며 통증이 거의 없는 생활을 하고 있다. 지금부터 근골격계를 튼튼하게 유지하는 방법을 알아보자. 이런 방법들을 이용하면 필요할 때 근골격계를 복구하고 치유할 수도 있다.

1. **규칙적으로 운동하라.** 유산소 훈련, 근력 훈련, 유연성 기르기에 신경 쓰자. 나는 TB12 스포츠에서 제공하는 톰 브래디의 운동 프로그램을 좋아한다. 브래디는 40대 중반에도 활동적이고 통증 없이 지내고 경기에서 이기기 위해서 이 프로그램을 개발했다고 한다. 이 프로그램에서는 근육의 유연성을 기르고, 부상을 예방하고, 통증을 줄이기 위해서 저항 밴드를 사용한다. 특별한 운동법과 진동 폼롤러도 사용한다. TB12 스포츠의 앱을 이용해도 좋고, 줌으로 업체에서 제공하는 바디 코치 중 한 명과 함께 운동해도 좋다(tb12sports.com). 나는 TB12 스포츠의 밴드 트레이닝 프로그램을 바탕으로 근력 운동을 한다.

2. **요가를 즐겨라.** 요가는 몸의 통증을 줄이고 스트레스를 감소시키는 강력한 방법이다. 어느 나이에든 요가를 즐길 수 있다.

3. **영양 보충제를 먹어라.** 근육량을 늘리고, 조직과 관절을 복구하고, 염증을 줄이는 데 도움이 된다. 더치 하버 오메가와 같은 오메가 지방산 제품을 먹어보자. 이 제품에는 염증을 억제하는 레졸빈이 많이 들어 있다. 뉴챕터New Chapter에서 출시한 지플라멘드Zyflamend는 항염 작용을 하는 약초들을 섞어서 만들었다. 콜라겐 펩타이드, 사골 영양제, 글루코사민도 먹어보자.

4. **펩타이드 요법을 받아보자.** BCP-157, 소량의 싸이모신 베타-4, GHK를 이용하는 펩타이드 요법은 통증을 줄이고 손상된 조직과 관절을 복구하는 데 도움이 된다(youngforeverbook.com/resources 참고).

5. **물리 치료사와 바디 코치의 도움을 받아라.** 만성 질환자에게 큰 도움이 될 수 있다. 나는 두 번째 허리 수술을 받고 나서 TB12 스포츠의 바디 코치들과 함께 운동했다. 그들은 전부 문제의 근본 원인을 밝혀내고 만성적인 부상을 치료하는 특수한 물리 치료법을 배운 전문가들이었다.

6. **프롤로존 요법을 받아보자.** 만성적인 관절 통증이나 관절염에 효과가 좋다. 이 치료법은 소량의 오존과 산소를 관절이나 조직에 주입한다. 프롤로존 요법은 조직의 치유와 재생을 촉진하며,[6] 현재 쓰이는 관절 치료법 중에 효과가 좋다. 내 환자들은 무릎 수술을 받을 뻔했으나 프롤로존 요법 덕택에 통증 없이 걷게 됐다. 나도 오십견으로 고생하다가 프롤로존 주사를 맞은 지 5분 만에 통증이 사라졌다.

7. **마사지 기구를 이용하라.** 테라건Theragun이나 하이퍼볼트Hypervolt 같은 제품들이 있다.

8. **재생의학 의사를 찾아가라.** 재생의학 요법을 골고루 받는 방법을 고려해보자. 펩타이드, 엑소좀, 줄기세포, 태반 추출물을 이용한 요법도 있고, 수력 분리술로 손상된 근막, 신경, 근육을 분리해서 치유와 재생을 촉진하는 방법도 있다(11장 참고). 나는 재생의학이 기적처럼 느껴졌다. 재생의학 요법은 아직 널리 쓰이지는 않지만 미국의 경우 전국에 있는 재생의학 클리닉을 중심으로 점점 더 찾기 쉬워지는 추세다. 이런 치료법은 정형외과와 통증의학과에서 핵심적인 치료로 자리 잡을 것이다.

영양 상태 최적화하기

만일 영양 부족 자가 진단의 점수가 10퍼센트 이상이라면 영양을 추가로 챙겨야 할지도 모른다. 앞에서 살펴본 '핵심 영양 보충 계획'에서는 비타민 B군, 비타민 D, 마그네슘, 오메가3 지방산, 아연 등 기본 영양소의 대부분을 다룬다. 하지만 메틸화 과정에 큰 문제가 있다면 비타민 B_{12}, 비타민 B_6, 엽산의 특수한 형태를 고농도로 섭취해야 할지도 모른다.

1. '핵심 영양 보충 계획'을 실행에 옮겨라.
2. 호모시스테인 수프림을 먹어라. 이 제품은 디자인스포헬스에서 출시했다. 만일 영 포에버 기능 건강 패널 검사에서 호모시스테인 수치가 높게 나왔거나 메틸화 자가 진단의 점수가 50퍼센트를 넘는다면 이런 제품을 먹는 것이 좋다.

정신과 마음, 영혼을 치유하기

우리의 정신과 마음, 즉 영혼을 치유하기가 가장 어렵다. 이는 수천 년 동안 주술사와 영적인 치유사들의 영역이었다. 새로운 접근법 중에는 중요하고 혁신적인 방법도 있다. 들어본 적이 있는 접근법도 있을지 모르고, 이상하게 들리는 접근법도 있을지 모른다. 하지만 지난 10년 동안 발표된 여러 연구 결과 덕택에 정신 의학의 판도를 바꿔놓을 접근법들이 큰 주목을 받게 됐다.

깊이 자리 잡은 어린 시절의 조건 형성, 트라우마, 불안증, 우울증을 치유하고 삶의 의미와 목적을 찾는 법을 알아보자.

1. 도움을 받아라. 심리 치료, 심리 상담, 라이프 코칭을 받아보자. 라이프 코치의 도움은 대단히 효과적이며, 우리의 인생, 행동, 사고 패턴을 평가하는 데 큰 도움이 된다. 우리가 바라는 대로 변화하고 있는지 확인해주는 역할도 한다. 나는 핸델그룹 Handel Group을 통해서 개인 코칭을 받았고, 그 덕택에 내가 느끼고 살아가는 방식에 근본적인 변화가 생겼다. 핸델그룹은 '이너유Inner.U'라고 불리는 셀프 온라인 치료 프로그램도 운영한다. 이 프로그램을 통해서 다른 사람들의 도움을 받을 수도 있다(handelgroup.com 참고).

2. 동적 신경 재훈련을 받아라. 누구나 투쟁, 도피, 경직 상태를 부르는 스트레스와 트라우마를 경험한다. 이 프로그램은 스트레스에 대한 부적합한 반응을 조절하는 뇌의 기능을 표적 삼아 스트레스와 트라우마를 치유하는 데 도움을 준다. 감정을 제어하는 뇌의 변연계를 재정비하고 뇌의 구조와 기능을 바꾸는 방법도 가르쳐준다. 그러면 몸이 생존 모드에서 벗어나서 성장과 복구 모드로 전환되고, 진정한 치유가 이루어진다(retrainingthebrain.com의 'Dynamic Neural Retraining System' 섹션

참고).

3. 케타민 요법을 받아보자. 불안증, 우울증, 외상후스트레스장애가 있다면 도움이 된다. 케타민은 치료 저항성 우울증 환자를 위해 정식으로 승인받은 마취제로,[7] 미국 식품의약국이 '스프라바토Spravato'라는 비강 스프레이를 승인했다. 이 제품은 해리성 약물로, 사물을 다른 시각에서 볼 수 있게 해준다. 뇌의 기능과 구조를 치유해서 신경가소성을 증가하는 효과도 있다.

4. 성상신경절 차단술을 받아보자. 불안증, 트라우마, 외상후스트레스장애가 있다면 도움이 된다.[8] 성상신경절 차단술은 1940년대부터 교감 신경 반응이나 스트레스에 대한 신경계의 반응으로 인한 통증 치료에 쓰였다. 성상신경절은 교감 신경계에 있는 신경다발로, 성상신경절 차단술은 (목 아래의) 성상신경절과 주변에 부분 마취를 해서 기능을 일시적으로 차단한다. 미국에는 이 치료법을 시행하는 병원과 클리닉이 각지에 있다. 스텔라센터(stellacenter.com)의 웹사이트에서 더 많은 정보를 얻을 수 있다. 한두 번만 치료를 받으면 되고, 효과가 오래 간다.

5. 새로운 환각 요법을 고려해보자. 이런 치료법은 정신적, 감정적, 영적인 건강에 도움이 될 수 있다.[9] 이제는 수백만 달러가 관련 연구에 투입되고 있으며, 수십억 달러짜리 회사들이 이런 혁신적인 정신 건강 치료법에 눈독을 들이는 추세다. 종합환각연구협회The Multidisciplinary Association for Psychedelic Studies; MAPS는 실로시빈 버섯, LSD, MDMA, 아야와스카ayahuasca를 이용한 환각 요법을

연구 중이다. 이런 환각물질은 우울증, 불안증, 외상후스트레스장애뿐만 아니라 완화 치료에 효과가 있을 것으로 기대된다. 자세히 알고 싶다면 협회의 웹사이트(maps.org)를 방문하길 바란다.

환각물질은 고대부터 쓰여왔다. 북미 원주민들은 페요테를 이용했고, 남아프리카의 주술사들은 소노라 사막의 두꺼비에게서 얻은 5-MeO-DMT, 아야와스카, 산페드로 선인장(메스칼린)을 이용했다. 서아프리카의 가봉에 있는 치유사들은 이보가iboga를 이용했다. 자세히 알고 싶다면 넷플릭스의 〈마음을 바꾸는 방법How to Change Your Mind〉을 시청해보자. 마이클 폴란이 쓴 동명의 책을 바탕으로 만든 작품이다. 다큐멘터리를 보는 대신 폴란의 책을 읽어도 좋다. 이제는 멕시코와 중앙아메리카에 이런 치료를 제공하는 클리닉이 생겼다.

6. **외상후스트레스장애와 중독을 치료하려면 이보게인 요법을 고려해보자.** 이보게인ibogaine은 외상후스트레스장애와 우울증뿐만 아니라 중독 증상을 치료하는 데도 매우 강력한 효과를 발휘하는 듯하다. 이 환각물질은 향정신성 알칼로이드다. 서아프리카에서 브위티Bwiti라는 종교를 신봉하는 사람들이 치유 의식과 입회식에서 이보게인을 오랫동안 사용했다. 약물중독으로 고생하는 사람들은 다량의 이보게인을 투여하면 아편 금단 증상이 많이 줄어든다. 약물과 관련된 갈망이 일시적으로 사라지기도 한다.[10] 약물중독 치료에 혁명을 불러올 수도 있는 연구가

이루어지고 있다. 하지만 이보게인은 심각한 부작용을 일으켜서 심장에 무리를 줄 가능성이 있으며 반드시 의사의 감독하에 투여해야 한다. 따라서 부작용이 덜한 노리보게인noribogaine과 같은 파생 화합물도 개발 중이다. 이제는 멕시코와 중앙아메리카에 이런 치료를 제공하는 클리닉이 생겼다.

지금까지 노화에 얽힌 과학을 알아보고 영 포에버 프로그램의 기본적인 실천법을 배웠다. 실험실로 보낸 건강 검사의 결과와 자가 진단 결과를 토대로 자신에게 적합한 프로그램을 구성하는 방법도 배웠다. 당장 시작할 수 있는 것부터 실천해보자. 습관은 그렇게 쉽게 달라지지 않는다. 집, 부엌, 침실을 재정비해서 건강한 생활을 하기 쉬운 환경을 조성해라. 다른 사람들의 도움을 받고, 친구와 함께 건강해지는 방법도 있다. 그룹을 만들어서 서로 돕고 격려하면 좋다. 사회적인 환경이 건강을 결정짓는다. 가족과 친구들도 우리의 건강에 큰 영향을 미친다.

영 포에버 프로그램을 건강과 장수로 향하는 여정에 필요한 로드맵으로 여겨라. '천릿길도 한 걸음부터'라는 속담을 잊지 말자. 지금이 바로 그 한 걸음을 뗄 때다.

하이먼 박사의
영 포에버 프로그램

· · ·

나는 아침에 일어나면 갈등에 휩싸인다. 세상을 더 나은 곳으로
만들고 싶은 욕구와 세상을 즐기고 싶은 욕구가 동시에 들기 때문이다.
그러면 하루의 계획을 세우기가 어려워진다.

동화 작가 E. B. 화이트

내가 어떻게 63세라는 나이에도 강하고 건강하고 젊게 지내는
지 궁금해하는 사람이 많다. 내 또래들은 대체로 기력이 쇠해지
는데도 말이다. 나는 테니스 실력이 많이 좋아졌고, 근육도 더 많
이 생겼다. 30세인 친구들보다 산악자전거를 타고 산을 더 빨리
오르고 더 무거운 웨이트를 들기도 한다. 나는 단순히 생물학적
인 나이를 지금의 43세로 유지하는 데서 그치지 않고 시간을 더
되돌려서 25세가 되고 싶다! 지금부터 내가 나이가 들고 있는데
도 생물학적으로는 더 젊어지는 비결을 공유하려고 한다. 아래
에 내가 매주 실천하는 다양한 방법을 소개한다.

하이먼 박사의 장수 프로그램

노화의 속도를 조절하는 방법을 알면 신이 날 수도 있고, 감당하기 버겁다고 생각할 수도 있다. 어떤 노화 방지법이 우리에게 가장 적합한지 어떻게 알 수 있을까? 마음에 와닿는 방법을 선택하면 된다. 주기적으로 일상생활에 도입할 수 있는 방법을 골라보자. 모든 방법을 한꺼번에 시도할 수는 없다. 하지만 건강하고 행복한 삶을 살기 위해 여유를 두고 다양한 방법을 시도해보자. 지금부터 장수라는 목표를 이루기 위한 나의 일상생활을 공개한다.

식단

• 페건 식단을 따른다. 페건 식단은 파이토케미컬이 풍부해서 좋다. 특히 장수 경로를 지원하고 노화의 징후에 작용하는 것으로 알려진 파이토케미컬이 많이 들어 있다.

• 매일 '건강한 노화를 위한 셰이크(363페이지)'를 마신다. 근육량을 늘리기 위해 운동하고 나서 한 시간 안에 마신다.

운동

• 일주일에 4~6일은 유산소 운동을 한다. 사이클, 산악자전거 타기, 테니스, 하이킹, 수영을 골고루 즐긴다. 매번 평균 30~60분씩 운동한다.

- TB12 스포츠에서 제공하는 저항 밴드 프로그램을 이용해서 근력 운동을 한다. TB12 스포츠의 운동 앱도 활발하게 이용한다. 근력 운동은 일주일에 서너 번 30분씩 한다.
- 핫요가나 빈야사 요가를 일주일에 두 번씩 한다. 매일 더 짧게 요가/스트레칭을 하기도 한다.

수면

- 밤마다 7~8시간씩 잔다. 주로 밤 10시나 11시에 잠들고, 아침 6시나 7시에 일어난다.
- 밤마다 글리신 마그네슘을 200~400밀리그램 섭취한다.
- 빛과 소리로부터 완전히 자유로운 환경을 조성하기 위해서 수면 안대와 소음 방지용 귀마개를 착용하고 잔다.
- 스마트 반지 '오우라 링'과 스마트 매트리스 '에잇슬립' 시스템을 이용해서 나의 수면 패턴과 생체 지표를 추적한다.

스트레스 관리

- 하루에 한두 번 20분 동안 만트라 명상을 한다.
- 호흡법을 매일 꾸준히 실천하려고 노력한다.
- 자연과 황무지에서 시간을 보낸다. 신경계가 회복되고 자연으로부터 영감을 받기 때문이다.
- 가족, 친구들과 함께 시간을 보낸다. 시간이 날 때마다 가족이나 친구들과 함께 놀고 때로는 여행을 떠나기도 한다. 그런 기

회를 최대한 자주 마련하려고 노력한다.

- 적어도 한 달에 한 번은 마사지를 받는다(가능할 때는 더 자주 받으려고 노력한다).

호르메시스

- 일주일에 서너 번 식사 시간을 제한한다. 하루에 14~16시간씩 공복 상태를 유지한다.
- 강력한 파이토호르메시스 식물 화합물을 식단에 주기적으로 포함한다.
- 사우나를 이용하거나 찬물에 몸을 담글 수 있을 때는 매일 그렇게 한다. 집에 스팀 샤워도 설치했다. 커다란 욕조에 얼음처럼 차가운 물을 가득 채우고 매일 온열 요법과 한랭 요법을 몇 번씩 번갈아 가면서 한다. 스팀 샤워 10분, 냉수욕 3분을 반복하는 식이다. 집에 있을 때는 일주일에 서너 번 사우나를 30분 동안 이용한다. 출장을 갈 때는 핫요가를 한다.
- 집에 있을 때 적색광 테라피 기기를 최대한 자주 사용한다. 하루에 10분씩 사용한다.
- 밤에 블루라이트 차단 안경을 낀다.
- 집에 있거나 가능할 때 몸을 재정비하기 위해서 오존 요법을 매주 시행한다. 한 달에 한 번만 하더라도 호르메시스 작용으로 몸을 리셋할 수 있다.
- 체내 시스템을 리셋하기 위해서 1년에 한 번씩 고압 산소 치료

를 받는다. 하지만 아직은 이 방법을 정기적인 치료로 생각하지 않는다.

- 가능할 때는 셀짐 기계를 이용해서 저산소 훈련을 한다. 보건소나 바이오해킹 센터에서 이용한다. 집에서는 책상에서 일할 때 저산소 마스크를 착용한다.

기본적인 영양 보충 계획

- 디자인스포헬스의 비타민 D 수프림을 매일 섭취한다(이 제품은 비타민 D_3의 함유량이 5,000IU이며 MK-7를 포함한 비타민 K_2도 들어 있다).

- 빅볼드헬스의 더치 하버 오메가를 섭취한다(매일 EPA/DHA 1~2 그램 섭취).

- 퓨어인캡슐레이션스의 멀티 t/d(종합비타민과 미네랄)를 매일 두 알씩 먹는다.

- 디자인스포헬스의 호모시스테인 수프림을 매일 두 알씩 먹는다(나는 유전적으로 메틸화가 잘 일어나지 않아서 비타민 B_6, 비타민 B_{12}, 엽산으로 메틸화 과정을 지원하는 제품을 섭취한다).

- 퓨어인캡슐레이션스의 글리신 마그네슘 제품을 매일 400밀리그램씩 섭취한다.

- 장 기능을 지원하기 위해서 파머시의 것푸드를 섭취한다(gutfood.com).

장수를 위한 특별 영양 보충제

- NMN을 매일 1,000밀리그램씩 섭취한다.

- 피세틴을 매일 500밀리그램씩 섭취한다.

- 빅볼드헬스의 HTB 리쥬버네이트를 케르세틴, 다른 플라보놀과 함께 하루에 두 번 두 알씩 먹는다.

- 프테로스틸벤을 하루에 한두 번 100밀리그램씩 섭취한다.

- 커큐민을 비오프렌^{Bioprene}과 함께 매일 500밀리그램씩 섭취한다.

- 녹차를 마셔서 EGCG를 매일 500밀리그램씩 섭취한다.

- 자이모겐의 온코플렉스(브로콜리 씨 추출물에 들어 있는 설포라판)를 하루에 두 번 30밀리그램씩 섭취한다.

- 미토퓨어(유로리틴 A)를 매일 500밀리그램씩(한 팩이나 두 알) 섭취한다.

근육감소증 지원

- 손리서치의 아미노산 콤플렉스를 운동하고 나서 매일 한 숟갈씩 먹는다.

- '건강한 노화를 위한 셰이크(363페이지)'를 통해 매일 크레아틴을 5그램씩 섭취한다.

장수를 부르는 최신 기술

나는 새롭게 등장하는 다양한 치료법을 직접 경험했다. 나 자신을 기니피그로 쓴 셈이다. 이런 최신 요법 덕택에 전반적인 건강과 웰빙, 그리고 만성적인 부상 치료에 큰 도움을 받았다. 나는 자가면역질환, 곰팡이 독성, 수은 중독, 라임병, 허리 수술 때문에 크게 고생했다. 그럴 때마다 최신 요법에 의지했다. 다음에 소개하는 치료법들은 재생의학의 일부다. 널리 쓰이려면 아직 연구가 더 이루어져야 하지만, 일반적으로 안전하고 효과가 좋다. 장수 연구에 관심이 많고 다양한 장수 요법을 체험하고 싶은 사람들에게 다음의 치료법을 추천한다. 지금은 비용이 많이 들 것이다. 하지만 시간이 갈수록 가격이 점점 내려가고 나중에는 보험도 적용되리라고 예상한다(11장 참고).

내가 잠재적인 위험을 이해한 상태로 아래의 요법을 받았다는 사실을 잊지 마라. 전부 연구가 더 필요한 치료법이다. 사람마다 시도해보고 싶은 치료법이 다르고 감당할 수 있는 치료 비용도 다를 것이다. 따라서 최신 요법을 전부 시도해봐도 좋고, 하나도 시도하지 않아도 좋다.

- 펩타이드 요법
- 엑소좀
- 줄기세포

- 자연살해세포 주입
- 혈장 분리 교환술: 개체 결합보다 훨씬 받아들이기 쉬운 혈액
  청소 방식

삶의 의미와 목적, 정신 건강

- 나는 의미 있는 일을 찾은 것을 감사하게 생각한다. 의사, 작가,
  팟캐스트 '의사의 농장조제실The Doctor's Farmacy'의 운영자로서
  다른 사람들을 도울 수 있어서 기쁘다. 내가 설립한 비영리 조
  직인 '푸드픽스 캠페인(foodfix.org)'은 더 건강하고 공정한 식
  품 시스템을 만들기 위해서 활발하게 활동한다. 현재 우리 생
  활의 근간을 이루는 식품과 농업 시스템의 잘못된 정책들을 바
  꾸어 올바른 방향으로 나아가고자 최선을 다하고 있다.
- 나는 건강한 정신과 사고방식을 유지하기 위해서 열심히 노력
  한다. 라이프 코치와 친구들의 응원을 받기도 한다. 다양한 영
  적 전통을 체험해보는 일이 나에게는 도움이 됐다.

공동체 의식과 유대감

- 나는 오랫동안 친하게 지낸 친구 여섯 명을 매주 온라인 화상
  회의로 만난다. 우리는 이 모임을 통해서 서로를 깊이 이해하
  고 살핀다. 직업적·개인적으로 성장하고 발전하도록 서로 격려
  하기도 한다.
- 나는 친구와 동료들로 구성된 아름다운 지역사회를 만들기 위

해서 신경을 많이 썼다. 그들은 나를 잘 알고 나에게 깊은 애정
과 소속감을 안겨준다.

마치며_이 시대의 위험과 미래 전망

최고의 시절이자 최악의 시절이었다. 지혜의 시대이자 어리석음
의 시대였다. 믿음의 시기이자 불신의 시기였다. 빛의 계절이자
어둠의 계절이었다. 희망의 봄이자 절망의 겨울이었다. 우리 앞에
모든 것이 있었고, 우리 앞에 아무것도 없었다. 우리 모두 천국으
로 직행하고 있었고, 우리 모두 다른 방향으로 직행하고 있었다.

찰스 디킨스, 《두 도시 이야기》

우리는 인류 역사의 놀라운 시대에 살고 있다. 과거 SF 영화에
나 나왔던 일들이 이제는 현실이 됐다. 자동차, 비행기, 우주 여
행, 휴대용 슈퍼컴퓨터를 떠올려보자. 마찬가지로, 지금은 허황
되게 느껴지는 일도 곧 흔한 일상이 될 것이다. 인간의 선형적인
사고방식으로는 다음에 어떤 일이 일어날지 상상하기 어렵다.

우리는 이 책에서 장수 과학의 장래와 잠재력을 살펴봤다. 신
체를 젊은 상태로 되돌리는 방법, 불멸에 이르게 도와줄지 모를
최신 기술도 알아봤다. 인간은 태곳적부터 불멸을 갈망했다. 선
조들이 살던 시대에는 변화가 지루할 만큼 천천히 나타났지만
이제 그 속도는 걷잡을 수 없을 정도로 빠르다. 그 가운데 우리는

장기 이식이나 인간의 달 착륙과 같은 기적을 봤다.

하지만 우리는 발전을 이룩하고 기발한 생각을 한 대가로 엄청나게 많은 것을 파괴했다. 인간의 활동으로 인해 생물 종의 60퍼센트가 멸종했다. 거대한 땅의 사막화, 열대 우림의 파괴, 담수 공급원의 고갈과 오염, 지구의 오염, 기후의 불안정은 전부 인간의 생존에 위협을 가한다. 인간이 므두셀라만큼 오래 살 수 있을 것만 같을 때 자칫 잘못하면 멸종할 위기에 놓인 것이다.

오늘날 세상을 보면 염세주의적으로 생각하기 쉽다. 독재 국가들의 부상, 민주주의의 쇠퇴, 커지는 빈부격차와 건강 상태의 격차, 급속도로 뜨거워지는 지구, 사회의 양극화, 증오와 차별의 증가, 인권 말살, 전 세계적으로 급격하게 늘어나는 비만과 만성 질환, 파괴적인 식량 시스템, 교묘한 알고리즘으로 우리의 선택, 생각, 행동을 통제하는 디지털 경제에 의한 자유 의지의 박탈은 전부 우리를 괴롭게 한다. 하지만 수많은 문제에 직면한 상황에서도 우리는 혁신, 창의력, 정신과 영혼의 천재성을 통해서 난해한 문제들을 해결할 방법을 찾아내고 있다.

인류의 생존은 보장되지 않았다. 영국의 경제학자 토머스 맬서스Thomas Malthus와 《인구 폭탄The Population Bomb》을 집필한 독일의 화학자 파울 에를리히Paul Ehrlich를 비롯한 전문가들은 인류의 멸종을 예고했다. 그들은 인구의 증가 속도가 지구의 수용 능력을 넘어서리라고 예측했다. 다행히 그 예측은 아직 실현되지 않았다. 인류가 위기의 순간마다 모자에서 토끼를 꺼내듯이 마법을 부렸기 때문이다. 이번에도 그렇게 위기를 모면할지도 모른다. 나는 인류에게 우리의 몸과 마음을 치유하고, 무너진 사회를 복구하고, 망가진 지구를 치유할 잠재력이 있다고 생각한다.

에이브러햄 링컨은 우리 안의 선한 천사를 찾고 위험으로 가득한 역사의 순간들을 극복하자고 간청했다. 그는 인간의 비열한 본능과 욕구가 서로를 어둠에서 끌어올리는, 더 계몽된 시각으로 승화되길 바랐다. 우리는 지금 바로 그 순간에 살고 있다.

장수와 수명 연장에 초점을 맞추는 행위가 부자들의 나르시시즘처럼 보일 수도 있다. 아니면 죽음의 공포에서 벗어나려는 몸부림으로 비칠지도 모른다. 하지만 나에게는 치유에 대한 기대감, 수십억 명이 질병, 장애, 노화로 인해 불필요하게 고통받지 않아도 된다는 기대감, 사람들이 성장하도록 도울 수 있다는 기대감이 있다. 그런 기대감을 현실로 바꾸는 것이 나의 사명이다. 사람들이 내 도움으로 몸을 치료하고, 개인과 집단의 트라우마를 치유하고, 기쁨, 창의력, 예술, 음악, 사랑, 경탄이 세상을 채우도록 사회와 인간의 존재 방식을 재정립하길 바란다. 우리가 독창성, 창의력, 과학, 상상력을 통해서 비열한 본능에서 벗어나는 데 내가 보탬이 되길 바란다. 다른 사람들뿐만 아니라 지구와도 조화롭게 살아가는 방법을 찾아내는 데도 보탬이 되길 바란다.

의학의 혁명은 우리가 건강, 질병, 노화에 관해 아는 모든 것을 완전히 바꿀 잠재력이 있다. 우리가 천연두를 정복했듯이 심장질환, 암, 당뇨병, 치매 등 오늘날 가장 흔한 질병들이 역사의 쓰레기통으로 들어갈 수도 있다. 기술의 발전 덕택에 곧 화석 연료 없이도 에너지가 충분해질 것이다. 또한, 재생 농업과 재생적인 생활방식이 급속도로 개발되고 있다. 수십억 달러가 인류의 가장 난해한 문제들을 겨냥하기도 한다. 이 모든 노력이 결국 어떤 결과를 부를지는 아직 두고 봐야 한다. 하지만 우리가 각자의 몸과 마음을 치유하는 데에서부터 시작해야 한다. 그러면 부정적인 사회에 빼앗긴 우리의 협동 본성, 우리가 다른 사람들과 함께 일하고 조화롭게 살아가는 능력, 지구와 공존하는 능력을 되찾으리라고 믿는다.

여러분이 이 책을 읽고 배운 점과 새로 알게 된 여러 도구를 활용해서 세상을 더 따뜻하고 인간적인 곳으로 만들기를 바란다. 이제 독자들에게는 통증을 완화하고, 질병을 이겨내고, 건강하게 지내면서 가족, 지역사회, 사회에 이바지할 시간을 연장해주는 도구가 생겼다. 나는 쾌락주의적인 이유로 120~180세까지 살고 싶은 것이 아니다. 그저 63세가 되어서야 마침내 이 세상, 내 가족과 지역사회에 훨씬 큰 가치를 더해줄 만큼의 지혜와 능력이 생겼다고 생각할 뿐이다. 이 시대의 가장 어려운 문제 몇 가지의 해결에도 힘을 보탤 수 있으리라고 생각한다. 오늘날 우리에게 이보다 더 중요한 일은 없는 듯하다.

2022년 10월, 마크 하이먼

감사의 글

어떤 책이든 혼자 쓸 수 없으며 도와주신 모든 분의 노고로 탄생한다. 이 책은 수십 년 동안 이어진 영웅 같은 과학자들의 끈질긴 노력 덕택에 세상의 빛을 보게 됐다. 그분들은 다양한 난제를 던지고 인간의 생명이 품은 신비와 잠재력을 끊임없이 연구했다. 그분들에게 깊은 감사의 말씀을 전한다. 나는 주로 통역가이자 의사로 일한다. 과학 저널에 묻혀 있는 과학 지식, 잘 알려지지 않은 실험실에서 진행된 실험의 결과, 내가 수십 년 동안 환자들을 치료하면서 얻은 경험을 간단하고 실용적인 조언으로 통역하는 일을 한다. 우리가 인간으로서 더 나은 삶을 살게 되길 바라는 마음이다. 나는 이를 필생의 영광으로 생각한다.

나는 장수 분야를 이끄는 거장들을 비롯해서 정말 많은 이들에게 많이 배웠다. 특히 친분이 두터운 데이비드 싱클레어와 발터 롱고에게서 많은 것을 배웠다. 댄 뷰트너는 나에게 영감을 불어넣는 놀라운 친구다. 그는 블루존의 비밀을 세상에 알리는 데 공헌했다. 댄은 내가 사르데냐와 이카리아로 여행을 갔을 때 도움을 줬다. 댄의 소개로 나는 엘레오노라 카타와 파올라 데무르타스를 만났고, 그들이 운영하는 여행사 '데어'를 통해서 사르데냐 블루존의 중심부로 심오한 여행을 떠날 수 있었다. 이카리아에 사는 엘레니 마자리도 댄 덕택에 알게 됐다. 그녀는 나에게 우리 선조들의 생활방식을 알려줬다. 《생명력》을 집필한 토니 로빈스와 피터 디아만디스Peter Diamandis의 우정과 지원도 감사하게 생각한다. 그들은 치유된 풍성한 미래를 꿈꾼다. 그런 비전이 나에게 계속 영감을 불어넣는다. 그들은 그런 미래를 창조하는 일에 나를 초대해주기도 했다.

늘 그렇듯이 나는 환상적인 팀원들의 지원을 받는다. 우선, 동업자이자 내 이름이 붙은 모든 사업체의 CEO인 드루 푸로히트Dhru Purohit에게 감사의 말을 전한다. 드루는 누구를 대하든 어떤 일을 하든 항상 정성, 천재성, 진실성을 바탕으로 임한다. 카야 푸로히트Kaya Purohit는 나의 콘텐츠 담당자다. 카야는 내 머릿속에 있는 온갖 희한한 생각들을 콘텐츠로 만들어낸다. 카야의 손에서 독자들이 이해하고 행동으로 옮길 수 있는 아이디어와 수백만 명을 도울 수 있는 도구들이 탄생한다. 내가 원고를 손보는 일을 도와준 다시 그로스Darci Gross에게도 특별히 감사드린다. 그분 덕택에 이 책이 누구나 쉽게 이해할 수 있는 책이 됐다. 패럴 페이한Farrell Feighan, 로런 페이한Lauren Feighan, 알렉스 가예고스Alex Gallegos, 벤 세이틀린Ben Tseitlin, 하샬 푸로히트파텔Harshal Purohit-Patel, 에일사 코웰Ailsa Cowell, 게리 도허티Gerry Doherty, 패트릭 에드워즈Patrick Edwards, 멜라니 해럴슨Melanie Haraldson, 케이 레무스Kay Lemus, 코트니 맥내리Courtney McNary, 에일렛 메나쉬Ayelet Menashe, 제니퍼 샌

더스Jennifer Sanders, 수전 베리티Susan Verity, 린다 카르디요Linda Cardillo, 해리슨 킹Harrison King, 테일러 그로프Taylor Groff, 해나 오르도스Hannah Ordos, 앰버 콕스Amber Cox, 캐럴 시버센Carol Syversen, 디애나 타운스Dianna Towns, 로렌 굴드Loren Gould, 마라 플로이드Mara Floyd, 매리 워크맨Mary Workman은 이 세상에서 가장 훌륭한 팀원들이다.

메러디스 존스Meredith Jones가 없었더라면 내 인생은 제대로 돌아가지 않았을 것이다. 메러디스 덕택에 나는 모든 것을 쉽게 할 수 있고, 언제 어떤 일을 해야 하는지도 알 수 있다. 메러디스는 내가 머리를 비우고 하고자 하는 일에 집중할 수 있도록 도와줬다. 정말 감사드린다!

지난 30년 동안 나를 찾아온 환자들은 나에게 자신의 건강을 맡길 만큼 나를 믿어줬다. 나는 환자들 덕택에 의사가 되는 일의 진정한 의미에 관해서 정말 많이 배웠다. 인체가 실제로 어떻게 기능하는지도 배울 수 있었다. 정말 감사하게 생각한다. 내가 과학과 의학에 관해서 계속 배우고 두 분야의 미래를 탐구하는 동안 더 울트라웰니스센터와 클리블랜드클리닉의 기능의학 센터를 지켜주는 나의 팀원들에게도 고마운 마음을 전한다. 제프리 블랜드 박사는 나의 멘토이자 친구다. 그분은 알려지지 않은 영웅이자 21세기 의학에 심오한 통찰력을 지닌 최고의 전문가이기도 하다. 그가 없었다면 나는 지금 살아 있지 못했을 것이다. 나 자신과 그토록 많은 환자를 치유할 수 있는 지식과 기술을 갖추지도 못했을 것이다.

나와 오랫동안 함께해준 에이전트 리처드 파인^{Richard Pine}과 '리틀 브라운 스파크^{Little, Brown Spark}'의 편집자 트레이시 베하르^{Tracy Behar}는 지난 20년 동안 나를 응원해주고 나의 이상한 아이디어들을 환영해줬다. 그들의 믿음 없이는 내가 세상에 내놓은 것들을 하나도 완성하지 못했을 것이다. 늘 그렇듯이 이번에도 나는 앤드리아 빈리 컨버스^{Andrea Vinley Converse}의 도움으로 원고를 모두가 이해할 수 있는 내용으로 다듬는 데 성공했다. 앤드리아는 (꼭 삭제해야 했던) 단어를 원고에서 삭제하기 싫어하는 나를 참아주기도 했다.

내 가족과 친구들은 내가 겸손함을 잃지 않게 해주고 나에게 사랑과 응원을 아낌없이 보내준다. 그분들 없이는 내가 살아갈 수 없을 것이다. 의대를 다니는 딸 레이철과 셰프로 일하는 아들 미샤, 그리고 조카 벤과 세라는 내가 나와 이 세상을 치유하려고 계속 노력하는 이유에서 큰 비중을 차지한다.

내 인생의 동반자이자 사랑인 브리애나 웰시에게도 감사의 말씀을 전한다. 그녀가 더 나은 세상을 꿈꾸는 모습이 나에게 영감을 불어넣는다. 브리애나는 내가 정말로 중요한 것에 집중하도록 도와주기도 한다. 그녀에게 내 인생을 새롭게 만들어줘서 감사하다고 말하고 싶다.

용어 설명

AMP: 아데노신1인산adenosine monophosphate. ATP는 세포에 연료를 공급하기 위해서 인산 분자 한두 개를 떼어내서 자신의 에너지를 나눈다. 그러면 아데노신2인산adenosine diphosphate; ADP이나 아데노신1인산으로 바뀐다.

AMPK: AMP-활성 단백질 인산화효소AMP-activated protein kinase. 에너지가 줄어드는 것을 알아차리는 영양소 감지 시스템. 우리 몸에 에너지가 얼마나 필요한지에 따라서 켜지거나 꺼진다. 핵심적인 장수 스위치 중 하나다.

ATP: 아데노신3인산adenosine triphosphate. 세포들은 체내의 모든 것을 운영하는 데 ATP를 연료로 사용한다. 우리 몸은 칼로리와 산소를 태워서 ATP를 만들어낸다.

DNA: 데옥시리보핵산deoxyribonucleic acid. 우리 몸의 세포가 기능하고 복제할 수 있도록 정보(유전 암호)를 암호화는 분자.

mTOR: 포유류 라파마이신 표적mammalian target of rapamycin. 자가포식을 통해서 새로운 단백질을 만들고 오래된 단백질을 재활용하는 선천적인 시스템. mTOR 유전자는 mTOR 단백질을 만드는 데 필요한 지시 사항을 제공한다. 이 단백질은 체내 전반에 걸쳐서 뇌세포를 비롯한 다양한 형태의 세포에서 발견할 수 있다. mTOR는 세포의 성장, 분열, 생존에 영향을 미치는 단백질의 생산을 제어한다. 특히 뇌의 성장과 발달에 중요한 역할을 한다.

NAD+: 니코틴아마이드 아데닌 다이뉴클레오타이드nicotinamide adenine dinucleotide. 에너지 생산과 시르투인 활동 조절을 비롯한 체내에서 일어나는 화학 작용 500가지 이상에 쓰이는 화학물질. 건강하게 먹고 운동하면 NAD+의 수치가 증가한다.

게놈: 우리 몸에 있는 모든 DNA 염기서열.

광생물 조절photobiomodulation: 파장이 긴 적외선과 적색광 요법을 이용해서 시력, 인지 능력과 기동성, 피부의 노화를 개선하는 치료법.

노화 세포(좀비 세포): 정상 세포가 분열을 멈췄는데도 죽지 않을 때가 있다. 그런 세포가 염증을 일으키는 분자를 방출하기 시작하면 좀비 세포가 된다. 텔로미어의 길이 단축, DNA 손상, 후성유전체의 변화가 원인이다.

단백질: 아미노산을 3D 구조로 접은 형태. 각각의 단백질은 세포의 성장, 분열, 기능을 돕는 특정한 역할을 한다. 모든 생물은 단백질, 탄수화물, 지질(지방질), 핵산으로 만들어졌다.

단백질체: 세포, 조직, 유기체에 의해 발현되거나 발현될 수 있는 모든 단백질.

대사산물: 신진대사의 중간 또는 최종 산물. 연료, 구조, 신호전달, 효소를 자극하고 억제하는 역할 등 다양한 기능이 있다.

대사체: 우리 몸에 있는 모든 화학물질. 대사체에 있는 여러 분자가 마이크로바이옴에서 온다.

라파마이신: 면역 조절 기능이 있는 화합물. mTOR를 억제하여 수명을 연장하고 건강을 증진하는 효과가 있을지도 모른다.

마이크로바이옴: 우리의 소화관과 피부에 사는 수조 개의 미생물로 이루어진 생태계. 건강의 모든 부분과 긴밀한 관계가 있다.

메틸화methylation: 메틸기(CH_3)를 더하거나 제거하는 과정. 에너지 생산, 유전자 발현, 신경전달물질, 해독 작용 등을 제어한다. 비타민 B_{12}, 비타민 $B6$, 엽산에 의지하는 여러 효소가 메틸화 과정을 조절한다.

면역체: 면역계를 형성하는 유전자와 단백질.

미토콘드리아: 에너지(ATP, AMP)가 만들어지는 세포 발전소. 미토콘드리아는 식품에서 얻은 칼로리를 산소와 결합해서 우리 몸의 모든 것을 운영하는 데 필요한 에너지를 생산한다.

사이토카인: 면역계의 전달 물질. 면역 분자.

세놀리틱senolytic: 좀비 세포를 죽이고, 염증성 노화의 진행을 멈추고, 조직의 복구, 원기 회복, 재생을 촉진하는 자연적인 약용 화합물.

세포: 생물체를 이루는 가장 작은 구조 단위. 세포는 우리 몸이 살아가는 데 필요한 모든 기본 기능을 수행한다.

시르투인: 노화와 유전자 전사(새로운 단백질의 형성)를 제어하는 신호전달 단백질군. 염증과 산화 스트레스를 줄이고, 신진대사를 원활하게 하며, 세포의 에너지 생산량을 늘리기도 한다. 시르투인은 우리의 신진대사를 주도하는 미토콘드리아의 건강과 기능에 큰 영향을 미친다.

아미노산: 단백질의 화학적인 구성 요소. 우리 몸은 근육을 만드는 데 필요한 필수 아미노산 20종을 전부 식품, 특히 동물 단백질로부터 얻는다.

엑소좀exosome: 줄기세포에 있는 치유, 항염, 복구, 성장 인자들로 구성된 작은 꾸러미.

엑스포좀exposome: (주로 후성유전체에 의한) 유전자 발현에 영향을 미치는 모든 외부 요인(식단, 생활방식, 독소, 스트레스 등). 엑스포좀이 질병과 노화의 90퍼센트를 결정한다.

열 충격 단백질 Heat-shock protein; HSP: 치유 단백질. 손상된 단백질을 돕거나 재활용하고, 항산화 시스템과 복구 시스템을 활성화한다.

염색체: DNA가 들어 있으며, 단백질에 의해 형태가 유지된다. 인간의 세포에는 염색체가 46개 있다. 23개는 어머니에게서, 23개는 아버지에게서 온 것이다.

염증성 노화: 나이와 관련된 질병을 일으키는 전신 만성 염증.

유전자: 특정한 단백질을 위한 암호를 지정하는 DNA의 특정한 서열.

자가포식: 세포를 재활용하고 재생하는 과정. 건강을 증진하고 수명을 연장하는 열쇠. 이것은 오래된 단백질과 분자들을 기본적인 구성 요소로 분해하는 과정이다. 자가포식을 마치고 나면 몸이 새로운 단백질과 신체 부위를 만들 수 있다.

장내 박테리아 불균형: 염증을 일으키는 유해균은 과잉 증식하고 항염 작용을 하는 유익균은 수가 급격하게 줄어드는 현상. 장내 박테리아 불균형이 발생하면 장누수증후군에 걸릴 위험이 있다.

재생의학: 근골격계의 기능을 개선하고 약 없이도 통증을 완화하는 새로운 개념의 치료법. 줄기세포, 엑소좀, 펩타이드, 오존, 자연살해세포, 혈장 분리 교환술을 이용해서 건강을 재생하고 장수를 촉진한다.

전사체: 유기체에 의해 발현되는 메신저 RNA(mRNA) 분자 전체. 우리의 유전자는 이런 메커니즘을 통해 RNA에 의해서 전사된다(읽힌다).

줄기세포: 특수한 세포가 되거나 더 많은 줄기세포로 분열되거나 손상된 세포와 조직에 치유 및 복구 화합물을 운반할 잠재력이 있는 세포. 우리 몸에 있는 거의 모든 세포는 이미 특정한 역할이 있고 다른 형태의 세포가 되지 못한다.

크리스퍼CRISPR: 유전자 편집 도구. 정식 명칭은 '규칙적인 간격을 두고 분포하는 짧은 회문 반복 서열 집합clustered regularly interspaced short palindromic repeats'이다.

킬레이션 요법chelation therapy: 금속의 결합을 통해서 세포와 조직으로부터 중금속을 제거하는 치료법. 킬레이션 요법을 받으면 중금속이 소변이나 대변으로 배출된다.

텔로미어: 염색체의 끝에 있는 보호용 캡. 나이가 들수록 텔로미어의 길이가 짧아진다. 길이가 너무 많이 짧아지면 (새로운 세포를 만들기 위한) 세포 분열이 더는 일어나지 않고 정상 세포가 좀비 세포로 변할 수 있다.

파이토케미컬: 식물에 들어 있는 몸에 이로운 약용 물질.

혈장 분리 교환술: 혈액을 청소하는 방법. 이 과정에서는 혈장에서 백혈구, 적혈구, 혈소판을 분리한다. 그러고 나서 혈장을 알부민과 같은 다른 형태의 단백질로 교체한다. 혈장 분리 교환술은 자가면역질환을 치료하는 데 쓰이며 장수를 위한 치료법으로도 연구되고 있다.

호르메시스Hormesis: 좋은 스트레스. 저강도의 생물학적인 역경을 의미한다. 호르메시스는 몸의 복구를 자극한다. 세포의 건강을 개선하고 세포의 생존율을 높이기도 한다.

효소: 아미노산으로 만들어진 단백질. 우리 몸에서 일어나는 모든 화학 반응의 촉매 역할을 한다.

후성유전체: 게놈(유전 암호)의 발현과 기능을 조절하는 태그의 총집합. 후성유전체는 어떤 유전자가 켜지거나 꺼지는지 제어한다.

후성유전학: '게놈 너머에'라는 뜻의 용어. 우리의 행동과 환경이 유전자에 흔적을 남기는 방법을 연구하는 학문. 그런 흔적이 어떤 유전자가 켜지거나 꺼지는지 결정한다.

하이먼 박사의 웹사이트

닥터 하이먼 drhyman.com

펑션헬스 functionhealth.com

겟푸드 gutfood.com

영 포에버 참고자료 youngforeverbook.com/resources

프로그램 및 영양 보충제 store.drhyman.com

울트리웰니스센터 The UltraWellness Center

55 Pittsfield Road, Suite 9

Lenox Commons

Lenox, MA 01240

원격 또는 대면 진료는 ultrawellnesscenter.com에서 예약하기 바란다.

클리블랜드클리닉 기능의학센터 The Cleveland Clinic Center for Functional Medicine

9500 Euclid Avenue/Q-2

Cleveland, OH 44195

원격 또는 대면 진료는 my.clevelandclinic.org/departments/functional-medicine에서 예약하기 바란다.

기능의학

미국에는 기능의학 협회(ifm.org)가 있다. 이곳에서 체내 불균형을 평가하고,

진단하고, 치료하는 데 도움을 줄 수 있는 기능의학 의사를 찾길 바란다.
한국은 대한기능의학회(www.kifm.kr)에서 기능의학 의사를 찾을 수 있다.

식품 정보

식품 주기율표 계획(Periodic Table of Food; foodperiodictable.org): 식물의 세
계에 있는 이로운 약용 물질인 파이토케미컬에 관한 주기율표.

것푸드(Gut Food; gutfood.com): 매일 장의 기능을 지원해줄 종합비타민.

환경워킹그룹(Environmental Working Group; ewg.org): 농산물에 있는 살충제
와 생활용품에 있는 독성 물질의 독소 수치에 관한 정보.

클린피시(Clean Fish; cleanfish.com): 지속 가능한 방식으로 잡거나 키운 생선.

A2밀크(A2 Milk; a2milk.com): 산업적으로 키운 소가 생산하는 A1 카세인보다
소화하기 더 쉬운 A2 카세인이 들어 있는 우유.

부처박스(Butcher Box; butcherbox.com): 너무 비싸지 않은 가격에 풀을 먹고
자란 동물의 고기와 먹기 안전한 생선을 구하는 방법.

바이탈초이스(Vital Choice; vitalchoice.com): 지속 가능한 방식으로 잡은 자연
산 생선(냉동식품과 통조림 식품). 이런 생선은 독소 수치가 낮다.

스라이브마켓(Thrive Market; thrivemarket.com): 건강한 식품, 생활용품 등을
소매가격보다 25~50퍼센트 저렴하게 살 수 있는 온라인 슈퍼마켓.

유기농농장협동조합(Grass Roots Meat and Poultry; grassrootscoop.com): 풀을
먹고 자란 동물의 고기와 목초지에서 키운 가금류의 고기.

빅볼드헬스(Big Bold Health; bigboldhealth.com): 히말라야 타타리 메밀가루
뿐만 아니라 HTB 리쥬버네이트와 더치 하버 오메가등의 핵심 영양 보충
제도 구할 수 있다.

호르메시스 테라피

[저산소 요법]

셀짐(Cellgym; cellgym.com): 저산소 및 고산소 상태를 경험할 수 있는 마스크.

운동용 저산소 마스크(milehightraining.com)

[한랭 요법]

리뉴테라피 냉수욕 기계(Renu Therapy; renutherapy.com)

플란지 냉수욕 기계(The Plunge; thecoldplunge.com)

[사우나]

선라이튼사우나(Sunlighten Saunas; sunlighten.com)

하이어도즈 사우나 담요(Higher Dose; higherdose.com)

[가정용 오존 치료기]

직장용 오존 치료기(simplyO3.com)

[고압 산소 요법]

옥시젠헬스시스템스(Oxygen Health Systems; oxygenhealthsystems.com)

[적외선과 적색광 요법]

주브(Joovv; joovv.com)

재생의학

바이오리셋메디컬(BioReset Medical; biorestmedical.com): 맷 쿡 박사가 설립
한 재생의학 센터. 정형외과적 문제, 만성 통증, 만성 질환을 폭넓게 치
료한다.

허드슨메디컬앤드웰니스(Hudson Medical and Wellnessl; hudsonmedical.
com): 조너선 쿠오Jonathan Kuo 박사와 그의 팀이 설립한 재생의학 센터.
정형외과적 문제, 만성 통증, 만성 질환을 폭넓게 치료한다.

하이퍼리스(Hyperice; hyperice.com): 공기압을 이용해서 다리의 림프 순환
을 원활하게 해주는 기기 등 다양한 원기 회복 마사지 도구가 있다.

수면 보조 도구

스마트 전구(bestreviews.com/home/light-bulbs/best-smart-light-bulb)

블루라이트 차단 안경(truedark.com이나 boncharge.com)

체력

TB12스포츠(TB12 Sports; TB12sports.com): 전 NFL 선수 톰 브래디의 밴드
및 유연성 프로그램

영양 보충제

라이트쇼 전해질(Lyte Show; lyteline.com)

미토퓨어의 유로리틴 A(Mitopure; mitopure.com)

겟푸드(Gut Food; gutfood.com)

더 다양하고 자세한 정보를 알고 싶다면 youngforeverbook.com/resources
를 방문하기 바란다.

트라우마, 스트레스, 인간관계

핸델그룹(Handel Group; Handelgroup.com): 개인 코칭 제공. 이너유Inner.U라
고 불리는 셀프 치료 프로그램도 제공한다.

동적 신경 재훈련 시스템(Dynamic Neural Retraining System; retrainingthebrain.
com): 만성 질환과 관련된 스트레스에 대한 부적합한 반응을 조절하는
데 도움을 준다. 만성 코로나19증후군, 만성피로증후군, 다종 화학물질
민감증, 섬유근육통, 만성적인 라임병, 식품 민감증, 불안증, 만성 통증,
체위 기립성 빈맥 증후군 등의 치료를 돕는다.

스텔라센터(Stella; stellacenter.com): 교감 신경 반응이나 스트레스에 대한
신경계의 반응으로 인한 통증을 치료할 때 성상신경절 차단술을 이용한
다. 스트레스, 불안증, 외상후스트레스장애, 우울증 등의 치료에 쓰인다.
정신 건강을 위해서 환각물질을 이용하는 연구를 선도한다. 또한 환각물질
이 미국 식품의약국의 승인을 받도록 노력 중이다.

자기측정 도구

오우라 링(Oura Ring; ouraring.com)

훕(Whoop; whoop.com)

핏빗(Fitbit; fitbit.com)

가민 스마트 워치(Garmin Smart Watches; garmin.com)

애플 워치(Apple Watch; apple.com)

에잇슬립(Eight Sleep; eightsleep.com)

레벨스헬스(Levels Health; levelshealth.com/hyman에 가입): 지속적인 글루코스 모니터링 기기

검사

펑션헬스(Function Health; functionhealth.com): 저렴하게 100가지 이상의 검사를 종합적으로 받을 수 있다. 차도를 추적하기 위해 6~12개월마다 주기적으로 재검사도 가능하다. 추가로 트루다이아노그스틱의 DNA 메틸화 및 텔로미어 검사, 아이에이지 검사, 갈레리 암 선별 검사 등을 받을 수 있다. 영 포에버 건강 패널 기능 검사는 미국에 있는 실험실을 방문해 샘플을 채취해야 한다. 아이에이지iAge 검사, 갈레리Galleri 암 선별 검사 등이 있다. 영 포에버 건강 패널 기능 검사는 미국에 있는 실험실을 직접 방문해 샘플을 채취하는 과정을 거쳐야 한다. 할인 코드 'YOUNG FOREVER'를 입력해 보자.

파운틴라이프(Fountain Life; fountainlife.com): 전신 MRI 검사, 클리얼리 심장 단층촬영을 비롯한 최신 진단법과 기능의학 및 재생 의학을 제공한다.

프리누보(Prenuvo; prenuvo.com): 전신 MRI 검사를 제공하는 회사.

기능의학 진단 연구소

제노바진단연구소(Genova Labs; gdx.net)

사이렉스(Cyrex; cyrexlabs.com)

닥터스데이터(Doctor's Data; doctorsdata.com)

노르딕연구소(Nordic Labs; nordiclabs.com): DNA 검사

인펙토랩아메리카스(Infectolab Americas; infectolab-americas.com)

퀵실버사이언티픽(QuickSilver Scientific; quicksilverscientific.com)

마이미코랩(MyMycoLab; mymycolab.com)

3X4제네틱스(3X4 Genetics; 3X4genetics.com)

YOUNG FOREVER

본문에 숫자로 표시된 참고문헌은 QR코드를 통해
전자파일로 다운로드할 수 있습니다.

영포에버

초판 1쇄 발행 2023년 11월 20일
3쇄 발행 2024년 2월 26일

지은이 마크 하이먼
옮긴이 황선영
펴낸이 오세인 | 펴낸곳 세종서적(주)

주간 정소연 | 편집 김윤아 | 디자인 design co*kkiri
마케팅 임종호 | 경영지원 홍성우
인쇄 천광인쇄 | 종이 화인페이퍼

출판등록 1992년 3월 4일 제4-172호
주소 서울시 광진구 천호대로132길 15, 세종 SMS 빌딩 3층
전화 경영지원 (02)778-4179, 마케팅 (02)775-7011
팩스 (02)776-4013
홈페이지 www.sejongbooks.co.kr
네이버 포스트 post.naver.com/sejongbooks
페이스북 www.facebook.com/sejongbooks
원고 모집 sejong.edit@gmail.com

ISBN 978-89-8407-825-3 (03510)